中國近代
中醫藥
期刊彙編

第一輯

17

紹興醫藥學報

上海辭書出版社

目録

紹興醫藥學報

第十卷第七號

中華民國郵政局特准掛號認爲新聞紙類

紓溪醫述第一種第二種出版廣告

本社前所代售紓溪三種即「單方選」「外治方選」「三何醫案」爲吳郡陸晉笙先生手輯收採之廣選擇之精早在購閱者同深賞鑒本社特函請先生將紓溪醫述十五種全書寄社發刊以餉海內現在第一種「外候答問」白連史紙印中國裝訂六册計大洋八角第二種「病證辨異」白連史紙印中國裝訂四册計大洋六角皆已出版二書皆集內經以至明清各家之精華分類編述爲臨證診斷之完書且得此二書無異備數千年來古今醫籍於一處而作參攷也　本社啓

寄售玉歷良方

本書爲大昭汪君所輯經驗良方取便賤驗三字而採收以濟世經昭文俞君復輯續錄分科增入越數年俞君又續補之每方更加以注期選用者無誤初版爲仁和金肖農先生校刻轉至吾越而蟲蝕鼠嚙損毀已極經本社裘吉生君備價購得將家藏初印者校勘補刻完全出版由本社發行每部四册定價大洋四角外埠加郵一成

紹興醫藥學報社發行部啓

紹興醫藥學報

第十卷第七號

紹興縣西橋南首和濟藥局發行常備要藥及書目

消暑七液丹 每方三分四
萬應午時茶 每方一分
急救雷公散 每瓶一角
急痧眞寶丹 每瓶一角
喉症保命藥庫 每具一元
葉氏神犀丹 每顆三角
開閉煉雄丹 每兩八角
萬應保赤散 每瓶四分
鴉片癮戒除法 二册三角
規定藥品商榷 上册三角
臨證醫案筆記 六册一元二
秋瘟證治要略 一册一角

立消痱子粉 每袋二分
査麯平胃散 每方分六
霍亂定中酒 每瓶一角
瘧疾五神丹 每瓶一角
沉香百消麯 每方分四
太乙紫金丹 每顆三角四
立效止痛丸 每瓶三角
金箔鎭心丹 每瓶三角
增訂醫醫病書 二册五角
喉痧證治要略 一册六分
先醒齋廣筆記 四册一元
幼幼集成 六册二角 一

滲濕四苓丹 每方二分
痧氣開關散 每瓶五分
回陽救急丹 每兩二角
痢疾萬應散 每服四分
樟腦精酒 每瓶二角
飛龍奪命丹 每瓶一角五分六
厥症返魂丹 每粒三角四
肝胃氣痛丸 每瓶二角
痰症膏丸說明 一册一角
瘟痧證治要略 一册三角
愼齋醫書 二册近刊
潛齋醫學叢書 二元五角

紹興醫藥學報

人生所首當注意者即身體康健也故無分男女老幼欲求康壯之樂必須有清潔之血液為要素也是以男女之血液鮮紅稠濃則肌肉筋骨强壯有力週身精力充足有裕矣婦女若無鮮紅有力之血液難期容顏美麗且身體不舒不能成為强健之母親無撫育兒女亦必瘦弱無力因乳汁淡薄所致也然則血稀如薄無力果有何法能使血氣充足潔淨有力耶答之曰韋廉士大醫生紅色補丸正是若輩之要需也在此三十餘年之中曾經救治天下各處無數男女之患虛弱疾病困苦纏綿者使其精力强健身體復原矣所曾治愈各症列左

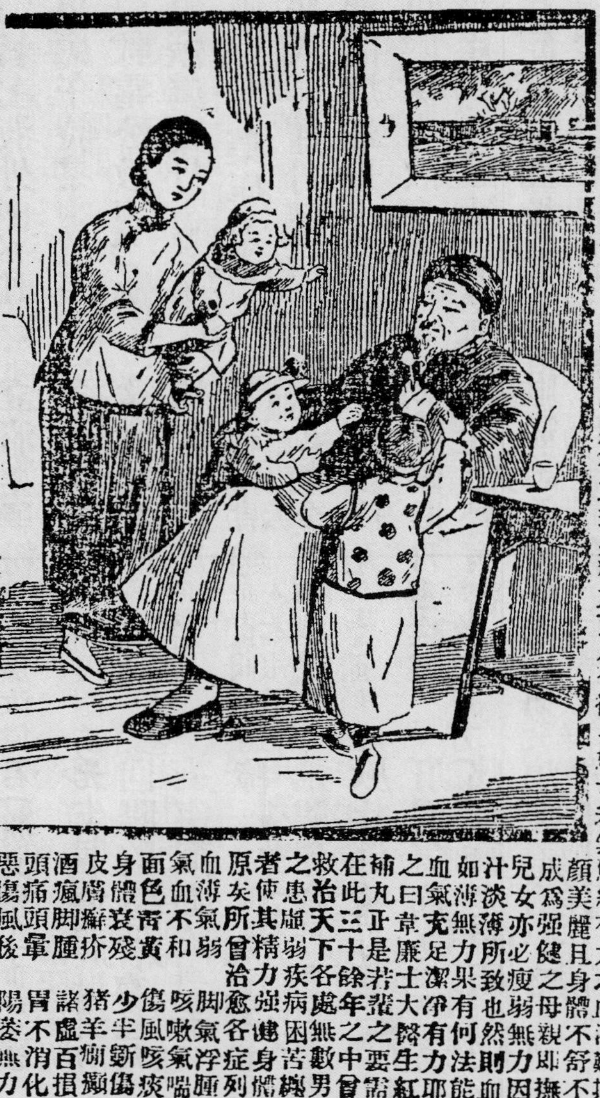

血薄氣弱　氣血不和　面色青黃　身體衰殘　皮膚癬疥　酒瘋脚腫　頭痛頭暈　惡傷風後

脚氣浮腫　咳嗽氣喘　傷風咳痰　少半斲傷　猪羊癇癲　諸虛百損　胃不消化　陽萎無力

山嵐瘴瘧　腦筋不安　筋系疼痛　左癱右瘓　臀尻酸痛　瘋濕背痛　脊腦攤瘓　跳舞瘋病　瘰癧瘡疽　婦女諸症　月經不調　天癸將絕　白帶白淫

韋廉士大醫生紅色補丸凡經售西藥者均有出售

△本報星期增刊第二十六號目次

紹興醫藥學報第十卷第七號（原一百十一期）目次

論文

（一）評論（續一百二十期）

醫者胆欲大而心欲小　南京王府園項幼渠

說學醫之希望　紹興史久華

取締醫生末議　慈谿胡悟明

學術

（一）證治精辨（續一百另九期）

產後用藥不可執一說　盛澤王鏡泉

胸中大氣論　鹽山張錫純

雜著

醫者膽欲大而心欲小

南京王府園項幼渠

醫者司人之命也故曰仁術病者之生死存亡繫焉故醫者之責任何其重耶覘近之操醫者無論病之虛實症之輕重莫不破膽任意妄爲初則汗之不退下之下之不退卽束手待斃此乃俗醫之通病以予反覆度之伊等總以速愈爲上偶中則自鳴道高學深勿中則曰病也命也古人雖云生死有命然吾醫家切不可以存亡委之天命蓋病之回春亦本醫家之天職何敢言功其不愈者必自反躬詳審自咎學術不精經驗不富心不小而膽奇大卽於本職有虧矣凡病有虛實之分輕重之異陰陽之殊深淺之別譬之虛病有陰虛者有陽虛者有陰中之陰虛者有陰中之陽虛者有陽中之陽虛者有陽中之陰虛者醫者當於此間細細着想病之在表者汗之實者攻之虛者補之熱者凉之反是則當詳詳審問而細辨之如辨之不明不妨辨之再辨所謂醫者宜心小也蓋心小則有寓仁之忱膽大則有決斷之才所

謂心小者非當爲而不敢爲也所謂膽大者非不當爲而妄爲也如心大則近於高狂膽小則反致誤事所謂心大膽小者醫者之所忌也凡我同志諸君不知余言以爲然否

說學醫之希望

紹興史久華

爲學必先立其志志立則希望自深而卽藉此爲成功之母試思古來之聖賢豪傑誰則希望不深於早歲而功業能震鑠於古今者卽如農夫之從事於田間亦早有一滿篝滿車豐稔之景象希望於意中故能炙膚皸足歷三時之勤勞而不辭其況瘁至若學醫者之頻年攻苦將來之效果豈僅如農夫之力穡有秋徒博一家溫飽云乎哉蓋別有希望焉或喜追踪於歧軒或願媲美於扁倉或期普濟於貧民或思挽救乎危症其事不一要皆爲各行其志卽遂其所希望也特無如時至輓近凡屬學醫之人率罕聞有乾乾終日兀兀窮年以臻於閫奧者何哉吾有以知其方寸中

本未嘗有此遠大之希望也既無此遠大之希望則其希望者何如曰飲食希望肥甘也衣服希望麗都也妻妾之奉朋友之交希望如願以償也總之不越乎肥家而潤身也嗚呼乃貴乎醫生之希望者謂能挽救危症登倉生於壽域防時疫於未發生之先不負天地之生成人民之所依賴也今余之所希望者乃若是豈不重可慨哉

取締醫生末議

慈谿胡悟明

陸宣公之老也見方手錄之曰是亦足以活人范希文之言曰不爲良相亦爲良醫醫之貴重盖不自今世始矣神農創之岐伯繼之軒轅成之仲景述之曲禮記其戒天官書其政不得志於天下退而行其仁於一方積學之士復世出焉千百年來卓成學派國粹非敗而取締醫生之聲又胡爲乎來哉嗚呼世道不古民日以偸視醫爲利之藪失所者流有讀湯頭以貿利者焉活人術反以殺人惡紫之奪朱疾魚之

雜龍則取締寧非有司之仁政耶況處競爭之世優勝劣敗爲學務求實用卽文字亦且興革小道如醫取締固勢所必然也然取締豈易與哉有司豈盡精岐黃者哉卽有九折肱者亦不可執一以繩百也必集思而兼聽雖一方之效一藝之長亦使以優劣得所取締無遺醫學乃能精進而後無愧乎仁政矣今之取締則不然無一言以奬誘有三令之尊嚴勒歇罪罰非與人爲善也特閉門延客而已矣夫以醫名者豈一朝一夕之事哉必將十年攻苦讀書十年仁心行術多所生全而後門庭若市斷非失所資利者所可假借今欲驅之受甲乙於不知誰何之手有不廢業以自愛者乎噫嘻士者裹足而不前斯屢進屢退僥倖者集焉角一日之短長攫終身之護符將施施以驕人望益勤其業得乎而今而後病者危矣取締云乎哉仁政云乎哉茲者悟明本非行醫之人安用是喋喋爲哉徒以鄉校之議鄭人有采倫集思而兼聽乎

產後用藥不可執一說

盛澤王鏡泉

語有之寧治十男子莫治一婦人蓋言治婦人之難也而究之治普通婦人難治產後婦人則尤難朱彥修曰產後當大補氣血即有雜病以末治之張景岳駁之以遇實證而若用大補是養虎爲患云云吳鞠通權衡二子之說言各有見地不可偏廢亦不可偏聽按三人議論鞠通最爲持平不偏之爲中凡事皆然醫學然卽產後用藥亦何獨不然嘗讀產後藥禁歌產後最忌是生梨梔子芩連大不宜白朮黃耆須緩用人參白芍亦如之地黃泥膈麻黃烈冷物傷脾滑物遺更有石膏名白虎倘然誤服立傾危輙生以爲禁忌莫用是特一偏之見耳豈產後用藥而可以一偏哉無徵不信爰引前事以證之庚子歲春王月西鄉陳姓婦人產後患溫症倏忽旬餘日甚一日勢已垂危始延余治余赴鄉四診畢覺其病雖凶險然脈形胃氣未絕而色寶光未滅尙有一線生機或可挽回乃斷以瘀露爲熱邪所阻故扞格難通放膽用

雪水一杯燉溫先服煎劑以天生朮霍石斛佛手失笑二散黑梔赤芍荊芥末益母草粉丹皮鮮竹茹川鬱金天花粉煅石决明去鬚白薇去心茅根等立方服一劑瘀通熱和服二劑熱解進食其效同桴鼓者余非無所本也聞諸洄溪老人云世俗相傳之邪說產後宜溫產後陰氣大傷孤陽獨熾又瘀血未淨結爲蘊熱乃反用薑桂等藥我見時醫以此殺人無數觀仲景先師於產後之疾以石膏白薇竹茹等藥治之無不神效或曰產後瘀血得寒則凝此大謬也凡瘀血凝結因熱而凝者得寒降而解因寒而凝者得熱降而解如桃仁承氣湯非寒散而何未聞此湯能凝血也蓋產後瘀血熱結爲多熱瘀成塊更益以熱則煉成乾血永無解散之日其重者陰涸即死其輕者成堅痞褥勞等症惟實見其眞屬寒氣所結之瘀則宜用溫散云云鄙人嘗宗斯旨以治產後熱結瘀阻之病二三十載以來成績指不勝屈惟陳姓則特別用雪水其尤著者耳若石膏則未敢一試誠恐試之不驗必爲衆矢之的其他涼

血消瘀諸品凡遇產後溫熱症用之得當如響斯應至於眞正寒症則縱值炎天亦非薑桂並用不可又不必避薑桂如鴆毒焉回憶前年天豐永店主之鄉親仲姓其時夏盡秋初餘暑猶甚而此婦產後確是寒凝瘀阻予望聞問切得實在原因竟用薑桂以奏功故曰產後用藥不可執一者此也雖然治病皆不可執一詎惟是產後云爾哉特治產後病則尤貴通權達變庶不僨事若刻舟求劍膠柱鼓瑟其不至輕病增重重病致斃也幾希吾暇時披覽叢桂草堂方案見有治產後大笑一則用補氣補血藥以轉危爲安其中犯產後藥禁者頗多而袁君毫勿顧忌放手爲之良由彼胸有智珠目無塵障先議病後議藥未必拘丹溪大補氣血之詞而恰合丹溪大補氣血之旨具茲識力無執一之弊始足與言治產後之病要之其由來豈一朝一夕哉所謂於臨證時知之明必於讀書時知之豫也

胸中大氣論

鹽山張錫純

肺司呼吸人之所共知也若謂肺之所以能呼吸者實賴胸中大氣不惟不業醫者不知卽醫家知者亦鮮並方書亦罕言及所以愚初習醫時亦未知有此氣迨臨症細心體驗始確知於肺氣呼吸之外別有氣貯於胸中以司肺臟之呼吸而此氣且能撐持全身振作精神以及心思腦力官骸動作莫不賴乎此氣此氣一虛呼吸卽覺不利而且肢體酸懶精神昏憒腦力心思爲之頓減若其氣虛而且陷或下陷過甚者其人卽呼吸頓停昏然罔覺愚既實驗得胸中有此積氣與全身有至切之關繫而尙不知此氣當名爲何氣涉獵方書亦無從攷證惟金匱水氣門桂枝加黃耆湯下有大氣一轉其氣乃散之語後又見喻嘉言醫門法律謂五臟六腑大經小絡晝夜循環不息必賴胸中大氣斡旋其間始知胸中所積之氣當名爲大氣因憶向讀內經熱論篇有大氣皆去病日已矣之語王氏註大氣爲大邪之氣也若胸中之氣亦名爲大氣仲景與喻氏果何所本且二書中亦未嘗言及其下陷於是復取內

經挨行逐句細細研究乃知內經所謂大氣有指外感之氣言者有指胸中之氣言者且知內經知所謂宗氣亦即胸中之大氣並其下陷之說內經亦嘗言之煌煌聖言昭如日星何數千年著述諸家不爲之大發明耶

今試取內經之文釋之靈樞五味篇曰穀始入於胃其精微者先出於胃之兩焦以溉五臟別出兩行榮衛之道其大氣之摶而不行者積於胸中命曰氣海出於肺循咽喉故呼則出吸則入天地之精氣其大數常出三入一故穀不入半日則氣衰一日則氣少矣愚思肺懸胸中下無透竅胸中大氣包舉肺外上原不通於喉亦並不通於咽而曰出於肺循喉咽呼則出吸則入者蓋謂大氣能鼓動肺臟使之呼吸而肺中之氣遂因之出入也所謂天地之精氣常出三入一者蓋謂吸入之氣雖與胸中不相通實能隔肺膜透過四分之一以養胸中大氣其餘三分吐出即換出臟腑中渾濁之氣此造化之妙用也然此篇專爲五味養人而發故第言飲食能養胸中

大氣而實未發明大氣之本源愚嘗思之人未生時皆由臍呼吸其胸中原無大氣亦無需乎大氣迨胎氣日盛臍下元氣漸充遂息息上達胸中而爲大氣大氣漸滿能鼓動肺膜使之呼吸即脫離母腹由肺呼吸而通天地之氣矣

至大氣即宗氣者亦嘗考內經而得之素問平人氣象論曰胃之大絡名虛里出於左乳下其動應衣脈宗氣也按虛里之絡即胃輸水穀之氣於胸中以養大氣之道路而其貫膈絡肺之餘又出於左乳下爲動脉是此動脉當爲大氣之餘波而曰宗氣者是宗氣即大氣爲其爲生命之宗主故又尊之曰宗氣其絡所以名虛里者因其貫膈絡肺遊行於胸中空虛之處也

又靈樞客邪篇曰五穀入於胃其糟粕津液宗氣分爲三隧故於宗氣積胸中出於喉嚨以貫心脈而行呼吸焉觀此節經文則宗氣即爲大氣不待詮解且與五味篇同爲伯高之言非言出兩人而或有異同且細審以貫心脉而行呼吸之語是大氣

不但爲諸氣之綱領並可爲週身血脈之綱領矣至大氣下陷之說内經雖無明文而其理實亦寓於内經中靈樞五色篇雷公問曰人無病卒死何以知之黄帝曰大氣入於臟腑者不病而卒死夫人之膈上心肺皆臟無所謂腑也經既統言臟腑指膈下臟腑可知以膈上之大氣入於膈下之臟腑非下陷乎大氣既陷無氣包舉肺外以鼓動其闔闢之機則呼吸頓停所以不病而猝死也觀乎此則大氣之關於人身者何其重哉

夫大氣之關於人者如此重要設或虚而且陷其種種之現症誠難悉數而其恒現之症且易爲人誤治者約有兩端一爲胸中滿悶夫氣既陷矣胸中當廓然空虚而轉滿悶者因其呼吸不利而遂覺滿悶也又因其無大氣撐懸於胸中身外四圍之氣必來排擠不勝其排擠之力而亦覺發悶也此時若治以升補氣分之劑則滿悶自除乃醫者猶多用開破之藥一爲呼吸作喘夫喘者皆因氣上逆茲則氣陷亦必

作喘者因其肺中之呼吸將停不得不努力呼吸以自救其呼吸迫促之狀有似乎喘而實與氣逆作喘之病因有天淵之分蓋氣逆作喘者必聳肩（卽內經所謂肩息）（因其呼氣難也而氣陷作喘者恒引其領而下低其肩因其呼氣難也）（若作吸氣難與呼氣難之狀以默自體驗二症自易辨別）此時投以升補氣分之劑其喘可立止乃醫者猶多用納氣降氣之藥此二症者若竟如此治法是何異於人落陷穽不一引手救而反擠之者乎數十年間目見耳聞知此等症爲庸醫誤治者不勝計故拙著醫學衷中參西錄中於此等症之病因病狀病脈及治此等病宜用之藥三致意焉志在活人者尙其於人之胸中大氣爲之細心研究乎

氣臌論

鹽山張錫純

氣臌水臌原係兩症故治此二症者大抵皆分途施治然而治水臌者愈者恒多而治氣臌者愈者甚少誠以水臌不必鬱氣故但治其水卽能奏效氣臌必兼瘀水但

治其氣不知兼治其水則奏效甚難也愚曾擬得一方以理氣爲主以利水爲佐造至氣漸理水漸利又調劑以健補脾胃之藥以爲萬全善後之策方用生雞內金細末五錢鮮茅根剉細二兩先將鮮茅根煎湯數茶杯（不可過煎兩三沸後慢火溫至茅根沉水底湯即成）先用一杯半加生薑五片煎雞內金末至半杯時再添茅根湯一杯七八沸後澄取清湯服之所餘之渣仍用茅根湯煎服日進一劑早晚各服藥一次初服小便即多數日後大便亦多若至日下兩三次宜加生於朮一錢減雞內金一錢又數日脹消強半大便仍勤可再加於朮一錢或覺身體軟弱可再減雞內金一錢所用之藥精心隨病機加減俾其補破之力適與病體相宜自能全愈若無鮮茅根處可用藥房中乾茅根一兩代之所煎茅根湯宜當日用盡煎藥若有餘剩可當茶飲之

內經謂諸濕腫滿皆屬於脾誠以脾也者與胃相連以膜能代胃行其津液且地居

中焦（爲中焦脂油所包）更能爲四旁宣其氣化者也王勳臣謂其中有玲瓏管西人謂其中多回血管究之脾之爲體乃通體玲瓏爲千萬顆肉粒結成易透氣化猶沙磧之地善於滲漉也有時因思慮或忿怒致傷其脾（內經謂過思傷脾怒甚其肝尅脾）而其體之本玲瓏者變爲瘀滯其所瘀者係回血管之血液凝結成絲成塊以致脾失其職氣化湮瘀清不能升濁不能降而膨脹作矣是以治此症者當以消脾中瘀滯爲第一要着雞內金爲雞之脾胃中有瓦石銅鐵皆能消化其善化有形瘀積可知以脾治脾故能直入脾中以消化瘀滯使其成絲成塊者復爲血液隨回血管瀉出於斯脾中氣化通全體之氣化因之皆通而膨脹可消矣佐以茅根者不但取其能利水也易繫辭謂震於植物爲萑葦茅根中空其四圍爿上且有十餘小孔與萑葦爲同類而春日發生最早是禀一陽初生之氣而上升者也故凡氣之鬱而不暢者茅根能暢達之能利水兼能理氣故能佐雞內金以奏殊功也加生

薑恐鮮茅根之性微寒也繼加於朮者因脹已見消卽當扶正以勝邪而不敢純用開破之品致傷其正氣也或有疑此方初次卽宜少加於朮者而愚亦曾幾經試驗早加於朮固不若如此晚加之有效也

噎膈論

鹽山張錫純

人之一身自飛門以至魄門一氣主之亦一氣懸之故人之中氣充盛者其賁門寬展自能容受水穀下達幽門以及小腸大腸出爲二便病何由而作若其中氣衰憊不能撐懸於內則賁門縮小以及幽門小腸大腸皆爲之緊縮觀膈症之病劇者大便如羊矢固因液短實亦腸細也況中氣不旺胃氣不能息息下降其衝氣轉因胃氣不降而乘虛上干致痰涎亦隨逆氣上併以壅賁門夫此時賁門已縮如藕孔又加逆氣痰涎以壅塞其間又焉能容受飲食以下達乎故治此症者當以大補中氣爲主以降胃安衝爲佐以淸痰潤燥爲使也

奉天北鎮縣蕭鳳祥叟年六十七歲得膈症延醫治不愈遷延五六月病寖加劇飲水亦間有難下之時來院求爲診治其脈弦長有力右部尤甚知其衝氣上衝過甚迫其胃氣不下降也詢其大便乾燥不易下多日不行又須以藥通之愚向曾擬得治此症之方載於拙著醫學衷中參西錄名參赭培氣湯方用黨參柿霜餅各五錢黃芪知母各四錢半夏當歸各三錢生赭石八錢用之恒有效驗今因其衝氣上衝過甚遂去黃芪將黨參改用六錢赭石改用一兩又加天冬肉蓯蓉各四錢以潤其便燥數劑飲食見順服至十餘劑大便亦順遂將赭石減半又服七八劑其大便一日偶下兩次遂去赭石柿霜餅加於朮三錢共服藥五十餘劑病遂全愈大凡此症皆大便燥結赭石能降逆氣墜痰涎又善通便最宜多用至柿霜餅亦清痰潤便之妙品亦宜多用可於服藥之後口含化服不必入煎劑也

肺結核症治法

鹽山張錫純

西人對於肺結核最視爲危險之症因其但用西藥殊難完全治愈此症有因腎病而累及肺者如其人色慾過度在女子或帶下血崩久之寖成勞疾咳嗽吐痰腥臭者是也有肺病而累及腎者其人或肺久蘊熱或烟酒過度傷其肺臟寖至咳吐痰血體虛發熱眞陰虧損者是也有病專在肺猶未累及他臟腑者其人雖咳嗽吐痰腥臭而飲食不減身體如常者是也此三種症愚皆治以中藥而以西藥輔之隨手奏效者甚多所用之方及治驗之案皆詳載於拙著醫學衷中參西錄中今愚又精心攷驗得一治肺結核最效之方即王洪緒證治全生集之犀黄丸也其但肺病者服此丸卽愈若羸弱已成勞瘵者治以勞瘵門諸方而以犀黄丸爲輔佐品亦易於建功也

喉痧預防法致病原因說 己未陰歷冬月稿

鎮江楊燧熙

近來天時寒溫失度冬應寒而反溫是爲乖厲之氣（卽邪氣也）人若感之不拘老

幼强弱皆能成病病之發也輕則化瘆化水花重則化爲痧瘆夾雜甚至咽關腫疼腐爛實扶的里是也（卽爛喉痧）治之之法手經者宜辛凉足經者宜辛溫至足經之病南少北多喉痧之症手經恒多足經少見手經之病（卽溫病）南多北少司命者倘毫厘之差卽有千里之失每見手經之病而用辛溫之藥貽誤於人必致動風而斃豈不代爲悲惜更不得不研究也且天宮雨雪失時乾燥異常於衛生大有妨礙冬令雪少主春生喉症時行亦主蝗子發生病機十九條而火居其五熱居其四可見諸病火熱爲多蓋風寒暑濕皆能化熱天地萬物皆賴此火爲生發之本若無此火則天地幾乎息矣莊子謂火傳不知其盡但平則爲恩亢則爲害生殺之機互相倚伏人事百病皆然故能生人而亦能殺人也現當文明進化時代輪軌之交通電光之燦爛食品之需煤烟酒之慣性人事之倥偬名利之競爭眞元之內守虛陽之歸窟百分中能有幾人哉加之道途中之穢濁氣住室中之不潔空氣微生物之

飛揚水料之不潔洋鹼之常嘗（市井之麵食概用洋鹼爲斯病之媒介人每忽而不覺）來春歲氣司天在泉少陽相火厥陰風木恐熱病恒多故特略陳外治預防法數種以供世之關於衛生者

未病預防法　愼起居節飲食少思慮息惱怒遠房幃透空氣每日用含漱藥水漱喉一天二三次方用加波匿酸一・五普通開水二〇〇・〇即二皆格蘭姆（每格蘭姆二分六厘八毫）又方硼酸末五・〇阿片酒一〇・〇開水二〇〇・〇亦爲含漱料預防喉痧及已發者亦可用又方鹽剝四・〇薄荷油一・〇苦味酒五・〇蒸溜水二〇〇・〇亦爲口腔內喉病舌病牙病含漱料用之於已發及預防皆有特效

痰論　宜春黃國材

人身之痰淺窺之則爲害物深測之則爲益物何則蓋病之發現痰狀者非痰果侵

害於人而生種種之症狀必別有病毒蘊蓄於組織中障礙其自然之生理全賴原形質抵抗力裕能將病毒化爲痰涎排除於體外夫痰無論濃淡有病灶處其黏膜必發炎焮腫而分泌痰待痰涎流盡而後病毒方盡故有痰症如咯出鬆易則自體暢神清病可漸愈若膠結不出則必胸悶志昏病日漸重可知痰之出留係夫病進退者正是有痰載出其病毒則病輕無痰載出其病毒則病重蓋痰由病生非痰生病也猶癰疽然當其病毒鬱結則疼痛腫脹日見增進一經破口排膿而諸症減退迨膿出淨而癰疽亦告痊是痰與膿雖異名殊性而同爲引出病毒之囮則一也凡服化痰之藥而有效者原藉其藥力以振興分泌神經使分泌多量之痰或吐或咯或泄藉送病毒於身外非眞能化痰爲烏有也觀古醫所製化痰各方皆以引出其痰爲目的蓋以引其痰即引出其病也後人不察動以痰立說殆未深加研究耳

金匱論飲有四對於痰飲主治究屬何在

慈谿張生甫

金匱論飲有四證治雖異然究其病源之由於水則一也姑無論爲懸飲爲溢飲爲支飲試第就痰飲主治之所在論之經曰三焦者決瀆之官水道出焉膀胱者州都之官氣化則能出焉仲景師承經旨故謂病痰飲者當以溫和之以痰飲之源本乎水水爲陰類是非溫化其氣使從小便去之不可然更有精焉呼氣短者用桂苓朮甘湯溫化太陽水腑而出吸氣短者用腎氣丸溫化少陰水臟而出水而則澄本淸源痰飲尙何而復生此非痰飲主治之所在乎至於加減之法亦可從其大旨類推而已矣仲師而下論痰飲之可從者有柯氏矣柯氏謂腎爲生痰之源而非脾也胃爲貯痰之氣而非肺也肺受諸氣之淸不受有形之濁何能貯痰惟胃爲水穀之海消化失職則濕釀痰飲者有之若脾爲胃行其津液又焉能生痰惟腎爲水臟又爲胃關關門不利斯聚水爲痰飲者有之然余以爲痰飲既不離乎水濕則治法於脾肺却有關係蓋痰飲之行氣也送肺是行治節而通水道痰飲之生聚胃與腎也治

脾是兼治腎水而胃濕亦化治腎是理水歸壑不致痰飲沸泛夫治水泛莫如眞武腎氣丸等益火之源以消陰翳治水沸又當以六味地黄丸壯水之主以鎭陽光自祖述仲師而參及管見者如此敢請質諸有道

金匱論四飲對於痰飲主治究屬何在

慈谿嚴鴻志

金匱論飲有四曰痰飲懸飲溢飲支飲又曰留飲伏飲名目不一總之不離乎痰飲爲病而已其治法以桂苓朮甘湯等十六方汗下溫利隨症施治大致則不外乎溫以和之此仲聖主治痰飲之大經大法也後世議論不一惟王氏節齋論痰飲之說較爲精確其曰痰之本水也原於腎痰之動濕也主於脾修園續之曰痰之成氣也貯於肺關於胃是知痰飲一病無非水氣爲患水氣上逆得陽熬煎則稠而成痰得陰凝聚則稀而爲飲痰則有熱痰燥痰風痰痰火之別而飲則止有寒飲而已孰是以觀治飲不可用寒治痰亦不宜偏於用溫也明矣

牛骨髓功效之發明

沈仲圭述

牛骨髓者取牛四腿骨之髓熬製成膏也凡腎虛腰痛及跌仆墮下（或別種原因）致傷者但以此膏隔湯或火上化烊稍許乘熱以絲緜等柔軟物塗擦患處立能止痛頻頻用之更可痊愈（此言腰痛凡損傷塗之亦能將傷弔出）此膏係敝業師王香岩君所發明緣王君本有腰痛宿疾丁巳歲復因乘車震動受傷遂致腰痛大發步履維艱內服外治均乏效果卒用此膏塗擦而愈爰即製備凡遇親友及就診者有腰痛等疾以此藥贈之無不獲效竊以王君製送僅及一隅經驗良方所當普及故亟草是篇以備醫家之採擇病家之製用

按牛骨髓之效用攷時珍有云能理折傷擦損痛甚妙又別錄有云能續絕傷用特錄之

說防風之眞僞

山東諸城王肖舫稿

眞防風之產地以山東青州府城南距城八里之雲門山所產者爲最外省有以青風呼之者現今人烟稠密剪伐太多每有濯濯之嘆該山每年產者恒不敷本省之用而由山東地運販於他省而以青風者蓋由青州府附近山野採者或由諸城縣日照縣莒州城各地之山野採者或由各處山野居民園植者其功用效力皆不及雲門山所產者其他以態色味相類而僞充者更不可勝數海內同志用此藥者斟酌而審愼焉

說香附米之特產（即莎香草）　山東王肖舫

諸城縣城西一帶產此藥爲最良附城有一小山名曰白玉山所產此藥爲北省冠製出杵碎黃亮而堅細緻如骨香氣沁脾洵爲開氣鬱之聖藥而其所產最多價値亦極廉其形類及鼠矢尖細而微長如遇有尖長而粗杵碎色黑不亮而枯者非諸附也

致社友周小農君報告腦膜炎函（附方）

小農先生惠鑒兩地睽違想思萬斛才非供奉緣慳瞻荆弟久仰先生品學兼優熱心濟世愛之重之心向往之惟遠隔河山不克趨謁崇階親領　雅教此弟生平之恨事今蒙　華翰下頒莊誦之餘已不啻親承先生之謦欬是又弟生平之幸事也承詢春間敝邑流行性腦膜炎祇有經過之病狀可告並無特效之方藥貢獻此症小兒居多初起頭痛噤口耳聾發熱越數小時多至一日或二日即死能過一星期者尚可轉機即開口後耳仍聾祇能病者自言如譫語不能與人對白所問非所對至此病狀敝處之惡習迷信鬼祟遂重巫不重醫矣可勝浩嘆延至一月或兩月始愈之後耳目不聰明舉動呆木一若痴症然所用之藥初起大都梔豉九節蒲等噤口後用至寶丹牛黄清心丸以及芳香開洩之類十效一二能過一星期之症服之似能獲全效然間有不效者弟專習外科於內科一途向不應承是時聞得上海中

國濟生會施送急救保安解毒神丹及煎方治疫症頗效卽託人索取爲越俎代謀分送各病每人二丸或三四五丸並令服印刷煎方第一方一劑服後約十效其七惟備到此丹是症已將截止矣茲寄奉該丹一粒並方又印刷煎方至請　法閱公佈以資研究而防將來（下略）　金山呂巷鎭錢祖繩（杏蓀）

附急救保安解毒神丹

此丹爲應時救急於己未年五月叩蒙　南屏濟佛祖師降乩集雲軒特錫神方選購名貴藥料另加大宗靈應經典修合不易功用神奇萬勿輕褻藥方並主治各症列後

眞錦紋蜀大黃　三兩　千金霜　六錢　山茨菇　二兩

九節菖蒲　六錢　大戟　六錢　明腰黃　三兩

眞綠豆粉　三兩　蟾酥　六錢　牛黃　三錢六分

粉甘草節　六錢　　當門麝　三錢　　飛滑石　三兩
降香末　一兩　　遠志炭　一兩　　白頭翁　一兩
元明粉　二兩　　硼　砂　二兩　　薑汁炒雅連　三錢六分
以上各藥均選極眞上品精研細末另用管仲三兩鮮銀花三兩鮮省頭草三兩
小赤豆三兩同熬濃汁拌勻加入眞梅片六錢辰砂二兩泛丸金箔爲衣修丸之
時忌雞犬婦女孝服等等必須凈處虔設香案至誠祈禱屏除葷酒愼重如法合
製此丹之功重在各經及神丹秘纂已經試驗務加珍重
一此丹能解蠱毒或飲食誤中毒物在疑似之間者可用一二丸含口內徐徐嚥
下自愈
一治天行時疫危急痧症種種不正之氣凡猝發者均可照服
一治惡心嘔吐頭目眩暈胸腹飽脹等症

一治霍亂轉筋痧脹絞腸腹痛上吐下瀉手足厥冷等症

一治中風中暑中痰吐瀉不出心口閉悶不省人事等症

一治癰疽疔毒蛇蠍諸蟲咬傷無名腫毒小兒痘毒瘡癬等均以醋調敷卽愈

一治小兒急驚風牙關緊閉不能服藥者用此丹研末吹入鼻孔卽醒再以一二丸調灌如係慢驚風萬不可用愼之

此丹每盒裝五丸計重一分每丸重二釐凡症輕者服一二丸重則酌加 孕婦忌服

附金山腦膜炎已驗之方

第一方 現在病起噤口等症先用辟瘟丹一塊或半塊投之即用煎方得汗後便可保全性命已治愈多人幸勿疑慮其方列下

淡豆豉 四錢至六錢 蘇　梗 一錢至二錢 薑半夏 三錢至四錢

製川朴 一錢至二錢 苦杏仁 三錢至五錢 葱白 三五個

分兩視病之輕重人之大小酌量定之

第二方 治春溫時疫方

霜桑葉 二錢 靑蓮翹 一錢半 粉丹皮 二錢

炒枳殼 一錢 白菊花 二錢 採芸麯 二錢

靑防風 一錢 浙貝母 三錢 製半夏 一錢半

炒銀花 二錢 炒赤芍 二錢

函請刊行肖巖先生遺書（附輓聯）

拓襟四世兄禮次接誦哀啓驚悉 令尊遽歸道山曷勝感愴伏念 先大人壽逾古稀桂蘭繞膝可謂福壽全歸一無遺憾弟等所代爲悅惜者 先大人遺著除蟲病通攷僞藥條辨已寄紹外餘多未曾刊竣如袖海廬醫案兩卷醫話一卷大餘雜

著五卷醫學源流考一卷中西醫藥滙參二卷等五種尚未出版可否將全稿寄下代爲鋟印作醫林之師範如或未全脫稿弟等不揣檮昧謹當一一續全聊慰 先尊於泉壤想世兄仁孝性存諒必俯如所請也蓋因弟等與先尊雖未叙面久已神交道合志同磋商醫學函件往來者指不勝屈忝承知己用敢直陳 貴兄孝惟繼志職重承先尚祈晚節 哀忱用襄大事無任企禱弟等以道途遙隔不克趨請靈幃躬親弔奠歉疚殊深謹奉輓聯一副奠儀一束即請（因郵寄甚費特備銀兩元希代製） 祭入代薦 靈厴專此奉唁順候 孝履不備並呈輓聯俾句還乞代書

弟何廉臣裘吉生鞠躬同啓

附輓聯

憶十八年神交辨難折疑正在同心商絕學

瞻兩三頁哀啓驚魂動魄那堪灑淚讀遺書

肖巖同社仁兄先生靈右　　社弟裘吉生何廉臣恭輓

囑印三版醫學折衷參西錄

吉生社長偉鑒惠賜醫藥學報敬謝雅意鄙人因少耽醫學致慌帖括一介諸生碌碌風塵自思抱此七尺軀維是啜飯着衣對於寰海同胞毫無裨益是乃天地間之一蠹耳因思醫雖小道實濟世活人之一端苟造其精亦非於世無補於是取方書徧閱之因無主見未有適從浮沈於其間者幾二十年後乃取本經內經精心研究循流溯源恍然有得不揣固陋妄有著作區區之心無非期本經內經之精華或有明顯於世之一日也孰意歐風西來人尙奇異述典忘祖國粹輕棄而當路者又從而提倡之右祖之余何人斯能於狂瀾既倒之時而作中流砥柱乎乃四顧茫茫踽踽憂懼剝果蒙泉恐終淪滅何意朶雲飛來數千里外竟有同志如　先生者也鄙人所著衷中參西錄雖兼採西人之說非重西法也欲以西法輔中法以與專用西

法者爭尺寸之長也其書在奉已刷印二次二期之版較初期加詳近今鄙人又竭數月之力修成三期稿較初期尤加詳矣然鄙人明年欲移居京師故不欲在奉復印此書遂於稿中約略錄出數則惟望　先生復加刪改登諸報末以廣流傳藉大雅之鼓吹以定拙著之價值出版之後即煩　貴社代爲出售則雕蟲小技須得依日月之末光而能顯達也　張相宸先生爲鄙人同鄉見其有代友人問腹痛泄瀉症鄙人不揣固陋僭爲答復　先生若以爲可用期並錄之　再者醫學折衷中參西錄再版差誤實多昨閱下册五十四頁二行風引湯方金匱原謂治熱癱癎癎字上遺一癱字爲有一癱字始引之以徵明偏枯之熱者可用石膏乞添此一字文理方順專此敬復即請

著安並問　社中諸同人均吉

受知弟張錫純鞠躬

不滿意於提議廢棄陰陽五行書來函

連閱貴　報發揮學理精當透闢欽佩之至閒又讀　貴報廢止陰陽五行說鍾英年幼識淺質性愚純百思不得其解竊維陰陽二字包蘊甚大卽以五大洲人物言之男者爲陽女者爲陰以及鳥獸昆虫莫不皆有雌雄卽莫不皆有陰陽今　諸君既欲廢棄陰陽勢必使普天下無男無女無雌無雄成一不生不育之世界然則廢棄陰陽必先從廢棄男女入手且以天時言之晝爲陽夜爲陰日爲陽月爲陰今　諸君子既欲廢棄陰陽又必先破壞日月成一無日無月之大地則世界人類同處於不明不暗之中且以地球言之有寒帶有溫帶寒爲陰溫爲陽　諸君子既可破壞日月則成一不寒不溫之地球況水陰也火陽也廢棄陰陽則必使海水乾竭電火消滅使我赤縣神州成一塊無水無火之乾寒土至於五行論地球則有歐亞澳非美五大州論人種則有棕白黑黃紅五大種　諸君既欲廢棄五行又必先跌翻地球剿滅人種而後可且在天有金木水火土五星在人有心肝脾肺腎五臟今

諸君欲廢棄五行又必使星宿海中出一大彗星、將天上五星悉數掃去、又必使地球上出一大殺伐人如漢之張角、唐之黃巢、明之李闖、將全世界同胞五臟一一剖去、使其各各成一空心飯桶而已。如是則陰陽五行方始廢棄淨盡、否則必有一點種子、留在世間、尚不足以滿諸君廢棄之目的也。若何若何。祈請明以教我。肅此敬請

諸君台察　曹鐘英上　（通信處）無錫城中盛巷曹醫室

論改正內經綱目並造就醫界人才書

醫藥學報執事列先生有道遙知　諸公恩惠及人口碑載道學侔盧扁著手成春昔人等爲醫於爲相洵仁人之言也茲有陳者內經一書本哲學家所爲其中微言奧義析理至精惜雜以五行生尅之說兼之臟腑錯悞遂至啓人訕笑鄙意生尅雖屬支離尚可存而不論而臟腑錯悞豈可不爲更正　諸公何不將近人所繪臟腑

圖說附於內經之後一以明臟腑之眞一以存哲學之奧也世界愈昌明人心愈仁愛卽對於仇敵亦當存人道主義以他動物治病尙屬不得已而爲豈有以人治人之理本草綱目一書徵引繁富惟中有人部一門乃至人胆人血亦譜其性味辨其溫涼在當日作者述者或有意自誇淹博而不知其悖理背道荒謬絕倫至於此極也 諸公何不將各本草中人部一門盡行刪去以免觸目當今人材皆由學校幼不失學壯始能行老馬識途不知少年銳進 貴報及各醫院善堂何不廣招生徒栽培後進順世界之潮流融貫中西合一爐而冶之一可以造就人才一可以保存國粹也時勢雖有不同眞理豈有二致但求愈病勿鶩浮囂擇他人之所難者而研究之世間有眞處者終不消滅 諸公其有意乎手此卽候

善安

弟佛徒頓首

催刊本社各名著函

敬啓者　貴社前刊通俗傷寒論一書極有價值至廉翁勘語增有略述全體功用一段尤爲度人金針願早日刻全此書以惠來哲鄙謂倘有聰明好學之士輔以明師指授即此書完全肄業之未有不爲醫門豪傑者又葉氏藥學指南一書前見廉翁請滬會刊刻而滬會誤之應請

貴社早刊又吳興陸氏三世醫案前見曹先生爲之序並云付會文石印今

貴社書目未有此種念念倘已刻亟欲得之也又曩見廉翁請編生理學講義之商榷鄙人深願早成是書請

貴會提倡先聲號召同志可乎滬會辦一醫校面目尙好而實際亦難言之以主任某君過於自信而不能受忠告也此外有丁甘仁中醫學校則更遜之拉雜佈奉語無修飾統係

愛覆以後續有惠教可乘寄報之便附入査君貢甫處可也　松江黃肯堂

管氏外科十三方序

語云醫不三世不服其藥而其注重之要點不過實驗而已余自髫年從伯叔侍診檢方而於瘡瘍一科每輕視之及至遍閱方書見其名目繁多治法互異先輩之著作大半隨症敷衍漫無定法可循而趨庭之餘伯叔嘗訓曰醫門十三科惟外科較易但以認症爲第一着本邑管氏所著十三方雖寥寥無幾而其立方辨症簡明可法須熟讀以作門徑書故保存至今逐條加按頃接紹興醫社　吉生道長手書索印亟爲錄寄以廣流傳因附紹報重刋而共保此國粹焉

中華民國九年夏五月　　山左諸城王肖舫誌於守璞精舍

管氏外科十三方

山東諸城管先登原著
山東諸城王肖舫增按

中九丸

鍋烈一錢　鍋丹二錢　銀翠三分　火龍皮三分

共研極細末用飛羅麵調稠糊趁熱合藥爲丸如鳳仙子大每服稱準一分量病輕重漸加至二分或三分用溫酒或溫水送下以毒消爲度

製鍋烈法

先用食鹽一兩焙乾火硝一兩四錢焙淨水氣明白礬一兩二錢微煅去水氣共研極細末再加水銀一兩共研至水銀不見星爲度分作三份先取一份堆

於小鐵鍋內以大磁碗扣定如後列第一圖用好醋調石膏如泥將碗縫與鍋連合處週圍塗封嚴密勿令洩氣用炒乾土（卽乾土炒去濕氣）將碗埋住但露碗底勿埋放置新棉花一塊於碗底內用鐵圈重物套碗底壓住用大鐵釘三個三撐角插於地內將鍋架起約離地七指高以微火（木炭火）烤胎如第二圖焚香一炷記之俟一炷香盡再以文火升煉俟第二炷香盡時又以武火（卽烈火以火焰離鍋底二指遠爲度）升煉俟第三炷香盡候如此升煉三炷香之久看碗底之棉花烤成黃黑色爲度撤火冷定去土揭碗其升於碗上之藥白色者嫩紅色是正候紫色者老（如碗上有水銀珠是武火用早水銀先飛上搽瘡極痛不堪用）將升於碗上之藥掃下收在磁器內（棄藥渣不用）此第一轉也再取第二份藥末與第一轉所掃之藥調勻研爲一處如前法升煉三香冷定取藥此卽第二轉也再取第三份藥末與第二轉所掃之藥調勻

研爲一處依前法升煉三香冷定取藥此即第三轉也三轉已畢其升煉所得之藥卽名鍋烈

製鍋丹法

用倭元(卽鉛類)一兩半(或山澤鉛亦可)入銀鍋內溶化後急投漳丹(卽黃丹)四兩於倭元之上面借倭元之氣蒸之漳丹之中間攪一凹處俟蒸透時凹中發現黑色四邊現黃色爲度大約一炷香時卽可蒸透冷定取丹收用(不用倭元)卽名鍋丹

製銀翠法

用足色寶銀一兩入銀鍋內化開之時投入石青六七錢攪勻銀卽自然起發倘不能十分起發再投石青三四錢卽能起發總以銀發透爲度離火候冷取出打碎研爲極細末水飛去灰渣其色如靛花相似(翠色)卽名銀翠以冷水

浸之每日換水浸七日夜去淨火毒收貯聽用

製石青法

硫黃四兩白砒一兩八錢共研勻入銀鍋內用瓦片蓋於鍋口外以鹽泥封固（或醋調熟石膏亦可）勿令洩氣用木炭火煅之酌量其內藥溶化（以意揣其火候）即開看攪勻有焰起即蓋之令熄總以攪出成絲置於無風冷處即乾折之即斷捻之即破爲度取下冷定開鍋時其在鍋中者即爲石青其升於瓦片之上者爲烟硫收貯另有用處

製火龍皮法

火龍皮即多年火筒內悶熄之黑灰（用火紙燒的）倘一時無處購求或用火紙捲捻點灼以竹筒頻頻悶熄之黑灰亦可

按此藥以金石藥爲主藥改血消毒性熱而猛竄走經絡逐毒下趨專治陰疽

惡毒及陰陽夾雜症之偏陰者無論身體何部生瘡凡漫腫無頭晝輕夜重皮色不變頑痲木硬者均宜服此藥未成者卽消已成者卽潰和平穩便確有效力

金公丸

明雄黃　二錢　硃砂　一錢　殭蠶　五錢（微炒斷絲）

川軍　三錢　全蝎　五錢　山甲　五錢（油炒存性）

金頭蜈蚣　十五條（去頭足微炒）

共爲細末黃酒調白麵爲丸如桐子大每服二十丸壯者三十丸老弱量服溫黃酒送下出汗卽愈未成則消已成則潰此乃消毒之藥已潰者勿服用

按此方用毒物爲主藥祛風破瘀消腫止疼凡陽症紅腫高起熱疼如發背疔瘡便毒及小兒上部疙瘩（脖上腋下及頭面等處）皆有效力惟下部瘡不能

治療蓋以風藥多走上竅也非氣血凝滯不能生瘡此方以蜈蚣山甲殭蠶全蝎等上升去風活絡川軍雄黃硃砂等下趨消毒有路一升一降結散毒消氣血流行即愈而於小兒上部疙瘩及瘡癤等症效力尤速

三香丸

丁　香　木　香　茴　香　砂　仁　陳　皮　紫蘇子

黄　芩　木　通　香　附　豬　苓　茯　苓　製附子

乾　薑　花　粉　白　朮　草　果　炒澤瀉

各等分共爲細末麵糊爲丸如桐子大如虛弱人服中九丸而恐其嘔吐者即加

三香丸一錢同服

按此方藥味亂雜每遇虛弱人服中九丸而嘔吐者用香砂六君子湯加炒梔

白豆蔻煎湯沖服極爲穩便

化腐膏

桑枝炭　芝麻稭灰　鑛石灰（大塊未經風泛者）

右各等分用威靈仙甘草煎汁淋出熬膏以磁器收貯黃臘封口勿令洩氣用時將藥取出細碾如泥置少許於瘡中央其力自能潤於四邊化腐消毒如覺疼時看四邊有紅線樣用凉水一噴其疼立止倘爛肉已去欲生肌時可將此藥少許以水調如淡茶色取雞翎掃於瘡上洗之即生肌合口

按此方剝蝕力狠大化腐極疼宜用於陽症惡瘡不若用加播匿酸一份清水十五倍調勻淋洗後再以黃碘撒布爲妥

藥線方

砒石　三錢　白礬　七分（研末）

先將砒石打碎入鍋內燒紅灑入清油幾滴然後將白礬末撒蓋於上候枯（總

以其烟將盡未盡爲度）取出搯細麵糊爲條（細如線）收貯聽用

按此藥乃潰後有坎以此藥線插入去腐狠疼每遇宜用此藥之瘡以蛤豆條代之化腐不疼極妥蛤豆條製法以文蛤一個焙至焦黃色研細再取生巴豆三粒去皮心焙研細末加冰片少許共爲一處調捻爲條總以巴豆之油質能黏合爲條爲度否則相勢加藥此條潰腐不疼

㾓涼膏

川　烏一錢　草　烏一錢　野　芋三錢　鮮芙蓉葉一兩

先將二烏爲末與野芋（如無此藥卽以水仙花根瓣代之）芙蓉葉共搗勻塗之善治未破惡瘡

按此方宜用於陰陽夾雜之症如鮮藥難辨之時可以南星散代之方用生南星一兩白芥子三錢炒研白芷五分共爲細末猪膽汁蜂蜜各半調塗消腫散

結功在麻凉膏之上

千搥紙

雄　黄　一錢　　白砒　五錢

共爲末攤於紙上輕輕搥得藥與紙黏合爲度貼瘡極效

按此藥乃潰後化腐之方

紫霞膏

銅　綠　一錢　　上血竭　五錢　　製沒藥　五錢　　製乳香　五錢

嫩松香　一兩　　萆麻仁　百粒去壳　輕　粉　一錢（另研細）

右藥共研一處再加白臘一錢（樹臘）清油少許（香油）共搗千杵爲膏攤貼

按此膏拔毒生肌善療濕瘡熱毒凡夏秋之交感濕熱發瘡者以此膏貼之腐盡肌生極效

太歲墨

製沒藥　一錢五分　山茨菇　一錢五分　生南星　二錢五分
生半夏　二錢五分　錦軍　五錢　製乳香　一錢五分
雄黃　一錢五分　麝香　一分　五倍子　二錢（焙）
紅芽大戟　二錢五分

共爲細末以麵糊爲錠鮮菊葉汁磨塗患處

按此方卽紫金錠稍爲加減專治風熱惡瘡凡純陽症及陰陽夾雜症之偏陽者以此治療最宜

薰洗湯

羌活　獨活　荊芥　防風　桑葉　槐葉
梓楸葉　桃葉　蒼朮　薄荷　蘇葉　銀花

中華民國九年七月二十日出版
紹興醫藥學報第十卷第七號
（原一百十一期）

歡迎轉載

編輯者　紹興裘慶元吉生
發行者　紹興醫藥學報社
印刷者　紹興印刷局
分售處　各省各書坊

紹興醫藥學報

報價表

新報	全年	半年	一月
冊數	十二冊	六冊	一冊
定價	一元	五角半	一角

代派或一人獨定十份者八折五十份七折郵票抵洋九扣算空函恕復

舊報	一至十三期	十四至十七期	十八至四十四期	四十五至九十二期
定價	五角	三角	八角	四元八角

郵費	中國	日本台灣	南洋各埠
	加一成	加二成	加三成

廣告價表

等第	地位	一期	六期	十二期
特等	底面全頁	八元	四十四元	八十元
上等	正文前全頁	六元	三十三元	六十元
普通	正文後全頁	四元	二十二元	四十元

注意 所稱全頁即中國式之一單面外國式之一配奇如登半頁照表減半算

● 木刻大版醫藥叢書（每集洋一元六元）

第一集目錄

莫枚士研經言卷一 二角
周氏易簡集驗方全 四角
羅謙甫治驗案卷上 四角
吳鞠通醫案卷一 四角
惜分陰軒醫案卷一 三角
人參考全 一角

第二集目錄

莫枚士研經言卷二 三角
羅謙甫治驗案卷下 三角
吳鞠通醫案卷二 三角
惜分陰軒醫案卷二 三角
市隱廬醫學雜著全 三角
李冠仙知醫必辨全 四角

零購本社發行書報章程

一如欲購本社書報者可直接開明書目連銀寄至「浙江紹興城中紹興醫藥學報社」收

一書價若干按加一成以作寄書郵費

一書價與郵費可用郵局匯兌其章程問就近郵局便知

一郵匯不通之處請購（五厘至三分爲止）之郵票以一百零五分作大洋一元核定封入函中掛號寄下

一一人購書報上五元者可將書價以九折核寄上十元者以八折核計零購無扣

一一人預定當年月報之上五份者可將報價以九折核計上十份者以八折核計

本社廣告

本社出版醫藥書籍百餘種皆世所罕見之孤本及名家未刊之精稿又代售各處社友手著最新醫書二十餘種定價皆廉因宗旨不爲謀利專爲流通也凡醫約爲業者固宜爭先購閱以輸進學術於臨證治病大得裨益即普通人民購閱此種書籍稍備醫藥常識未病時得明保衛之法已病時勿爲醫藥所誤費小功宏較之購讀他種書籍其損益可不待贅述也印有書目奉送不取分文函索即寄

紹興醫藥學報社啓

海內外藏書家鑒

中國醫書汗牛充棟各家藏刻流通者少致日久歸於湮沒此豈先人著作時初願所及耶本社竭力搜求凡藏有各種醫藥書籍者務祈開明書目卷數版本等示知本社當出重資相求并可代爲流傳發行

紹興醫藥學報社啓

中華民國郵政局特准掛號認爲新聞紙類

紹興醫藥學報

第十卷第八號

紹興醫藥學報　廣告　一一　第十卷第八號

紹興醫藥學報

第十卷第八號

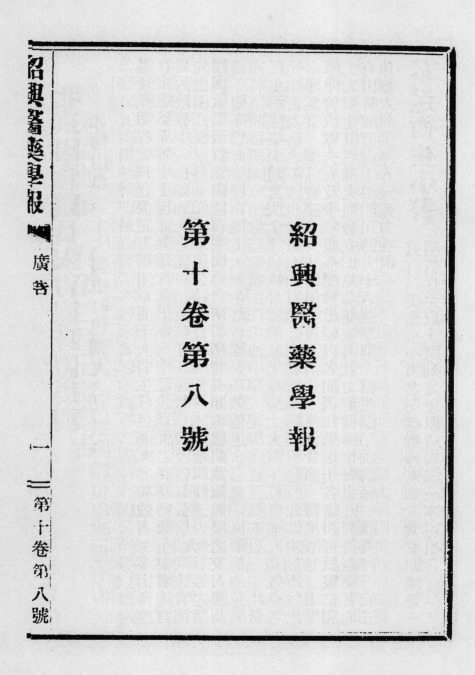

北京國會議員宋育德身體痿弱

如何由韋廉士大醫生紅色補丸之功效身體復原强健有力

公務繁冗多傷精神卽最强健者亦難承當卽如政界官憲往往因公積勞以致身體衰殘閱各報刊登保證書稱謝韋廉士大醫生紅色補丸之功效者每多出自達官宦憲然而各界中因血虧腦疲而患疾病由紅色補丸之奇功得獲全愈者亦無異於政界中人也卽如北京國會議員前任江西督軍府及省長公署顧問宋育德先生由江西南昌來函云余因公積勞背脊酸楚目眩頭暈四肢乏力何日無之請醫調治渠云背爲陽位百脈聚會之所陽痿體弱開方服藥竟無效果適友人談及前年他亦患此症服韋廉士大醫生紅色補丸功效極速余思微細丸藥能治是病亦將信將疑閱報載治愈益衆當至洗馬池中華大藥房購買三瓶未服一半眩暈已止服完後病體若失食亦知味身體健旺果韋廉士大醫生紅色補丸功效卓著始知吾友言之不謬也倘諸君如有患此症者祈爲購服可也特此誌謝 閣下曾患血薄氣衰 腦筋衰殘 少年斲傷 胃不消化 瘋濕骨痛 臂尻酸楚 山嵐瘴癘否或尊夫人及令堂或令愛曾患婦科各症否如患以上各症卽可試服韋廉士大醫生紅色補丸服後立卽見功能使身壯力健精神煥發也凡經售西藥者均有出售或直向上海四川路九十六號韋廉士醫生藥局函購每一瓶英洋一元五角每六瓶英洋八元郵力在內

奉送衛生小書　茲有精美衛生小書名曰延齡妙術如欲索取卽須寄一明信片至以上所列地址原班奉送一本可也

紹興縣西橋南首和濟藥局發行常備要藥及書目

消暑七液丹每方二分四
立消痱子粉每袋二分
滲濕四苓丹每方二分
萬應午時茶每方一分
查麯平胃散每方分六
痧氣開關散每瓶五分
急救雷公散每瓶一角
霍亂定中酒每瓶一角
回陽救急丹每兩二角
急痧眞寶丹每瓶一角
瘧疾五神丹每瓶一角
痢疾萬應散每服四分
喉症保命藥庫每具一元
沉香百消麯每方分四
樟腦精酒每瓶二角
葉氏神犀丹每顆三角
太乙紫金丹每顆二角四
飛龍奪命丹每瓶一角五分六
開閉煉雄丹每兩八角
立效止痛丸每瓶三角
厥症返魂丹每粒三角四
萬應保赤散每瓶四分
金箔鎭心丹每瓶三角
肝胃氣痛丸每瓶二角
鴉片癮戒除法二册三角
增訂醫醫病書二册五角
痧症膏丸說明一册一角
規定藥品商榷上册三角
喉痧證治要略一册六分
瘟痧證治要略一册三角
臨證醫案筆記六册一元二
先醒齋廣筆記四册一元
愼齋醫書二册近刋
秋瘟證治要略一册一角
幼幼集成六册二角
潛齋醫學叢書二元五角

時疫奪命散

近來天時涼暖不一世人稍一不愼不拘老幼及婦女每發時疫見症咳嗽嘔吐頭疼骨痛惡寒發熱有汗(或無汗)甚則神糊譫語氣急鼻煽肢冷脈伏腹痛絞腸刺胸吊脚縮筋霍亂吐瀉不省人事以及山嵐瘴毒皆陰陽乖戾之氣(見紹興醫藥學報及星期增刊滬報等) 須將此散分二次吹入鼻中小兒分四次其性平和寒熱均宜邪從口鼻吸入居其多數仍由此出內服外嗅俱有效力每瓶大人內服分二次小兒分四次孕婦不忌此方劉吉人先生經驗多年不敢自秘特此以濟時疫之急需亦治腦寒腦熱腦漏鼻淵鼻塞鼻瘜鼻茸時流穢涕等每瓶大洋二角

總發行所鎭江城內五條街楊燧熙醫室

神效除痛散

夫人之疾苦惟疼痛最爲難受欲除此病必服此散無不藥到春回患者一試方知言之不謬並且無論何種疼痛皆可卽時立止鄙人經驗多年未可自私今特公諸病者夫乳婦妊婦均忌服每袋一包開水一茶杯食後一次和服一日服二次每次一包每袋大洋一角五分

總發行所鎭江城內五條街楊燧熙醫室內

△本報星期增刊第二十七號目次

△本報星期增刊第二十八號目次

紹興醫藥學報

△本報星期增刊第二十九號目次

紹興醫藥學報第十卷第八號(原一百十二期)目次

紹興醫藥學報　二

紹興醫藥學報　目次

我族飲食烹調冠於歐西論

古黟王蘭遠

人生蠕動於世就地球之人類推之自幼至老不外衣食住三字爲畢生之目的我族據神州膏腴自茹毛飲血遞嬗進化至飲食烹調美善曲禮詳其燔炙鄉黨述其時食孔聖生周之季謂之醫藥家可也謂之衛生家亦無不可也因其道大難容及門弟子僅傳述其大略耳乃後世之文人如宗工哲匠徒以扢雅揚風摛藻自豪飲酒傷生指不勝屈於衛生飲食一道已腦後置之近來歐風東漸一切維新之儔盡棄中國之學而學焉則亦已矣然並古來至美至善之烹調飲食亦敝屣棄之如前清曾紀澤一度出洋迷戀歐風一飲一食惟夷是尙矯矯之英傑如此無怪下此者變本加厲效西人之饕餮其不合我族之腸胃患病傷生者實多我族居溫帶之間天氣溫和體質强健飲食一端經古人去粗存精製成最適宜之美味入腸胃易於消化故神州生齒之繁已爲環球冠孫中山先生長南洋邃於醫理而徧游歐西各

國而各國飲食亦備嘗其鹹酸矣據其閱歷所言歐西飲食首推法國而歐西文明亦莫高於法以法較吾族尙遜一籌夫飲食之精良隨國之文明以進步我族肉食者二三素食者八七素食之品如金針菜木耳豆腐豆芽等食品之良比之今歐美最高明之醫學衛生家所發明最新之學理亦不過如是而已豆腐一物實植物中之肉料也此物有肉料之功而無肉料之毒其制作具有化學奧妙窮鄉僻壤無不以此爲家常飯菜我以清茶淡飯彼則濁酒腥羶我以象箸彼以刀叉狠吞虎咽攫食之習慣尙未脫野蠻血食之家風奈何效法歐西者以我族之腸胃效彼輩之咀嚼凡依於西人醫於西人一飲一啄惟西人之馬首是瞻而我族至精美之飲食不能享受不亦大可惜乎其遺誤受患最甚者以我族之病經學西醫者療治調養之品如牛乳鷄汁不合我族病人之腸胃一誤再誤鄙人根見實多由前之說是謂盲從由後之說是謂忘本吾願我族取法歐西者具是非之心精鑑別之識庶於飲食

性命不至輕於一擲也

論提倡中藥

越醫史介生

嗚呼自泰西各國收吾中藥原料稍加變化而輸入吾國以來我國之利權被其耗溢者雖精於數學之人亦難決算矣居今日乃籌抵制之策亦戛戛乎其難哉甲曰閉關弗納此囈語也乙曰相率不購西藥此不可行之言也何則蓋二十世紀之世界上正商務趨勢之世界也汽車輪船互駛於道我之堂奧悉屬彼之坦途矣縱有百關奚能閉之此非囈語而何至相率不購西藥似屬可行惟華人之購西藥者衆矣今一旦棄美麗之西藥而服泡製不良之中藥此病家所不能也然則用何法可以制之曰居今日而籌抵制之策則非提倡中藥不爲功夫以我國地大物博不遜於泰西之物產也而泰西之人士亦非盡巧於我國之人也而西藥盛行中藥銷滯者何哉良以我國業藥之人株守舊規不克推陳出新是以所出之品其間性質或

參差歧形色或未完全合宜嗚呼此我國藥界之大缺點也今不提倡中藥則已如欲提倡中藥必宜甄別物質之眞僞斟酌泡製之得失察彼藥粉藥水藥酒藥丸以何種最暢銷先行依樣葫蘆惟妙惟肖精製而售之醫界爲之說明效用藥鋪自行印刷仿單中藥既堅且精除去運脚價必較廉於西藥如此則病家必不棄價廉且精之中藥而購西藥矣彼西藥既不行於我國則亦不復輸藥入華而華人因不閉關弗納而西藥自不來矣今藥界不知出此而維泄泄沓沓隔靴搔癢於中藥前途毫不改良則中藥終於窳敗吾恐漏卮外溢取我貲財吸我脂膏天府神州將何以圖存耶吾願藥界諸君速起而提倡之

說治病無異於治國

紹興史介生

治國有捷效乎以煩苛之稅朘削其脂膏不數年而財用日匱國愈治而愈貧矣强體有奇方乎以猛烈之劑欲提其精神不數日而血液日枯體愈治而愈憊矣蓋理

有固然事所必至一則揠苗助長一則舍本求末國何以安體何以强哉夫欲國家之安必先闢其利源利源開而生計漸裕國家於以致安也欲人體之强必先養其津液津液足而後營衛得其宜人體所以致强也且闢利之途廣矣要在勤求而分其緩急養液之藥夥矣要在精究而審其性味是以劉安理財先在養民仲景垂訓首存津液國家猶人體固無二道也彼庸醫之誤人又豈異庸人之誤國哉禮云膚革充盈人之肥也大法小廉國之肥也吾願今之治病治國者其三復斯言

現在中國醫生的急務（錄越州公報）

陳倬投稿

近來救國救國的聲浪常常傳到吾們耳朶裡來這不必說是很好的事情然而各人所學不同他救國的方法也兩樣譬如教育家普及教育實業家提倡工商業都是救國的法子那沒我們學醫的應該怎麼樣救國呢就是將衛生和通俗醫學智識灌輸到我們同胞的腦袋裡去

健全之精神寓於健全之身體中這句話大家都知道的一個人無論有多大的本領多大的抱負若是他的身體不强健甚麼也做不成功要使身體强健非講究衛生不可有許多人本來很强健的因爲不注意飲食衣服運動所以漸漸衰弱起來還有衰弱的人因爲注意了那些就强健起來這樣看來衛生是很是應該講究的了其次看護病人和醫生沒有來以前要用應急處置的時候沒有通俗醫學智識的人不能做所以通俗醫學智識也是必要的

這兩樣既然這樣要緊那沒中國一般人民對於這種智識有什麽樣的程度呢且舉幾件來看看(一)到了夏天切開的西瓜其他熟的食物沒有罩子蓋住蒼蠅都停滿了然而警察見了也不禁止一般人也並不介意仍舊吃他(二)病人的衣服被褥食器等並不分開用了又不消毒(三)不乾淨的東西到處亂丟(四)水利不便的地方淘米洗菜都在河邊做然而一面別人家在那兒洗痰盂或便器(五)火

車上手巾雖然㓂了茶還是賣戲舘裡兩樣都有(六)南方的風俗皮膚受傷出了血拿灰來貼在傷口上分娩的時候家裡明明有剪刀不用去拾破盌片來割臍帶不過隨便想想已經有這許多若細想起來恐怕要十倍百倍呢照上面看來簡直可以說一般中國人的腦袋裡衛生和通俗醫學的智識一點都沒有所以要被外國人笑了南滿鐵道的火車中國人和日本人不許坐在一輛日本人聽了支那人這個名字就聯想到齷齪的樣子這雖是他們故意形容然而也不是都是假的中國人民既然這樣那沒將這種智識灌輸到他們腦袋裡當然是我們學醫的人的義務了這方法很有幾種(一)演講會這事又不費錢少數人也可以做(二)因爲演講會只限於一處地方的人可以聽所以舉行巡迴演講或是將講的印成演講錄送給人家(三)備了許多標本開展覽會或博覽會一面又詳詳細細的說明這樣辦法因爲有了標本容易引起人家的興味人人歡喜聽所以

效果很大然而標本很難辦到中國自己不爲做須到外國去買所以這件事沒有地方上的帮助幾個窮醫生是做不到的其餘尙有種種法子一時也想不出了現在中國學醫的人雖然少只要大家盡力做起來一定有效的一般中國人多恐怕醫生自己也想生了病才用得到醫生這個思想是差的生了病果然要醫生醫然而平常的時候使大家注意衛生使他們不生病所謂防患於未然乃是醫生的責務之一呢

我是從來沒有做過文章的不過想到這件事情實在是很要緊所以不管他通不通有影響沒有將我心裡所想的寫了這篇文字我想我們中國知醫的人雖然少一定有人在那裡預備做這種事情或是已經着手做也未可知總之我望前輩先生們快快將衛生和普通醫學智識普及起來可惜我還在求學時代雖有這樣的心但是因爲學問和時間的干係不能辦到只好將來再說了

先夏至日者爲病溫後夏至日者爲病暑論

慈谿嚴鴻基

天地以陰陽五運六氣周流而成歲序人身亦以氣血經脈臟腑配合以應之氣運有太過不及人體有强弱虛實人在氣交之中有所感受即足以釀疾如人之病溫病暑也有感而即發者有伏而後發者夏至之前時序爲春厥陰風木少陰君火主氣春陽鼓蕩氣候溫暖人感之而即病者所謂外感溫病也至夏至之後其時少陽相火主氣太陰濕土之氣已動火濕合而爲暑暑熱流行濕氣蒸騰人受之而即病者所謂夏令暑熱也皆非伏氣之病也伏氣之病其邪藏匿至深必待有觸而動如經言先夏至日者爲病溫後夏至日者爲病暑是已誠以冬令所傷之寒邪伏匿人身而不即出入春則感溫和之氣而發爲溫病入夏則感暑熱之氣而發爲暑病寒邪隨氣而化病名亦隨時而異耳不然經既言冬傷於寒春必病溫已指明病有伏氣奚必再謂先夏至後夏至哉誠以冬伏寒邪不特春時有之蓋至夏令尚有之也夫

至夏令尚有冬時之伏邪則至秋令亦何必無之而必以夏至爲斷何哉蓋夏至爲一陰初生其時陰乃漸長陽乃漸退寒邪由冬至一陽初動之時伏之早已化熱以陽從陽感春氣則動不動則至夏至後爲三氣雜至之時其邪未有不發者也試觀經言夏傷於暑秋病痎瘧吳氏溫病條辨亦有謂伏暑一證霜未降而發者少輕霜既降而發者則重冬月發者尤重可知暑邪傷陰至冬至尚有伏暑之病益信寒邪傷陽至夏至後尚有發現可無疑矣雖然冬令寒邪潛伏人身豈有歷春夏之久而不病必待有所感而後發哉蓋寒邪傷人每由膀胱而伏於皮毛肌腠或由膀胱而深入腎臟本無定處古人所謂人身最空虛之處便是容邪之處試思瘧邪舍於榮分與衞並居間日一發間二日一發發時則病不發若失彼寒邪之容留軀體亦若是耳其下文云暑當與汗皆出勿止信乎其時夏火薰蒸人身陽氣當泄蓋欲伏邪隨汗併出不得再令淹留也奈何如陳平伯劉松峯諸公謂病無伏氣其不達經旨

蓋亦甚矣

治療小兒說

盛澤王鏡泉

嘗聞諸歸安費養莊先生曰六淫之邪傷人者虛邪爲最非體虛感邪謂之虛邪也證諸靈樞凡風從太一衝後來者名曰虛邪亦曰虛風原夫虛邪之傷人也突如而至猝不及防而小兒則尤甚故小兒之病莫重於驚風莫害於虛邪而素問所說毒藥攻邪者良以虛邪不易攻必用毒藥攻之而邪始解若用平疲之藥其不至僨事也幾希試觀千金外臺治驚癇之方與治溫熱之方皆從虛邪立法須知古人之意以小兒氣血微弱經脈嬌柔一被邪干便令營衛不行臟腑閉塞而死故治急驚風及溫熱諸症必用峻厲之品攻去其邪則營衛自和而臟腑自安因此治小兒之方峻於成人不過銖兩宜輕不能溢分以上云云鄙人得聆於三十載以前而時賢議論發皇鄙未嘗述及爰記憶費先生之說而錄之更推廣費先生之意而補之毒藥

治病有病則病受之本屬昔聖昔賢相傳之心法正不必膽怯者也惟施之於小兒則尤宜格外審愼蓋小兒大半不能言即能言亦未必確而一遇生人勢必異常啼哭萬難憑切脈爲方針切脈既不得憑爲方針無怪乎今之治小兒者每置峻厲之品於弗用祇以平疲之藥塞責也嗚呼邇年來瘟疫流行而小兒輒多喪命豈瘟疫獨重於小兒乎鑒乎此而世之治小兒者當亦瞿然驚憬然悟矣世嘗謂治婦人難於男子而鯫生以爲治婦人固難於男子治小兒則尤難於婦人小兒最難治治小兒者能勿思所以治之之法乎熊運英曰天之生物栽者培之在小兒正萌芽發生之時培之安可不亟亟康誥曰如保赤子是嬰兒之撫育雖全賴父母而醫師亦與有責焉今宗斯旨以敬告幼科家觀形察色聽音聞聲爲檢查小兒病之要務檢查既精益求精密益加密病情雖萬有不齊亦足以診斷而有餘至於治療法則不可徒恃乎藥餌蓋病至危急時牙關緊閉雖有神丹亦莫能進惟有推拿法針灸法燈

火法以濟藥力所難到待其既醒然後對症投藥庶幾隨手而應所謂人之病患其多醫之術患其少在小兒則更不可不多術以治療之也至於用藥一道端貴抱居今稽古之懷無蔑古荒經之習好古自能合古從古亦不泥古因時制用宜古宜今是則治療成人與小兒一而二二而一者也幼科家諒勿河漢乎斯言若小兒慢驚症宜溫補而忌寒涼諸說則已數見不尠固無煩余之喋喋矣

附校勘記

前邪熱內陷辨書後　更無內陷之可言句下　失印下之得當效同桴鼓八字

前產後用藥不可執一說　黃者誤印作黃著

產後瘀血得寒則凝句下　失印得熱則行四字

其輕者成堅痞礙勞等疾　疾字誤印作症字

溫病肢冷與傷寒肢冷之研究

南京王府園項　鼎幼湛

溫病者陽也傷寒者陰也如燥熱肢冷苔黃口渴氣急鼻煽脈數而小甚則痙厥者乃溫邪重症而肢冷一項實足令人疑竇宜細心度之按經云熱深厥亦深熱微厥亦微故此種肢冷是謂陽厥熱極似寒邪勢猖獗肺氣不宣耳經云四肢者諸陽之本也又云肺主一身之氣肺氣不宣故氣機均爲之閉此屬閉象宜紫雪丹以急急開閉如溫病困於中焦陽明大實則肢亦冷此時非承氣法不足以勝任故溫病肢冷亦有多端乃吾醫中之愚昧者每每誤認肢冷爲傷寒致投之以肉桂進之以附子度其意乃取其回陽之功至藥後肢仍不和反冷之愈甚病已危殆尤默然不悟殊堪浩歎蓋桂附辛熱之品即屬助紂爲虐邪勢愈形鴟張氣機愈閉故外現肢冷愈甚不死何待此豈藥之咎歟抑醫之咎歟惜愚昧之徒不知引咎自責抱張仲景傷寒之旨尊信前賢太過致將溫病蒙混入傷寒中不別溫病傷寒二者一寒一熱大有霄壤之殊豈可漠然不辨而一爐同治耶故醫者治病切宜詳加審察悉心會

其意究其理使學識既深經驗既富於臨證之際胸中自有主裁決不致越於軌外耳傷寒屬于陰故謂陰邪其症象脉緊身痛項强肢冷發熱無汗苔白口淡故此種肢冷可决其寒邪束表所致麻黄湯桂枝湯是所相宜如肢冷甚者卽桂附亦可加入如傷寒中於少陰身痛腹痛下利清穀惡寒苔白不渴四肢厥冷而赤煩躁脉沉細無力者乃陰盛於內戴陽於上四肢厥冷者是謂陰厥屬於寒也主以四逆湯如傷寒中於太陰自利苔白不渴腹痛便溏四肢厥冷脈沉細者乃寒邪困於中焦陽衰而陰張故此種厥冷亦曰陰厥屬於寒也主以理中湯噫傷寒溫病同一肢冷也偶一不愼死亡繫之俗云錯至毫厘失至千里可不愼歟予謂醫者意也不融會昔中之意不足與道醫

幼渠按鄙人亦醫界一份子覩近日以溫病肢冷爲傷寒者實多故作此篇以辨別之區區私衷非敢自炫自問學識謭陋不啻以五十步笑百步願貴社諸君共

同切磋以謀進行乃我醫界之幸亦病者之大幸也

瘧疾中西診治論

宜春黃國材

瘧疾之原因在西醫謂係痲拉利亞菌由蚊爲媒介而侵入人體之血行破壞血球而後發生是病世有患寒熱病而有瘧疾之疑者檢查血內果有該菌存在卽用金鷄納霜或常山治之自可告痊然有照此法治之而不效者果何故哉蓋因人之體質不同病之純雜不一如舌苔白薄先寒後熱口渴頭痛依時發作是爲單純之瘧用金鷄納霜治之固可收效若舌苔黄厚或黑燥大便閉結小便短赤胸悶腹脹是爲兼症之瘧仍以金鷄納霜則必變症迭出先宜以清解之方按症施治待苔薄便清瘧猶未止而後濟以金雞納霜自可如庖丁解牛迎刃而解矣近年來發生一種惡性瘧疾症狀似秋温專熱不寒頭痛身痛口渴便閉舌苔黄厚甚則神昏譫妄險象環生惟清晨時體温略低降任服何藥均不驗宜待苔色稍退於清晨體温低降

時用金雞納霜服之連服三四朝自可全治若在危不及待時宜以金雞納霜和安知設莪林相當量服之亦可救治若誤診爲溫熱過服寒涼往往敗事

時疫原因及實用方論

鎭江楊燧熙

客歲雨雪遲見寒溫失於常度夫雨雪之滋倘應時而下能制身中之陽旺也鬱火也伏熱也故藏於精者春不病溫何也水能生萬物一水承制五火火降水升精秘血盈如斯何受疫之有哉疫之名稱不一乃流行性腦脊髓膜炎卽溫病是也小兒爲痙溫卽急痙又名痙風統言之爲熱性病之一種夫疫之原因半由天時半由人事人事者何也大抵由於衣食住之不講七情之偏勝四氣之妄求（衣）不拘綢布貴在清潔貴在適宜宜寬闊忌緊束束則血氣皆壅滯滯則病生常見富貴之家未冷先綿（小兒嬌慣者爲尤甚伊不知若欲小兒安須帶三分飢與寒言淺意深實可爲保護兒童之健康第一法）未寒先裘（如皮帽絨帽鴨茸枕風被風帽圍巾

及狐皮皮袴皮襪火爐等）不究體之屬寒屬熱意在十分溫暖實足爲致病之一大原因世人腦海中祇知受寒而不知受熱之病更重於受寒而療治非易也（食）爲人之養生品不在精粗但求潔淨亦宜有節且須減少多壽祇緣餐飯少（見霍亂論）使消運較易故古人食無求飽沽酒市脯不食不潔不食色惡不食適可而止無貪心也常見俗人未飢先食食每喜多累胃不化苦脾不磨肥甘炙煿油膩煎熬殺生害命蒸羊悶爭自樂口福但圖爽口快心那問消陰灼臟爲釀病之媒介也（住）室不拘華麗畫棟雕梁身居八尺雖富潤屋不及德潤身耳惟在高大空氣流通古人云室雅何須大心閒即是仙又云居無求安是在心安心安則體肥然亦不得矮小潮濕倘空氣不入炭氣不出人之呼吸氣物之腐敗氣（如煤燈夜壺便桶痰盂灰塵及不潔空氣等）實足爲致病之媒介卽病之原因也比略舉半由人事之爲病也半由天時者乃厲氣也瘟氣也瘴氣也穢氣也炭氣也統言之爲不正之

氣必賴新鮮空氣自可排除或山林樹木亦能吸收然天地間祇有六氣平則爲和否則勝復勝復至極世人吸入不拘老幼強弱而不病者鮮矣今夫熱病者皆傷寒之類也（臨症化裁切勿死於句下）吳鞠通論之精詳傷寒宜表太陽病也恐由表傳裏溫病忌表（即時疫）太陰病也治當自內達外清之病已燥之病危暴病暴死皆屬於熱養水不慮頻仍助火須防失慎乙庚之歲金運統之（乙庚化金，寅申之歲上見少陽少陽相火司天厥陰風木在泉師仲景者則陰愈傷而陽愈旺必致液涸風生有燎原之勢可不慎哉（然亦有內係眞寒而外現假熱或寒熱夾雜上寒下熱上熱下寒先寒後熱先熱後寒吾儕勿受病之所惑）留得一分陰氣即有一線生機育陰潛陽至要之理審治第七云諸風掉眩皆屬於肝（肝爲風木其性易動其症爲搐）諸痛癢瘡及神糊內陷皆屬於心（火微則癢火大則痛）諸厥固泄皆屬於下（下者腎也專司水火火虧則有寒厥水衰則有熱厥）水衰火實便阻爲固火衰水實二便不禁爲泄諸熱瞀瘛（神昏意亂抽掣）皆屬於火諸逆衝上諸燥狂越酸痛驚駭諸嘔吐酸皆屬於熱諸暴強直皆屬於風故大要曰謹守病機各司其屬必先五勝（五行勝氣）疎其營衛令其和洽而致和調病機十九條而火居其五熱居其四此上古之時今之時代爲尤甚耳可見諸熱爲多蓋六淫皆能爲熱天地萬物皆賴此陽火爲生發之本若無此火則天地或機息矣但平則爲恩亢則爲害生殺之機互相倚伏凡物皆然故火能生人而亦能殺人也熱淫於內治以鹹寒佐以甘苦（水勝火也甘勝鹹也苦以發之）風淫於內治以辛凉佐以苦甘（金勝木也辛過甚恐傷氣故佐以苦甘苦勝辛甘益氣也）此與時疫之原因及治法搖搖相對吾儕卽宜研究以濟災黎至斯病之慘死耳不忍聞目所怕見不覺心鼻皆酸吾鎭劉君吉人願將經驗時疫奪命散一方抄出以濟時疫之急需燧特配合爲總發行所祈 諸公試用如果有成績務乞介紹耳

嗅入實用方　時疫奪命散爲時疫及各疫特效藥也無論初期中期末期皆可用妊娠不忌將此散分二三次吹入鼻中小兒分四五次其性平和寒熱各症均宜大率邪從口鼻吸入居多仍由此出不儘外治亦能內服每包分二三次小兒再減夫邪在表者嗅入邪從表解邪在裡者嗅入神清是清腦清心清熱化痰除煩安神利竅起陷之靈藥實有斬關奪鎖之能起死回生之效並治夏秋之感寒受暑冒風中濕傷食等陰陽乖隔肢冷脈伏腹痛絞腸刺胸吊脚縮筋急痧霍亂吐瀉不省人事等亦治腦寒腦熱腦漏鼻淵鼻塞鼻瘜鼻茸時流穢涕每日嗅入二三次每次黃豆許凡喉痛牙痛者口含少許一日數次筋骨疼者用少許以紙膏藥蓋之一日二次均皆神效如諸同志欲試用者函索即寄作爲贈品惟須附郵票五分示明地址當即付郵

內服實用方　局方至寶丹（忌人參至寶丹）吳氏牛黃清心丸萬氏牛黃清心丸

（忌牛黃淸心丸）紫雪丹復脈湯增液承氣調胃承氣銀翹散桑菊飲去杏仁（嫌苦溫）犀角地黃淸宮化斑五汁等湯臨時揣度審愼投之似覺小補云耳

節食說贅言

盧育和

本報百期紀念增刊登有時賢逸人君節食說一則育誦讀再三莫名欽佩然細繹所論不禁怳然悟曰夫據西醫某博士謂飢必待極而後食食必大飽而後止者此二語是專對平人而言果依此法行之誠爲衛生要素若夫有病之人値大恙新瘥胃氣未復之時亦使飢必待極而後食則中氣更虛恐見頭暈心慌之苦當沉疴甫起脾元未健之際亦使其食必大飽而後止則脾陽難運反增胸痞氣悶之憂仍不如守東坡所云方飢即食方飽卽止夫如是則胃氣不傷且脘無停滯脾陽健運而體易復原然恙後進穀固宜多頓少餐亦只宜較平人三頓約增兩次幷使其毋雜毋亂俟飯量如常氣體復舊再仿時君之節食法持而行之自獲健康之益矣

浮萍　善達皮膚入肺陰　輕揚生在水中心　一切濕風辛散去　客邪瘡毒不能深

蒼耳子　足膝能行腦頂通　性溫甘苦在其中　皮膚善達祛風熱　目暗頭昏力可攻

天麻　性溫辛味治諸風　益氣强陰力不窮　疏痰驚癇偏能定　眼黑頭旋一掃空

秦艽　攣急能通筋且舒　虛勞風熱骨蒸除　膽肝辛散風和氣　苦燥腸脾濕不儲

豨薟草　生是寒兮熟是溫　膝腰骨痛氣如昏　苦辛燥濕痳痺治　益腎搜肝命亦存

威靈仙　氣溫屬木味鹹辛　十二經中善走勻　便秘疸黃浮腫治　瘕癥積聚

破如神

藥性歌訣卷二

新安方錦文庶咸氏撰

鈎藤鈎 小兒昏厥與驚啼 熱引肝風神識迷 味苦微溫平自息 時邪斑疹發能齊

茵芋 赤莖有毒灸無妨 葉厚如榴短不長 辛苦除風溫去濕 痹兼拘攣痛堪嘗

當歸 味苦辛甘溫且微 散風和血得依歸 虛勞寒熱皆能治 心腹頭腰痛漸希

芎藭 升浮頭目助清陽 辛苦微溫解鬱良 血海能通諸痛止 調經活絡可煎嘗

白芍　固肺安脾可瀉肝　苦酸其味性微寒　補勞退熱中和緩　火亢陰虛斂不難

生地黃　大寒甘苦血能涼　瀉腎清心生地黃　久服使人傷胃氣　目紅吐血此爲良

乾地黃　甘寒而苦地黃乾　蒸熟微溫是補丹　壯骨强筋精力健　調痓耳目信非難

何首烏　苦澁甘溫走各殊　調和氣血定烏鬚　添精補髓强筋骨　力痿神疲信也無

牡丹皮　味本甘辛散血宜　微寒其性伏邪醫　五勞七癇通經脉　去瘀除蒸不可離

川續斷　苦溫補腎止遺精　辛瀉肝經血脈行　痔漏腸風諸痛理　腰酸筋弱

答竹餘祥君論鬼病

紹興陳守眞

眞在四號月報中評論鬼病一篇後郎蒙足下在五號月報中答論洋洋數十言頭頭是道小巫行見大巫矣惟因俗務之瑣羈故無暇與足下即時辨論今爲日已久而仍答覆者非不滿意於足下之所論實疑惑滋甚欲勞指正焉足下云

鬼豈能病人哉實人自爲之耳

愚亦云然故原著中有因邪而招致之一語

人之身體爲精神物質二者搆合而成骨肉毛髮物質之搆造也思慮意識精神之作用也物質無精神則終爲傀儡精神無物質則無所依附

愚云正惟其無所依附也故得展其所長神其變化專事妖禍作祟於人而使人成鬼病

俗語曰人身之中有三魂六魄醫書曰肝藏魂肺藏魄魂魄者精神之代名詞也

愚云字由人造名由人定以魂魄名精神以精神名魂魄無足重輕但魂魄與精神稍有分別請看第六號月報雜纂欄王蘭遠君錄喬殿揚所作之精神魂魄談自能恍然於方寸

若魂魄脫離軀殼即爲鬼朱文正公云返而歸者爲鬼春秋傳云新鬼大故鬼小若是鬼固人之幻影耳安能病人哉

愚云君既以朱文正公及左氏之言以證實鬼爲人之幻影不能病人則吾國神仙怪誕之書汗牛充棟雖其所述半皆荒謬然事之眞足駭聞者未必絕無而僅有鬼祟多能君可信而不疑矣

卽有之亦不外精神作用

愚以謂如君所云則魂魄係精神之代名詞魂魄脫離軀殼卽爲鬼上既述矣然而精神作用亦可稱之曰魂魄作用魂魄脫離軀殼作祟於人亦可稱之曰鬼病

否

如心理學之幻覺錯覺妄覺等是靑年子女情思甚切男思女女思男精神上起愛情之觀念久之精神集注於一方則成幻覺等諸現象與鬼狎褻無所不至維精神敏銳者此病難染精神愚鈍者此病易罹故關尹子云心蔽男女者淫鬼攝之愚云精神愚鈍乃像司腦筋之病非魂魄之本力漸衰故不足以致鬼病也況靑年子女之精神無一非敏銳者老年人之精神無一非愚鈍者靑年子女雖專於愛情之觀念豈其敏銳之精神而遽能變爲愚鈍者乎老年人慾心雖淡然其精神愚鈍豈不克罹此疾乎未可以執一論也譬如大厦千楹一梁不正將謂此梁自然而横架於柱乎且君以關尹子之言如此用法細玩其辭句則知君因不擇言而信手直書以致矛盾

維幼年情竇未開老年慾心已淡精神方面無愛情之觀念故此病甚少

愚於評論鬼病之先此一段曾意想及之因關尹子之心蔽男女者淫鬼攝之一語故不敢說雖然予非專拘泥於古訓者實緣胸無成見惟有引先哲之言以泛論之待世之高明敎正耳

我國自古迄今東坡說鬼習以爲常精神感觸潛入腦海是以人之將死精神錯亂大病壯熱精神昏蒙能見鬼物皆由病而累及精神者也

愚曰醫者醫病若可託之於鬼神則世上逐利之徒羣可起而業醫矣故眞對於此一節非常佩服

歐美各國鬼神不信故罕有所見

夫歐美各國信仰宗教信心頗切聖經中所載耶穌升天及耶穌受魔鬼試探之幾節其誰不信且閒嘗閱羅馬史載術士名馬者一日於衆人前騰空直上幾及雲霄既而隕折足旋即斃命又猶太史載有埃及國中有某巫者擲杖於地頃刻

變爲大蟒舉朝爲之驚駭此二事爲歐美各國人人所知而絕無疑義者足下云云不知見于何處

揣摩精神學每於施術達深睡狀態時投以精神暗示能見已故之亡靈未召之親友一一如在目前相與笑語自若此精神作用成幻覺而然

余亦有志於精神學者素稔精神學能治療非藥物所可治療之病特世風澆漓余曾受欺於某催眠術家故至今不無疑懼存焉

夫人之身體物質能病也精神能病也物質病能害及精神也精神病能害及物質也藥品爲物質治療可以治物質病不可以治精神病

愚曰如君所言則鬼病已完全爲精神病無疑故藥品不可以治療然鄙意謂精神病之療法只取適當之營養及投以滋養物亦可見效吾所論之鬼病大異於此

足下云欲該病之痊者務當導入正路殊不知病者精神迷惑良言定必逆耳

拙著之原文云欲該病之痊者務當導之以入正路不偏於邪然導入正路頗難不若人人自省頓品勵行抑制淫慾勿爲鬼所誘則鬼病不生彼鬼將不得逞其技矣後數語君因未曾看到故無怪乎妄加辯論也

唯投以精神治療確有治愈之能力此研究精神學者決非臆造以欺人也

西人默斯梅所創之催眠術能催人熟睡動人筋絡可以療治疾病并行種種奇異補救醫藥之所不及誰不知之誰不信之特吾以謂精神學決不能療治吾所論之鬼病惟吾所信仰之救世主基利斯督始能治療惡鬼陰祟於人之鬼病也蓋事有可憑不難即證世有患鬼病者因信仰救世主而鬼即退去其驗如神君如不信請質諸親嘗試者

與周小農君商榷刊印眼科醫鐸及藥石戰史並答鼻淵治法

小農道兄清鑒接讀　尊函敬悉一切拙著眼科醫鐸尚未校正藥石戰史雖已校訖亦未付印本擬將此二書今春付印因陽歷正月間餘姚徐友丞君又將康維恂君之簡明眼科學寄下委弟校定刻已催促數次尚未竣事現今正赶辦此事所以拙著各種不得不暫從緩議去年允許寄呈藥石戰史念念未忘遲延至今實覺愧對以待康君眼科學竣事之後旋將藥石戰史抄錄一份儘先寄呈不誤惟眼科醫鐸甚繁礙難抄呈擬校正之後函商紹興裘吉生君附社印行倘不許可即附甯波衛生公會印行一日印出定當郵贈一份以聯雅誼再者承問沙參治鼻淵之方謹當披露於後蓋鼻淵原是腦熱因飲酒過度者居多數不因酒而患此者亦間有之大抵此病是腦部熱高肝經濕熱之氣上沖肺經陰虛而清肅之令不能下行清不升濁不降而生此病耳宜用生沙參五錢或八錢或一兩菊花三錢或五錢爲君養陰清熱杭白芍（醋炒）三錢金石斛三錢爲臣收拾肝氣通絡去濕（如脈弦熱盛

加膽草化石蘆薈如上焦痰盛加旋覆花蔞皮）澤瀉茯苓爲佐以去濕炒枝仁一錢半淸半夏（薑炒）三錢炒枳殼一錢爲使導熱疏氣重用半夏以降衝任之氣照依此法出入加減庶可獲效率擬數語以答雅誼明知班門弄斧不敢不以臨症所得據實以報至於代辦沙參一節茲將價碼奉知敝邑所產各藥亦一併附聞

生沙參每斤（十六兩）實價大洋六角寄費二角香附米每斤（十六兩）實價大洋二角寄費二角此二藥諸城特產海內稱爲第一

至於敝邑所產其他各藥　蟬退　地錦草　括蔞　花粉　紫花地丁　公英（一亦名黃花地丁）　柴胡　前胡　荊芥　益母草　敗醬草　蛇蛻　馬兜鈴　蒼耳子　防風　靑蒿　茵陳　石鹽（石類）　石燕　海馬　牡力　金銀花　半夏　核桃　銀杏（即白果）　商陸　甜桔梗　枸杞子　牽牛　蘇子　諸如此者不下百味茲將大略達知餘容續啓藉請

著安

尊著驗方撮要卷內之十大功勞一藥究係俗名何物祈詳細示知如蒙將此藥之種子賜下一包以便種認則更感激不少

山東王肖舫啓

寄刊余德昌君之著作

吉生老哥同道大鑑塚糾余君德昌品純學粹（前曾被選爲縣議員）十餘年前曾出著作以示弟索而欲公諸世方欲付剞劂忽不見其稿搜索再四卒不可得弟以爲負此良友心實恨之今自鼠窠內居然檢出並無殘缺殆有神明呵護之乎不然別物俱破損而獨剩此作何也拾得之下心爲之懌茲特郵送木社祈執事速核登入醫藥學報並乞登載附函以誌弟過幸甚甚幸此肅並頌

暑祺

王一啓

附錄余君諸作

腰痛

脈解篇云太陽所謂腫腰脽痛者正月太陽寅寅太陽也正月陽氣出在上而陰氣盛陽未得自次也故腫腰脽痛也按陰氣盛盛字疑訛宜作虛字蓋春陽上升陰精即虛升於上則虛於下則理所必至也下元不固者當春氣升發之際多患腰痛蓋不足以供升發機之吸引也惟元精素足攝養又愼者乃能不因時令之升發而致根底之虧欠故凡精關不固浮陽易動者決不可用柴葛之升提柴葛即藥中得春陽之氣最盛者也正月陽氣出在上助春陽之上升腰脽痛即陰虛於下

論臟腑

康節邵子列肝肺爲腑以肝行血肺行氣氣血旣有出入輸瀉自不得屬之於臟矣又以胃大小腸通爲一腑以其上下一竅貫通也蓋胃爲最大不大則不能盛受小腸最小不小則胃中之物容易直注下走何以使精華糟粕漸漸運化泌別哉大腸

則又稍大矣審是則食管在胃之上亦與胃腸一孔出入何以不列於腑且並不列於奇恒之腑肝肺既爲腑則治法亦當遵以通爲補之例而凡血氣之虧皆當求之中宮而不當求之肝肺矣氣衰之病亦始於中其極也必及肺血衰之病其極也必及肝東垣獨重脾胃其卓見爲不可及

刺熱病

靈樞素問治熱病各有五十九刺竊謂解散經絡之邪宣泄臟腑之熱刺法較湯藥尤爲捷而穩盖表之不犯升陽刼陰之忌裏之不犯苦寒冰伏之愆惟津液枯燥腸胃閉實者非刺法所能治當以湯藥爲主小兒不肯服藥刺法尤爲合宜近世刺法不講此醫道之所以隘而治道之所以不全也刺雖有五十九穴尋常病不至十分沈重者亦不必諸穴遍刺擇其與症相當者取選數穴可也

內經解精微論

論謂心悲名曰志悲則志悲亦可名曰心悲總之心志上下感應其機甚捷志悲心未有不悲者心悲志亦未有不悲者然心志之悲能使涕淚俱出橫行而不知涕泣之所以橫行俱出者其轉旋全在於氣夫必神志動而後氣動氣動而後津液隨之其上下橫行總隨其氣之所之論又曰志去則神不守精則亦可曰神去則志不守精其曰宗精之水所以不出者是精持之也輔之裹之故水不行又曰陰陽相持泣安能獨來則知氣血之固守全賴心志之堅凝精研之則卽丹經之秘訣禪定之階梯而心神之大病終身之痼疾無不可以一心治之矣

經方樞機

仲景傷寒論諸方爲樞機之劑者二小柴胡爲表裏之樞機黃連湯爲上下之樞機明乎此而一百十三方之綱紐在是矣由表裏而言之凡麻黃湯桂枝湯葛根湯麻杏薏甘越脾等湯純乎表者也承氣抵當十棗等湯純乎裏者也而小柴胡適在不

表不裏之間由上下而言之瀉心湯小陷胸等湯純乎上者也四逆湯附子湯等純乎下者也而黃連湯實爲交通上下之劑能識此二方用意之所在其餘諸方皆迎刃而解矣

論火

查康節邵子元運現刻午會將中火運極旺故所燃者煤油所吸者火烟所乘者火輪所馳者火車所戰者火砲種種作用無不是火至於所飲者火酒所食者火炙其火不待言矣況人烟愈繁製造愈衆鑿山開鑛震駭地脈鼓鑄坤靈使大地煩擾不寧重泉之下陽氣施張沸騰人在氣交之中所食所用既無不是火則火病之衆可知故在春曰風溫在夏曰熱症暑濕在秋曰秋燥伏暑在冬曰冬溫四時之症幾於無一非火即六氣之中火暑燥得其三風與濕亦半雜於火惟寒不與火雜然鬱久亦能化火不特此也人病熱既衆大地之氣亦必先變爲熱卽藥石之寒凉者其性

亦不無遷改故病之熱者既愈衆而愈繁而藥之寒凉又復大殺其性故溫熱之症寒凉不妨重用多用蓋病之溫熱既較前古爲重爲衆而藥之寒凉又較前爲輕爲減故凡今之大寒大凉者僅能敵前之次寒次凉於此而不爲之重用多用幾於盃水車薪之不勝矣然用藥之法亦不可不靈變或少佐辛溫或兼用宣透服藥之法亦不可不斟酌或小其製而日夜五六劑或大其製而每服一二瓢使終日口不離藥俾喉舌腸胃間時得滋潤浸灌之益而無冰伏內陷停滯下溜之患此則神乎其技矣

論藥

草本之質性僅能及於氣分至於精血有形之治非所長也血肉飛走之屬能治精血有形已而不能及於骨肉夫病之深者內陷於骨髓深着於肉質然非金石之品安能療之試觀先天六十四卦方圖內一層風雷氣也次一層水火精血也次一層

山澤骨肉也外一層天地郛廓軀殼也氣分有病用風雷以治之精血有病用水火以治之至於骨肉有病則如山澤形質之有損也山澤以土爲肉以石爲骨慮山岳之震撼也藉重鎭以定之慮堤坊之奔潰也用堅凝以築之此用金石之大凡也然金石之中亦有發泄風雷通補精血之神品較諸草木飛走爲尤勝爲持傾扶危斡全達化之要需此則不可不知者也

問醫藥衷中參西錄出售地址及價目

壽甫先生大鑑月刊中奉誦　大著數篇舊理新知闡發融洽　一鳴驚人始信先生爲當今國手也翹首燕雲未能親受　荆光徒深嚮往而已　先生所著衷中參西錄一書其中發明理論諒不讓西醫古弗氏專美於前乞　先生指示此書出售地址書價若干　以便速爲郵購快慰渴念讀　先生之書雖千里神交不啻借助一堂也專此奉詢鵠候　惠示並叩

著安　　王蘭遠頓首

答沈仲圭君問內經解法及醫學衷中參西錄

（原函見本報二十八號星期增刊）

仲圭先生雅鑑內經註解從來無的確明瞭者是以鄙人讀內經惟於經文悉心研究偶有所得即書而誌之然後再看諸家之註而私心所領會者恒與諸家之註不符如人腹中有元氣爲性命之根柢故道家尊之曰祖氣胸中有大司呼吸之槖籥故內經重之曰宗氣此氣爲後天之宗主能闔闢肺臟斡旋全身若常充滿於膈上壽命可百年無恙也若其氣虛而下陷或盡陷至膈下其人即呼吸頓停危在片刻是以靈樞五色篇雷公問曰人無病卒死何以知之黃帝曰大氣入於臟腑者不病而卒死夫人之膈上心肺皆臟無所謂腑也經既統言臟腑指膈下臟腑可知以膈上之大氣入於膈下臟腑是大氣盡數下陷無氣以司肺臟之呼吸所以不病而猝

死也及觀註中謂大氣係大邪之氣夫邪氣中人臟腑必有種種外感之病與經無病之文不符且受外感之邪即甚重亦不至死於呼吸之間與經猝死之文不符鄙人因悟得經之本旨知大氣下陷之證所關甚重遂於衷中參西錄中擬得升陷湯三方凡於大氣之下陷未劇尙及用藥者皆可救愈方中列治驗之案二十餘則凡大氣下陷之病因病狀病脈及治法莫不俱備也

又靈樞五味篇曰穀始入於胃其精微者先出於胃之兩焦以漑五臟別出兩行營衛之道其大氣之摶而不行者積於胸中命曰氣海出於肺循喉咽故呼則出吸則入天地之精氣其大數常出三入一按此節經文大旨謂胸中大氣雖生於水穀之氣又須兼賴呼吸之氣故於呼則出吸則入下緊接天地之精氣常出三入一蓋言人吸進空氣而空氣中之精微常被人臟腑攝取四分之一以補益人身之氣化而其餘四分之三仍然吐出以帶出臟腑渾濁之氣此即西人吸進養氣吐出炭氣之

理也鄙人於此悟得保養大氣之法於治大氣下陷案中載因爐火熾盛不通外氣致大氣虛陷者恒詳示以呼吸之理以補助藥力所不逮及觀註中則謂天地之精氣指飲食而言與上文呼出吸入之文全不相接似此背謬支離有註何如無註耶是以讀內經之法當以細繹經文爲主也

醫學衷中參西錄書共八卷約計二十餘萬言因鄙人徧閱漢唐以來諸方書其方有效有不效而對於難治之證效者尤鮮因求之於本經內經朝夕研究數年之間恍然有得後遇難治之證歷用古方不效者恒晝夜精思自擬方藥以用之必效爲目的如此經曆二十餘年積有效驗之方百餘（本報六號拙擬治霍亂二方猶未載入）方後詳加詮解並錄用其方與加減其方治愈之緊要醫案兼附以西人論說及其方藥又間取化學之理運用於方藥之中非敢與漢唐前哲爭衡也區區之心實欲求吾中華醫學有進步也曾經天地新學社友人爲呈部註册且代爲刷印

行世每部銀洋一元四角郵買者不加郵費敝院中代賣此敬覆即候

文安

住奉天大東關立達醫院張錫純壽甫上言

致江左益人醫社書

覆書敬悉公等以醫界之耆英覩西學之東漸意於舊學發蘊抉奥遂焉登高一呼衆人爭應一時鴻篇鉅著燦爛報章爲吾醫學界放大光明矣甚盛甚盛達幼承庭訓懸壺瀛嶠行十載矣於學術研究上雖未敢云有所心得於社會心理心却時時有所感觸是以不能效寒蟬杖馬之無聲輒願盡貢芻獻芹之微意吾諸同志幸垂鑒焉溯醫藥之學肇自神農黃岐繼起揣本窮原法自玄門內視臟腑洞悉陰陽之理默參造化之機審夫覆載之間得其偏而生者爲萬物得其全者爲人類人類之體質發育氣血變化胥根本於大造之原理外而寒暑也晴雨也雷電風雪也內而飲食也男女也喜怒哀樂也皆有關於人身自然感應之理也俾得保持其太和元

氣而享無量壽者無論矣惟一有偏僻怪戾太過不及卽足以妨害其原有之生機故人體之有疾病卽人體之偏勝也知其偏勝之由於是殫精竭慮選擇其能制偏勝之物品以補救之大哉乎醫之道非聖莫明焉至哉乎醫之學非神莫測焉所謂形而上者非形而下者可比也故昔秦緩有膏肓之辨扁鵲工未病之治仲景知傳變之奧華陀擅剖割之奇自神農迄秦漢實一有統系之學術也且已進化至無窮之境矣厥後雖代有名人然往往就症論症就書論書議論徒覺其縱橫意見實未能一致甚或互相攻訐聚訟紛紜使古人之書愈講愈晦間有明達之士出而糾正之亦不過引以經典略與闡揚而已從未見超古鑠今發明眞正之新學理而躋於完全進化之域者也洎乎近世科目雖云詳細支派益覺紛繁載籍之多汗其牛而充其棟後學者罔知所從更一變而爲無統系之學術矣嗚呼今日之世界一科學競爭之世界也豈有無統系之學術而能生存者乎抑豈有不進化之學術而能獨

立者乎方今西醫進步之速一日千里若中醫而長此夢夢竊恐喧賓奪主不出三十年矣雖然外來之刺激卽吾人學術進化上之助力也經此挫折而幡然改計亟起直追則先聖賢之精理名言容或有昌明之一日焉惟際玆物質文明時代欲求其學之昌明必先定其根據欲求定其根據必先憑其實驗中醫藥之根據學在素靈難經傷寒金匱神農本草雷公炮製等書其學理之精深上窮天紀下極地理貫乎精神超乎形體設非虛靜恬憺道臻上乘者第能以經驗而彰其效力不能以實驗而探其究竟也矧年湮代遠考據無從亥豕魯魚舛訛尤夥古人不作爲之奈何故以愚意度之不若假用西醫之手術以明其生理病理之眞相假用西人之理化以驗其藥物性質之功用然後參以古人之學說何者爲是何者爲非融洽而分明之詳解而發揮之以有證無以虛證實編成教科書教授法而刊行之方知吾國之醫藥學自有眞理在然非妄誕之學說可比而自可恢復其統系矣統系既成後之

人循守有章鑽研有道精益求精密益加密何患乎不能卓然獨立於地球上哉則世界之學者至此而亦當公認爲有價値之科學矣達默觀時勢醫學存亡岌岌可危決非徒託空言所能挽厥狂瀾務須實事求是庶幾一息可存即假用之說亦當以培植人材爲第一要義蓋已經行道之士既無求學之心亦無求學之力也然此亦不得已而主張者苟有不避艱辛之人負笈從師高明遍訪則中國之大豈乏有道之士集思廣益自能將原有書籍之深文奧義一一而發明之并無書之秘訣異方一一而公布之則秦漢以上之醫學何難重見於今日亦自然改進之道更奚必借重於他人哉特恐潮流所至趨向不同學原既異統一爲難部分的進化不若共同的改良守舊的改良不若維新的進化耳管蠡之測所見者小鄙俚之詞尤愧不文是否有當均祈

教政　浙江顯夫王達寄居盛澤

中華民國九年八月二十日出版
紹興醫藥學報第十卷第八號
（原一百十二期）

歡迎轉載

編輯者　紹興裘慶元吉生
發行者　紹興醫藥學報社
印刷者　紹興印刷局
分售處　各省各書坊

報價表

新報	冊數	定價
全年	十二冊	一元
半年	六冊	五角半
一月	一冊	一角
代派或一人獨定十份者八折五十份七折郵票抵洋九扣算空函恕復		

舊報	定價
一至十三期	五角
十四至十七期	三角
十八至四十四期	八角
四十五至九十二期	四元八角

郵費	
中國	加一成
日本台灣	加二成
南洋各埠	加三成

廣告價表

等第	地位	一期	六期	十二期
特等	底面全頁	八元	四十四元	八十元
上等	正文前全頁	六元	三十三元	六十元
普通	正文後全頁	四元	二十二元	四十元
注意	所稱全頁即中國式之一單面外國式之一配奇如登半頁照表減半算			

●木刻大版醫藥叢書（每集洋一元六元）

第一集目錄

莫枚士研經言卷一　二角
周氏易簡集驗方全　四角
羅謙甫治驗案卷上　四角
吳鞠通醫案卷一　四角
惜分陰軒醫案卷一　三角
人參考全　一角

第二集目錄

莫枚士研經言卷二　二角
羅謙甫治驗案卷下　三角
吳鞠通醫案卷二　三角
惜分陰軒醫案卷二　三角
市隱盧醫學雜著全　三角
李冠仙知醫必辨全　四角

零購本社發行書報章程

一　如欲購本社書報者可直接開明書目連銀寄至「浙江紹興城中紹興醫藥學報社」收

一　書價若干按加一成以作寄書郵費

一　書價與郵費可用郵局匯兌其章程問就近郵局便知

一　郵滙不通之處請購（五厘至三分爲止）之郵票以一百零五分作大洋一元核定封入函中掛號寄下

一　一人購書報上五元者可將書價以九折核寄上十元者以八折核計零購無扣

一　一人預定當年月報之上五份者可將報價以九折核計上十份者以八折核計

本社廣告

本社出版醫藥書籍百餘種皆世所罕見之孤本及名家未刊之精稿又代售各處社友手著最新醫書二十餘種定價皆廉因宗旨不爲謀利專爲流通也凡醫約爲業者固宜爭先購閱以輸進學術於臨證治病大得裨益即普通人民購閱此種書籍稍備醫藥常識未病時得明保衛之法已病時勿爲醫藥所誤費小功宏較之購讀他種書籍其損益可不待贅述也印有書目奉送不取分文函索即寄

紹興醫藥學報社啓

海內外藏書家鑒

中國醫書汗牛充棟各家藏刻流通者少致日久歸於湮沒此豈先人著作時初願所及耶本社竭力搜求凡藏有各種醫藥書籍者務祈開明書目卷數版本等示知本社當出重資相求并可代爲流傳發行

紹興醫藥學報社啓

中華民國郵政局特准掛號認爲新聞紙類

紹興醫藥學報

第十卷第九號

紹興醫藥學報

第十卷第九號

時疫奪命散

近來天時涼暖不一世人稍一不慎不拘老幼及婦女每發時疫見症咳嗽嘔吐頭疼骨痛惡寒發熱有汗(或無汗)甚則神糊譫語氣急鼻煽肢冷脈伏腹痛絞腸刺胸吊脚縮筋霍亂吐瀉不省人事以及山嵐瘴毒皆陰陽乖戾之氣(見紹興醫藥學報及星期增刊滬報等) 須將此散分二次吹入鼻中小兒分四次其性平和寒熱均宜邪從口鼻吸入居其多數仍由此出內服外嗅俱有效力每瓶大人內服分二次小兒分四次孕婦不忌此方劉吉人先生經驗多年不敢自秘特此以濟時疫之急需亦治腦寒腦熱腦漏鼻淵鼻塞鼻瘜鼻茸時流穢涕等每瓶大洋二角

總發行所鎭江城內五條街楊燧熙醫室

神效除痛散

夫人之疾苦惟疼痛最爲難受欲除此病必服此散無不藥到春回患者一試方知言之不謬並且無論何種疼痛皆可即時立止鄙人經驗多年未可自私今特公諸病者夫乳婦妊婦均忌服每袋一包開水一茶杯食後一次和服一日服二次每次一包每袋大洋一角五分

總發行所鎭江城內五條街楊燧熙醫室內

二

紹興醫藥學報第十卷第九號（原一百十三期）目次

學術

雜著

醫學與社會之關係

紹興史介生

夫人類者社會之原質也社會者人類之屯佫也而爲之樞紐關鍵者則醫學也何則人身之强强於衛生衛生之精精於醫學故有醫學以發明衛生之術則人類强人類强則社會文明無醫學以發明衛生之術則人類弱人類弱則社會腐敗文明則社會繁盛而足以弱人腐敗則社會凋喪而動爲人弱弱人者國强爲人弱者國弱夫醫學與社會之關係固若是其大則今日之提倡醫學豈非當務之急或但願同志務宜振刷精神竭力研究俾四百兆人民俱知衛生之術庶幾人民之身體獲康健之益國民既獲康健則國勢亦漸强矣試觀泰西各國之學校有衛生學以衛學生故其學力堅樸智識日濬致有凌轢黃種之勢泰西各埠有保險公司以衞居民故範全國於醫學保護之中而人類獨强由此觀之則泰西人軀幹之雄偉實業之殷阜卓絕寰球占社會之特色擅社會之名譽者莫不由醫學發達之故夫醫學

之有益於社會既如是而無醫學之發達致社會受影響者不得不陳述之夫吾國非各國羨爲生齒最繁之國乎又非各國嗤爲東方病夫之國乎若合全國而皆爲病夫雖多亦奚以爲故無醫學以發明衞生之術則病夫永爲病夫而社會何由改良無醫學發明强種之法則病夫生病夫生植愈繁種類愈弱弱必病病必死而社會何由繁盛如此則國人之死不必死於槍林彈雨也不必死於寇亂災饉也卽此國之日弱其民與國民之自戕其命者不知何所底止故吾願同志務宜振刷精神竭力研究俾醫學發達社會改良此鄙人所日深厚望也

【刊誤】第十卷第七號本欄標題爲「說學醫之希望」第十一行多「余之」二字

醫者宜首重道德論

南京王府園項幼渠

醫者寧垣俗呼行道按行道二字乃竭其誠而行其大道也凡行事不偏不倚無公無私守天地之公理以人道爲主義是謂之曰道故醫者宜以道爲要點覘近日醫

家多不能行者固在學識之精否亦全在一道字之關係有道卽能普及天下無道即一隅亦難之洼足噫道之之不講也久矣醫之之不彰也亦久矣言念及此殊不覺擲管三歎德者即恩惠之意也醫者司人之命故謂曰仁術蓋仁者卽德之之義昔孟子云惻隱之心人皆有之醫者有惻隱之心卽謂之仁如不能加惠於人不能恩愛於人即所以招衆謗招厭惡此亦醫者前途之障礙故醫之應世宜富有學識亦須以道德二字扶助之否則全恃醫學之精通而置道德於不顧未有不處於失敗地步者予覘近之醫家每以攫取金錢爲能事不論其或貧或富縱肆妄取並以譎詭之言以誘之狡詐之鬼計以導之道德淪亡莫此爲甚此實我醫界之蠹也亦社會之蠹也誰知富者取之則傷廉即所以害道貧者取之則傷惠即所以損德蓋害道即不足以言行道損德又何足以謂仁術耶回憶診金與金亦本醫家之診例理之所宜然妄取之則道德既不顧且于心安乎度病者之心地已困于愁城復受

醫家强求之滋擾之是却病即所以增病于心安乎予因感慨係之故作是論

醫學之陰陽五行說

王顯夫

考之哲學家云。清陽爲天。濁陰爲地。闔闢奇耦。五兆生成。儒家云。天以陰陽五行化生爲萬物。故天地非陰陽而不分。萬物非五行而不育。昔庖羲氏明於陰陽而畫八卦。軒轅氏本于五行而作干支。於是文化開。制度立。禮教興。兵刑始。範圍天地而不過。曲成萬物而無遺。觀乎此。當恍然於天下萬事萬理。莫不皆包括於陰陽終始於五行者矣。而人生於天地之閒。爲萬物之靈。其男女老幼之機。生死壽夭之數。詎可不歸納于陰陽五行之原理哉。古聖人彰往察來。探幽索微。既以陰陽五行循環變化。定其人體之搆造。又以四氣八風七情六慾。別其致病之因。然後講導引之術以養生。採藥石之靈而制病。闡造化之玄機。開無疆之壽域。神農黃岐。聖賢相傳。扁鵲仲景。世守罔替。誠大哉乎。其道至哉乎。其學也。唐宋以降。雖講求陰陽五行之義者。

代不乏人然往往卒遑胸臆泛論一切置根本於不顧而猶著書立說詡詡然爲醫學之能事畢矣遂致支派紛歧而統系失墜可不慨哉晚近來更有耳食西醫之學說輒謂古人妄以陰陽五行支配人體之氣血臟腑一若附會鑿定毫無憑證殊不知古人苦心孤詣辨物稱名自有眞理在焉若曰不然姑舉其大略以證之經云臟爲陰腑爲陽血爲陰氣爲陽陰主靜陽主動故五臟受精氣五臟實乃能瀉六腑司輸泄六腑通乃能和陰勝于陽則陽病陽勝于陰則陰病故陽病宜溫順陰病宜滋潤若以陽藥治陰病則增煩躁陰藥治陽病則生䐜脹此陰陽從逆之理也又云肺色白屬金生金者爲土尅金者爲火故治肺病以培土生金爲宜若投以屬火之藥品則肺陰消爍病必增劇矣此五行生尅之理也以此類推則補瀉散歛虛實寒溫之用皆所投輒應而絲毫不爽者也故醫家治病而明於此則不患其難治之病而第患其不治之病也不明於此則不患其藥之不對病而第患其方之不對症也至

於西醫之學。從形而下着想于物質上發揮。故可見之質有形之器。似覺已研究無餘。若喻以氣化傳變之道。則茫然不解。所謂蟪蛄不知春秋。夏蟲不可語冰。夫何怪哉。夫何怪哉。雖然老子云。物無窮而理無終。彼西人之不知我中學。則無論。而我人則不可不知西學也。苟能博採旁收。集思廣益。冶中西醫學于一爐。使形體與氣化雙方並進。則本末既能貫通。天人自歸一致。容或收相得益彰。相濟媲美之效果也。我於斯不禁殷殷期望於當世之改良家靡窮矣。

附十卷八號致江左益人醫社函勘誤表

衆山爭應	山誤人	
社會心理上	上誤心	
並非妄誕	並誤然	

評論終

先大父映亭公醫略

大埔何約明謹述

公諱明濟字映亭行二少穎悟天性孝友長志不羈多奇行幼承庭訓習醫於五運六氣發明甚精自以所學不足出里門遍訪名醫至峨城得一明師從之三年時有巨室何某其媳患血崩症瀕危召師甚急適師他出因以公往抵其家則病者僵臥牀褥氣息奄奄不絕如縷公診視一週按症立方一劑計重七十餘斤病家駭曰余非市藥者何多用若此叩請理由公乃詳示服法並囑其家購置鍋竈大小以次凡七具藥既購歸則親自煎炙自大鍋竈輪煎至小鍋竈爲之限時灌服每刻灌一匙甕頻煎頻灌煎服至第二鍋時病者既覺呻吟迨第三四鍋而病者既能起坐行動一劑完而病頓失全愈公歸寓言之於師師大稱讚且曰靑勝於藍問世有餘矣公乃歸里而告先曾祖諱杰夫公於是南遊嶺表渡重洋抵星洲厲某藥肆時尚未以知醫名也鄉人某公家貲富有年老患病初延公診公戒勿服人參不信後服諸醫

藥罔效復延公診公詢曾服人參否病者答以既服公曰恐無救矣宜速立遺囑遲則莫及遺囑立而命果絕後公遊檳嶼厲興泰當店耳公名者遠近爭請顧公生平抱刼富濟貧宗旨雖以富豪張公之高貴若非誠意敦請則車馬候門終不能邀其一盼也惟聞貧苦者病則立刻出診不受醫金其醫貧病也遇症重者則爲之預先立券不得更易他醫約病愈謝金若干固明知其身無餘物必令其託人担保及愈則將券璧還不索謝金人或疑之公曰貧病最難醫求速效而不擇醫信人言而服神方馴至雜藥亂投故病每劇劇每死者比比也余心憫之所以要其立券者堅其信而救其命也還其券者余本以濟世爲懷也至是人益重之檳富商丘天德翁其妻患病數年服藥無少瘥腹大如鼓長日困臥不能轉動飲食二便一如常人諸醫束手乃延公往診不發方叩以故公曰久年沉痼之症豈一日可能妥施藥餌期以連診三天始與之立决病家謂病如可痊異日謝儀任由尊意並登叻報三月以揚

先生之德公笑頷之乃囑其預置香水數繕便桶數具另空一室以安病者令其仰臥布床下穿一孔發方與服甫服一劑病者腸鳴大瀉連下數桶糞臭異常遂將香水盡灑以避穢氣而杜傳染斯時病者頓覺通快自如調理數日尋愈合家詣公寓拜謝時暹屬蔴浪埠富翁許高源先生之母目痛延公往診不數劑而雙目重光謝禮有加當店夥友鍾尙恩君沾皮膚疾久不愈公爲之立大劑方計用元參五觔白芍三觔焙附五分一劑而愈永不復發聞者歎爲神奇而尙恩君至今稱道不衰公之生平涯略賴鍾君口述流傳者甚多厥後荷屬日里埠巨富李香谷翁重公名延視其子旋愈因留之家優待甚週俾家內大小稍有微恙得以調治全安李公之願而非公之志也蓋公素以振興中醫中藥爲前提而一片濟世主義尙未展其毫末思有所建立因商之李公大相贊許共謀成功乃於丁亥年往咭嚨坡創一大藥房銷流國貨即以貫澈其素志者也迨後乘明東輪船往叻採貨乃不料天不相佑而

所謂怡里輪船者其船主與明東輪船船主兩家爭利心存暗害俟明東船駛至半海相遇突出其不軌之行橫撞明東輪船使之沉覆佯爲不知逃去不救至是公與李公惶急萬狀雖船主放小輪相救奈搭客紛紛趨赴又復湧沉而公與李公相與奔入房艙中竟不能再與世相見矣痛哉時三月初三日黎明時也享年三十四歲船中脫險得慶生還者有嘉應蕭星橋先生述公臨難情形如此恨小子不幸不得及見我公每覩遺相聽家君甫翼仁詳述輒復神傷舟行馬來半島海峽望滄波之浩渺痛先靈之未安未嘗不涕洒沾襟憑弔有餘憾焉爰述梗概以誌哀感並以質之世之知公者而後世子孫亦庶以永垂紀念也民國九年八月一日謹書於檳榔嶼大山脚杏和堂醫寓

用藥禁忌書叙

陸錦燧

內經曰毋虛虛毋實實此二語可以包括一切禁忌諸說所謂知其要者一言而終

也然則胡爲乎輯用藥禁忌書哉曰此爲不知醫及初學醫者而設也不知醫初學醫則罔知何病誤用何方蹈虛虛之弊何症誤投何藥犯實實之危并爲粗諳醫藥及病家檢方自醫者而設也粗諳醫藥輩有三或則師門錄方略知槪梗集解歌訣僅得皮毛急於問世未遑深造寒熱瘧痢等處亦能奏效洎逢大症束手無能或則文人學士兼涉岐黃非內難傷寒金匱等書鄙夷而不讀聆其議論非不高超洎乎治病處方似是而非毫釐千里誤人性命或則泥於一家言未嘗博覽或主景岳或主立齋或主石頑或主修園或主靈胎或主鞠通孟英大都此皆巨帙得此一篇以爲道盡於是不復更閱他書便則便矣其知諸書所論各有所見亦各有所偏各有所得亦各有所未知學者知其一不知其二以病湊方非以方治病執一孔之見應萬變之病合其書者愈不合其書則輕者重重者死非書誤人人自誤耳此三者一失諸因陋一失諸好高一失諸偏信其弊也則相若至病家檢方自醫見所載病證

相同便卽照服詎知病同而原不同原同而虛實不同寒熱不同執方書以謬試非徒無益而又害之矣須知藥性皆偏既能生人即能殺人凡病俱有表裡虛實寒熱燥濕升降表者不可以裡治虛者不可以實治寒者不可投以涼熱者不可投以溫燥者不可投以燥濕者不可投以潤病上逆者不可升病下陷者不可降人身因偏而生病藥也者偏以救偏不求其本而亂試之可乎哉用是不憚煩瑣粗具體例命兒子培良分類纂輯雖未能逐症逐藥而徧及之然苟熟玩斯編觸類旁通則下筆立方自憬然於藥之不容亂用爰爲之序其緣起如此吳郡陸晉笙錦燧識

用約禁忌書後序

陸培良

培良承家學學堂肄業之暇兼治岐黃家言　家嚴輯紓溪醫述十五種謂漏略滋多命培良兄弟姊妹輩踵而分任補葺之禁忌書一種由良補纂成書既成帙略有所悟爰綴數語於卷端以明心得請舉一二端以申明之藥之有所禁忌不必內傷

而誤作外感實病而誤作虛症也即同一血虛病人皆知主以四物然熱體忌歸芎寒體忌地芍泄瀉者忌歸之滑肝陽者忌芎之升痰多者忌地之膩氣滯者忌芍之歛同一氣虛病人皆知主以四君然肝尙旺者忌參之溫濕不盛者忌朮之燥溲清長者忌苓之滲中痞滿者忌草之甘用藥不細尙有妨礙推之各方莫不皆然其大相反之禁忌人尙易知其稍涉偏之禁忌人所易忽不知方中有一味之不合爲所牽制即不能見效是以古方即合於病情者尙須核其有無相礙之藥加減用之卽就一人一病而論亦有初中末三候大概初病體實病實宜用攻病中半虛半實宜攻補兼施病末九虛一實宜補中帶攻病後邪盡又宜補有所宜卽有所忌初病之方禁施於後日病後之藥忌用於前時其於病中病末之攻多補少攻少補多最難斟酌盡善畸輕畸重即已犯戒試觀仲聖桂枝加桂藥味同而分量不同便另立方名其故可深長思也古者名醫每立一方或汗或下必中其誡曰得汗停後服得便

停後服斯何等鄭重耶然則合病之方藥一味羼入而稍雜焉分量失當而偏重焉中病連服而過劑焉尚有所禁忌若是矧乎其與病逕庭者哉雖然權衡恰當談何容易良亦不過心知其意耳但能臨症時不顯犯禁戒更參酌於虛實輕重之間而一再留意焉庶亦不致草菅人命也夫吳郡陸循一培良識

葯石戰史序

山東諸城王小舫

夫本草夥矣非失於簡略即過於浩繁學者每苦於記誦不能卒讀近代通行本選其簡繁適當者惟有潊水吳儀洛所著本草從新一書確有實驗之作毫無談空之弊爰于診暇取其全部藥性仿通俗遊戲體例演成一段戰史借悲歡離合之結搆以傳畏犯佐使之精神俾讀者忘倦易於記誦擴其因證用藥之知識開其神明變化之靈機名之曰藥石戰史內分十回用俚語編成即不知醫者亦能入目瞭然但內容藥味有重複者數處因非此藥不能傳神生趣也且各藥主治間有與本草不

符處或有新發明之藥本草未載者又收入西藥數味以及白話內之簡單各方均從實驗得來拉雜編入以便增進醫藥常識雖不足邀大雅之一賞而於初學門徑不無小補云爾

寄刊醫粹精言記

張樹筠

己未仲春筠偶至京都菊兒巷訪河間郝筱農先生談次見案頭有散帙數册翻閱之乃醫粹精言也此書爲木刻四卷詳詢來歷謂爲居停物筠素嗜醫學讀之不忍釋手遂婉商借之盡數日力方克窮其奧妙此書係奉天徐齡臣先生所著發言論症多補前人所未及其讀書之多記憶之廣閱歷之深膽識之大均皆過人筠愛之羡之遂往琉璃廠遍詢各大書肆皆無存者不得已再婉借而抄之數月始畢其事聞著此書之徐君前年尚充內城官醫院院長斷病治療均中竅要曾在京津一帶懸壺多年頗享盛名惜今已逝世矣爰將該書郵寄紹興報社付刊以廣流傳云

文苑終

血痢寒熱脈象治療始末論

鎭江楊書培一字燧熙

夫血屬陰本靜主乎內守潤五臟陳六腑和脈絡調衛氣氣爲血之帥也欲復有形之血必求無形之氣氣充則血盈氣固則血止比之風行則水動氣行則血行血不自行隨氣而至大腸本無血其所見者由氣虛濕熱滲入大腸而下然有內傷外感之分內傷者有氣不攝血或血熱妄行肝陽胃熱營熱血瘀血枯肺痿風血酒痢等種種不同外感者有風淫火逼燥傷寒乘暑灼濕留及遺傳或口腹偏好皆能發爲血痢西爲赤痢中爲滯下斯症若脈不還反微喘者死脈遲而滑者實也當下之數而滑者有宿食亦當下之腸澼下白沫者脈沉則生浮則死腸澼下濃血懸絕死滑大生又沉小流連者生數大有身熱者死腸澼轉筋脈極數者死脉滑按之虛絕者必下痢寸脈反浮數尺中自澁必下清膿血脈浮弦者下重其脈大小者爲未止脉數若微發熱汗自出者自愈設脈復緊者必爲未解脈微若數自令止雖發熱不死

脈弦身汗出自愈脉厥手足厥灸之手足溫者生否則死凡諸痢泄注脉沉小者生浮大者死身熱者死或譫語或腹堅痛脉沉緊者可下下痢不食有積滯腹滿痛且堅心下亦堅爲實皆可下下痢脈遲緊腸鳴而痛可溫若脉洪大甚不宜下也痢症後重氣墜者可下乃有物結墜裡熱脈數宜下鶩溏爲利可溫謂利有結糞屬陽明太陰有裡者可下在上者涌之（卽暑濕痰氣得涌卽已）在下者竭之大法去者送之（通因通用）盛者和之過者止之假如惡寒熱便赤痢腹不痛芩連爲主痛甚加當歸（熱痛勿用）倍白芍上焦之血非芩不止如惡寒脈沉數腰痛或白痢腹痛或鮮血紫黑血非連不可是中部血也或惡寒脈沉先血後便非地榆不止是下部血也或洩痢腹痛後重身熱脈數甚輕則黃芩芍藥湯重則調胃承氣湯如下痢膿血裏急後重行血則便膿自安調氣則後重自除處方大黃湯白頭翁湯木香檳榔湯如脾受濕水洩微滿困弱暴下無數白朮芍藥湯腹痛甚苦白滑無孔加芩瀉桂附

心下痞滿加枳實如大便下血腹不痛謂之濕毒化熱下血以黃連湯如虛滑久延不止訶子散如冷痢腹痛下如魚腦白物桃花湯如暴泄似水身冷脈微氣少甚則嘔吐急痛漿水散如風積爲痢小續命湯如腸澼下血合成一派腹中大痛苔黃脈數此乃陽明氣衝熱毒所作也燥濕和血湯去歸芪升麻蒼朮桂橘等加秫米香附芩連梔銀荷葉蘆根等如瘀血痢沒乳丸木耳檳榔蘇木湯下如傷冷飲水變成白痢腹內痛不食茯苓湯如食積爲痢保和湯如下痢不食脘腹拒按大承氣湯如身倦神疲目不欲開口不能言以參芪朮草如自利渴甚熱也不渴寒也如腹痛便溏惡寒欲熱飲皆屬虛寒所致寒徹於外則手足厥冷拘急寒凝如中則結胸泄瀉三陽傳陰經而下利以爲熱利陰寒直中陰經而下利者爲寒利外邪傳裏而腹痛者其痛不常陰寒在內而腹痛者痛無休止時痛作痢大腹屬太陰少腹屬少陰臍下屬厥陰三陽下痢身熱太陰下痢手足溫少陰厥陰下痢身涼此鑒別也許學士云

凡痢病腹痛以白芍甘草爲君歸朮爲臣枳滑爲佐芩瀉爲使見血前後以三焦熱論夫斯症小溲清白不濇爲寒或虛赤濇爲熱或暑完穀不化而色不變下痢腥穢澄澈清冷身凉不渴溲清脉微細而遲者寒也穀雖不化而色變非白煩渴小便黃赤而或澀者熱也凡穀消化苔黃脈數或苔白而乾苔白有孔(即硃點)及中溝中光邊赤不問他症及便色爲熱也倘寒洩而穀化者未之有也先見膿血後見大便便色如醬以連柏爲君地榆丹梔滑石爲佐體壯氣實邪在血分加硝黃草然先便後血及血便膿垢雜下仲景明文尤簡括也茲不贅筆不利雖有表症不可發汗以下利爲邪氣內攻走津液傷陽明夫手足陽明爲傳導倉廩之職耑司變化五味一經邪侮即失官爲由主不明則下危形乃大傷耳

燧讀二十九號星刊有張君汝偉問血痢一症代蒼生謀健康幸福故特作此以答盛意不啻拉雜無文乞同志指謬醫報幸甚病夫更幸甚也

今將各方內容列左以便參考

黃芩芍藥湯　芍　芩　各一兩　甘草　五錢　臨症隨時增減爲要

大黃湯　大黃一兩　酒浸半月再煎服特錄以便初學者之研究

芍藥湯　芍藥一兩　歸　連　各五錢　甘草　木香　檳榔　桂　各二錢　芩五錢　大黃三錢

白朮芍藥湯　白朮　芍藥　各一兩　甘草五錢

黃連湯　黃連　干薑　甘草　桂枝　人參　半夏　大棗

訶子散　黃連三錢　本香五錢　炙甘草三錢　訶子皮（生熟各半）一兩　白朮芍藥湯送下

桃花湯　赤石脂　干薑

·漿水散　半夏一兩　附子五錢　肉桂五錢　干薑五錢　炙甘草三錢

良薑二錢　漿水二盞煎

小續命湯　桂　附　芎　麻黃　人參　芍　杏　防風　黃芩　防已

甘草

燥濕和血湯　生熟地黃各五錢　丹皮一錢五　芍藥一錢五　當歸二錢

生甘草五分　熟甘草一錢　黃芪一錢　升麻一錢　蒼朮　秦

艽　桂　各三錢　橘皮二錢

白頭翁湯　連　柏　秦皮　白頭翁

茯苓湯　苓　瀉　歸　蒼朮　薑　芩　桂　豬苓　甘草　芍　升麻

柴胡

沒乳丸　乳　沒　桃仁　滑石　用木耳檳榔蘇本湯下

保和湯　山查　麯　雲　夏　陳　菔子　連

大承氣湯　朴　實　黄硝

木香檳榔丸　木香　檳　青皮　陳　枳　柏連　三稜　莪朮　大黄

香附　牽牛　芒硝

熱飲喘咳治法一得

江都陳龍池

脾氣散津上歸於肺通調水道下輸膀胱人身運行之常也或有肺受風寒肺氣受傷脾雖散津肺失其權不能下降於是停而爲飲故初見咳嗽喘急痰唾清稀狀若小兒口涎上浮白沫者即飲之證狀當遵仲景小青龍法治之自無不愈乃有遷延失治風寒漸化風熱飲受熱灼漸變成痰者卽須於祛風清熱之中佐以化痰之品小青龍法則不可用以余經驗所得凡遇此證不必待其成痰方用此法驗其清稀之飲漸變稀濁黏涎牽長色若米湯是卽已經化熱之徵即用加減瀉白散治之自然可愈茲將其方錄後以與海內諸公一研究之

桑白皮二錢（肺虛者炙）　地骨皮一錢半　知母一錢半　象貝母三錢
欵冬花（炙）二錢　紫菀二錢　鮮枇杷葉（去毛皮）三錢　滌飲散五分和
服（滌飲散方係興化某醫士所製（偶忘其名）用甘遂　大戟　白芥子
枳實各三錢　煎汁以眞野於朮三兩切片入汁蒸晒焙乾爲末即成敝處藥
肆均有售　按此方係由十棗湯控涎丹化出深得重藥輕用之旨）
嗽久引脇痛者加旋覆花歸鬚橘絡新絳青葱管　咳引胸中痛者防肺痿合
千金葦莖湯　痰唾濃黏者加蛤殼海浮石　喉間癢甚者加牛蒡殭蠶薄荷
日久肺有虛象者加甘草粳米　咳久痰中帶紅者加茅根藕節歸身白芍
飲漸少熱留肺虛動甚則喘者去桑白皮滌飲散等酌加百合麥冬沙參蛤
粉阿膠　小便不利者加雲茯苓苡仁通草
即或已經化痰此方亦可服之其有素本肺熱有痰忽爲新涼外束而喘咳者此方

則不能用當用定喘湯古法俱在茲不贅

流行性腦脊髓膜炎　朱涇陳汝康

初起頭痛身熱胸悶即服如至神昏譫語無及矣

初起時卽服辟瘟丹半粒或續進半粒並飲白蘭地酒少許一面赶服後方蓋被取汗俟胸悶痊即無虞矣

淡豆豉　四錢至八錢　川朴　一錢至二錢　薑半夏　二錢至四錢

苦杏仁　三錢至八錢　廣鬱金　三錢至五錢　蘇梗　一錢至二錢

加葱白三四枚　此方祇用在初起一二日內

流行性腦脊髓膜炎原因及症候

按此症之流行時節多在春冬兩季寒冷之時大概細菌由口鼻而入侵襲男性之小兒居多第一日先寒戰繼發熱體溫達至熱度表四十度至第二日即呈腦症狀

頭痛癘骨痛倦怠神昏譫語等其中症狀之最現者爲劇烈之頭痛而以後頭部爲尤甚小兒往往初起時發痙攣且常限於一側有時發大聲號叫西醫所謂腦水腫性號叫至第三日即現項强直症狀患者頭向後屈常作仰面狀試以手扳使向前則抵抗甚强而患者呼痛此時轉側尚覺自由病侵脊髓膜則起背强直患者將脊柱挺直軀幹翹起其狀如棒不能起立此外如下肢各筋起强直脚向前屈上肢亦屈曲不能運動顏面痛苦牙關緊閉時發齘牙之音病若侵及腦底之視神經聽神經則化膿作用沿神經而進眼與耳內漸起化膿神經麻痺腦之實質中已成膿瘍比時全身及局部發作痙攣隨腦之病處亦種種不同

此病之經過大有差異一星期至三星期後解熱者有之或發輕微之頭痛及脊柱痛熱度不高數日卽愈者有之或淹纏枕席長亘十星期者有之而以二星期間無變動則有再生之望且此病往往不能恢復而尤此視聽障礙爲最多或病後常覺

頭痛眩暈久而不愈或身體之一部仍覺痳痺或腦力減弱間發癲癇精神病種種貽後症

痰論

南京王府園項幼渠

頃閱黃國材先生痰論一篇其理精明令人欽羨鄙人不揣冒昧隨附一節願黃先生有以教我也

痰隨百病而生故痰爲百病之附屬病診治總以病爲本以痰爲標如脾虛欠運水濕不行化爲痰涎腎虛不納痰水上泛肺虛失肅氣機不利亦生痰涎故此種痰乃因虛而生之者如不補其虛則其痰終屬源源不已如守痰出即所以載病外出者謬矣病之虛實皆足以生痰辨症最宜明晰治法亦各有異非定論也盖痰亦爲人身之所必需小則有益多爲有害胃爲萬物之海五臟六腑之中樞亦賴痰以濡養之凡物有利必有弊也質之諸君然歟否歟

痢疾原理論

臨安存存堂主人瞻山周肇岐

嘗考內經一書往往詳生理而不及病理其實病理已具於生理之中生理既明病理自可一隅三反是在善讀者之自悟耳如有經載腸澼一症是已腸澼即今之痢疾然經但言腸澼下白沫下膿血有脈證而無病理豈缺典耶不知腸澼之原內經已詳於人身生理中矣何以言之客邪篇曰五穀入於胃也其糟粕津液宗氣分爲三隧故宗氣積於胸中出於喉嚨以貫心脈而行呼吸焉今觀痢疾迸迫無度欲便不便怒撑不已空氣渤渤非即胃中宗氣不得上行於胸中而反下行於大腸之明證乎再觀大便如膏如脂膿糞相雜小便似癃非癃每與大便同解非即胃中糟粕津液三隧不分之明證乎然所謂分爲三隧者果屬何臟之責恐人不明故於經脈通論篇又申之曰飲入於胃游溢精氣上輸於脾脾氣散精上歸於肺通調水道下輸膀胱水精四佈五經並行合於四時五臟陰陽揆度以爲常也又營衛生會篇曰

中焦亦並胃中出上焦之後此所受氣者泌糟粕蒸津液化其精微上注於肺脈乃化而爲血以奉生身莫貴于此故獨得行於經隧由是觀之可知人身相安以爲常者全賴胃中水穀所化之精氣以爲養也化之清者爲津液爲氣血由胃輸脾由脾歸肺然後而行於精隧化之濁者爲糟粕卽溺糞一則由胃而輸大小二腸爲大便一則別廻腸而滲入膀胱爲小便是則平人之三隧分焉三隧既分安有所謂腸澼下膿與小溲不得另解之患哉若果脾肺失職三隧不分上則爲痰爲涕下則爲帶爲濁百病叢生可隅反矣豈獨爲腸澼一症之病理已哉然則痢疾一症固由三隧不分責在脾肺而脾肺之所以不分三隧者果係何邪所干曰夫肺爲嬌臟畏冷亦畏熱者也試觀寒邪傷肺肺失治節則爲鼻塞清涕可知熱邪傷肺肺失治節則爲腸澼下膿血非臆說也人但知鼻塞清涕爲肺病而不知腸澼下膿血亦肺病也夏秋之交炎暑盛行天氣通肺肺氣通鼻人在氣交之中暑熱之氣安得不由鼻入肺

肺氣既傷治節無權則肺不但不將脾氣上歸之精停機不化且將挾其暑熱之氣與糟粕津液宗氣合并而下走於大腸於是迸迫無度如涕如膏或膿或血之熱痢作矣是知痢症多發夏秋治熱痢者不可不先清肺氣脾者爲胃之使喜溫而惡寒喜燥而惡濕夏秋之間生冷可口不知禁戒脾陽鬱遏或者臟秉素寒秋凉外加內外合邪土德愈衰土德既衰則脾不但不能爲胃行津且將五穀入胃所化之糟粕津液宗氣混成一家於是當升不升當降不降以致胃中所化之津液無歸勢不得不由胃入腸如膿如血迸迫欲下而寒痢起矣是知寒痢由於脾陽不振治寒痢者不可不先溫脾陽一則清肺卽所以清腸一則溫脾卽所以溫胃但使肺司治節脾安健運糟粕津液宗氣反其常道痢可愈矣但寒痢有表症熱痢亦有表症寒痢下膿血熱痢亦下膿血以及噤口嘔惡腹痛後重小便不能另解諸症寒熱二邪皆足致之投劑一差反掌生殺是在臨症者又當細心體察也

醫事見聞錄

醫藥學報社同人撰
同社吉生裘慶元輯

廣陵醫俗

江都陳龍池

閒嘗讀報見諸同志時將各處醫俗採入五光十色誠不啻醫界中一魔障也龍池不敏謹將敝邑醫俗采訪數則以步諸公之後將見吾國迷信風俗各處皆同云

燒觀音香　揚州北門外平山堂之旁有觀音山其山與平山堂並峙高亦過之上建觀音廟相傳陰歷六月十九日乃觀音眞正生日故燒香者哄動全城自五月初起至六月十九後方止其暗中耗去之金錢不知凡幾非付諸一炬（焚香太

多乃於殿前建一香池名曰香海日則烟霧迷漫夜則火光燭天）即飽和尚私囊（每有此方擲香入爐彼疾手早由火中提去集少成多乃賤價售入香市其或未有香者必索香資若干數十百文不等此外求籤者每條收錢二十文故每日所入頗不爲少）其殿旁有一偏殿曰眼光殿中祀眼光神燒香者亦均往禮拜案前置水一盆上浮竹葉數片云洗眼則眼無病病者則愈故無論何人均往一洗其水之汚乃至無論無目疾者往往因而有疾而暑熱之天香火炙灼汗臭薰蒸亦鮮有不病者而入人心至深雖地方官亦莫能止（每年六月十八夜古例北門不閉便人出入至今仍然）可發一歎

土地廟求籤　揚邑新城倉巷中有旗桿巷者巷頭有土地廟相傳其中土地最靈故求籤者極盛廟前一丈餘長旗杆幾達三四百株行人過之如入叢林蓋皆還願者所植也其巷亦因而得名其所發仙方龍曾見過從未有達三四味者亦無

貴重峻厲之品要皆馬勃陳皮茯苓甘草楊柳枝桑樹葉金橘葉木蝴蝶當歸薑皮之屬亦未聞有服之致死者此造方者誠滑稽已而輕病之延重重病因之而死無形之中蓋不鮮也

仙姑　有四五十歲之老婦忽云大仙附體爲人治病不要謝儀只索香錢往求者必須先告姓氏行業病情仙姑乃命出香資若干（視貧富而定多寡）少頃睡去口中乃胡言亂道其方非清水加香灰少許即是勸人吃素燒香求者均唯唯領命而退目下操此業者頗多一家數口均依賴之而富貴之家信之尤篤是誠社會之賊也

呌魂　每有夜深人靜之時忽於深巷之中發出一種凄咽之音曰某某家來罷其後必隨一人手執燈籠同至土地廟前前者呼聲愈勤後者執燈亂覓口中應曰家來了無論如何必須覓一小蟲捉之始互相和唱而歸蓋皆毋輩爲兒喚魂也

拜斗　瞽者算命各處均然然算命之外尚有拜斗之法每有病人沉重之家婦女必延瞽者推其流年有無關礙瞽者例必大張其詞婦女聞之無不驚懼必問其有法解之否瞽者亦必滿口應允索價自數十元至一圓數角不等（視貧富而定然後掛一紙軸其中諸怪畢集焚大香燭供四菓碟及清水一碗桌下置一斗入米及半米上覆一碗點一香油燈名爲本命燈旁竪一秤燈後置鏡一面然後敲磬搖鈴誦其斗經無一字可解時命病者親人（妻子類）行禮若干誦畢卜卦三次如卦尖向西則病無救如向西北西南則險餘雖重亦不致死然後將清水供養神前分次與病者煎藥服之（或作茶亦可）將所有供品均帶去云將在神前完課其有醫藥得法而愈者則闔家頌之不置瞽者得知亦必再來勸其往渠家神前還願例必香油香燭紙馬若干病家既巳病愈無不應允於是瞽者又私飽若干方罷

吃秋瓜　吾揚風俗每屆立秋之日無不食瓜蓋謂立秋之後無食瓜之日此日食之猶餞別也從不問此日天氣若何或有天雨天氣驟涼夏布覺單亦必大啖方止故有因之致病亦不悟也

賣傷風　有小受感冒鼻塞不舒俗名傷風者每書一黃紙之條貼諸通衢曰上海新到重傷風一看就成功其意蓋謂行人讀之則可將病帶去不通萬狀讀之鮮有不失笑者

止夜啼　小兒夜啼俗例必書一紙條曰天皇皇地皇皇我家有個夜啼郎諸位行人讀一遍一覺睡到大天光亦貼諸路旁備人來讀可望哭止諸君思之如此者卽能如其心願耶

打胎　本邑南門外有一毒極惡極之警婦專打私胎每胎索價至數百數十元不等（亦視貧富而定）當先付價然後尋一鮮草去皮及葉（龍再四打聽始知即

鮮土牛膝草也）擦入陰內不及四小時胎卽下矣婦女柔弱之軀受此重傷輕則致成隱病重則因之而死龍耳聞目睹實非少數嗟乎天道好生而此婦獨滅絕人道吾不知其結果如何耳

避瘧　俗稱瘧爲鬼病故有是病者必設法避之尤以廟中爲多以廟中多神鬼見之屆時必不敢至也龍前遊廟見有臥神旁而呻吟者詢知乃避之而仍病不能興也或有將渡河時以紅紙包錢二文茶葉及米少許上船時卽擲諸岸次祝曰你在這裡我回來帶你過則由另一碼頭而歸以後不再過此則鬼留河干不得來矣然屆時寒熱仍然豈鬼亦有神經過敏者歟

扶乩　此法無處無之吾揚此風亦盛其判方醫病所誤之人不知凡幾實難調查矣

關亡　此術通行亦廣揚州亦不鮮見其中弊端想同志者均知無庸再述

他如查玉匣記跕水碗（卽以竹箸三隻置水碗中）畫符念呪等法大致與各處相同龍不另費筆墨矣

按十卷一號盧君育和續醫俗拾遺云徐君著有揚州醫俗龍處九十期以前之報未購未知徐君所著是何情形（徐君何名亦不知）與龍有相同者否龍之所作蓋均實記其或有徐君符合者當亦傳聞相似耳

甯波考取前列醫生之文卷　周小貫錄寄

痰飲之病從何而得金匱論飲有四其對於痰飲一症主要治法如何試說明之　（第一名李純蓀）

金匱一書爲雜病之祖其論痰飲也不憚反覆申論別其異曰有痰飲有懸飲有溢飲有支飲夫痰水也水何以走入腸間瀝瀝有聲乎蓋飲食入胃遊溢精氣下輸于脾脾氣散津上歸於肺通調水道下輸膀胱者也今病飲之人素盛今瘦其飲食入

胃輸之後不化精液化而爲飲飲欲下趨腸間之(之疑而字)聲作矣痰水設懸結不散流入脇下絡道失其宣通之能咳吐由是不舒脇痛乃作而懸飲成矣水不下趨必流行於經表之間既行經表當從肌腠毛孔而出今不化汗壅滯經表之間體由是痛而溢飲成矣夫脾爲生痰之源肺爲儲痰之器胃爲出痰之所今肺氣不宣則咳逆倚息作胃不和則不臥作脾主肌肉在臟爲土今土不敦阜而泛濫則浮腫作至浮腫而支飲成矣此四飲之提綱也論其治法金匱有要言不繁曰病痰飲者當以溫藥和之如苓桂朮甘之溫和是築堤土以防之使水不上溢也如甘遂半夏湯己椒藶黄丸十棗湯厚朴大黄湯視其人之元氣尙實而峻下之使痰水下洩不留餘瀾也大小青龍湯是水在上者宜汗之使從肌表而外達也澤瀉湯五苓散是開州都之官使飲由膀胱而洩也木防己湯是用燥法以治水飲也葶藶大棗瀉肺湯是瀉肺金恐葶藶性烈輔以大棗也苓桂五味甘草湯或加薑辛或加薑辛半夏

或加薑辛半夏杏仁。此四方者主藥同而所加不同。其爲用也亦異。仍不外溫藥和之是也。只此十六方。信手拈來頭頭是道。爲痰飲尋出路。爲後學開法門。仲景氏眞醫中之聖歟。總之陽盛陰虛則水氣凝而爲痰。陰盛陽衰則水氣溢而成飲。蓋飲爲陰邪。非離照當空。羣陰焉能退避乎。溫藥和之。如是而已矣。

甲乙二人同病風溫其邪傳至中焦陽明身熱面目俱赤語聲重濁呼吸皆粗大便閉小便澁惡熱不惡寒舌苔黑有芒刺現症相同惟甲脈浮洪躁甚乙脈沉數有力脈象較異治法有無區別試擬方並詳述其理由

（第一名李純蓀）

世之論溫熱者動曰傷寒治法不可治溫熱也鞠通吳氏詆之尤力細按之亦不盡然竊試溫病條辨一書無一不從葉氏醫案抄襲燬醫聖而拾後賢牙慧其亦弗思甚矣蓋溫熱一症雖有傳足不傳手之說其實治法無不從傷寒說（說疑論）脫胎

如辛凉解肌之銀翹散非麻杏石甘湯之變相乎潛陽熄風之定風珠非龍骨牡蠣救逆湯之化境乎大小結胸襲陷胸瀉心諸方熱甚下痢仍白頭翁湯舊法邪傳陽明沿用白虎躁矢譫語不離承氣諸如此類不可枚舉學者苟能潛心玩索自能一隅三反惟芳香開閉之紫雪丹至寶丹安宮牛黃清心丸實補仲景之未備外此無不可將傷寒之法融會貫通引伸觸類以治溫熱矣如本題之甲乙二人同病風溫其邪同傳中焦陽明見症雖同而脈象各異此二人之治法全以脉象辨之請即以傷寒治法借用可乎夫陽明之爲病身熱而正赤不惡寒而惡熱也又曰陽明之爲病胃家實也惟其胃實故語聲重濁甚則譫語亦惟其胃實故大便閉小便澁至熱甚則舌生芒刺而其脉則浮洪躁甚細按此症乃熱浮于內邪不勝正（邪正二字疑顚倒）將亡陽明胃中之陽也何以言之蓋浮表也洪大而無力脈也（此句疑有誤字） 脈至於浮洪元氣將隨邪氣而外越非亡陽明之陽而何治法宜扶正清邪

擬進人參白虎湯

人參三錢　生石膏一兩　知母三錢　生甘草一錢五分　陳粳米一勺

至若乙症見症同而脈則沉數有力夫沉者裏脈也數而有力也熱甚而體尙實也此卽有燥矢之證蓋熱邪一入胃腑無可復傳非用下藥不爲功宜先試以小承氣湯如合再投以大承氣湯仲景氏云欲進大承氣者先試以小承氣使燥矢下而胃家和釜底抽薪之法其方如左

大黃三錢　枳實二錢　厚朴二錢　加芒硝二錢卽大承氣湯

以上之方皆不出傷寒論之範圍故曰溫熱一症無不從傷寒脫胎此之謂也

首題　（第二名董元龍）

內經云飲食入胃上輸於脾脾氣散精上歸於肺肺主治節通調水道下輸膀胱大凡脾胃壯健之人則痰飮何由而生也夫人飲食不節起居不時脾胃運化失其常

度水穀之濕凝成痰飲金匱云痰飲有四有痰飲有溢飲有支飲有懸飲然痰飲者胸腹滿水流腸間碌碌有聲溢飲者流飲四支者也懸飲者懸伏胸脇心下悸也支飲者胸脇滿短氣是也症雖有四其實則一痰主稠黏飲主清涎仲景云夫痰飲者當以溫藥和之是以心下悸者主以小半夏加茯苓湯惡寒微喘者麻黃杏仁苡仁甘草湯短氣微飲者苓桂朮甘湯主之腎氣丸亦主之（此二方近來治脾腎兩虛兩足趺踵小便數及喘嗽症殊有奇效）惡寒無汗煩喘者越婢湯主之嗽而惡寒不渴者小青龍湯主之其加減法喘逆者加杏仁厚朴虛者加五味子干薑又云痰飲脈多弦而雜症之弦脈大抵其中必有伏飲也可知仲景之治法精詳千古不易矣有繼仲景之後者如東垣丹溪諸賢輩出爲謂脾爲生痰之源肺爲貯痰之器雖屬脾病必先起於胃而後關乎肺所以二陳湯爲治痰飲之主方以半夏和胃陳皮利氣茯苓利水甘草和中也其有表邪加蘇葉喘者加杏仁有熱加黃芩脾虛者加

白朮之類而後人治是症者大都如是余亦因是取法矣

二題（第二名董元龍）

內經云冬不藏精春必痛（病溫）又云冬傷於寒春必病溫又云冬時感寒不發至春復受寒邪而病爲溫病夫風溫者亦傷寒之一也仲景云太陽病發熱而渴不惡寒爲溫病又云太陽病發熱煩渴合目則汗出身重多眠皆是風溫在太陽經病也今有甲乙二人同病風溫其太陽之邪已傳中焦陽明其外證同身熱面目俱赤語聲重濁呼吸皆粗大大便閉小便熱澁惡熱不惡寒舌苔見黑生有芒刺惟甲之脈按之浮洪躁甚又有自汗渴飲其病尚在陽明經證大便雖閉因陽明經病尚是表邪所以脈浮爲未入於腑故用白虎湯解肌清熱爲正治惟乙脈浮象已去按之沉數有力是入於裡爲腑病仲景云陽明之爲病胃家實也裡熱實結急宜下達以救津液爲急務所以溫病下之宜早是也宜大承氣湯主之泄熱逐穢俾熱邪得以

從下解也今將白虎承氣二方列後

白虎湯　生石膏六錢　肥知母二錢　生甘草一錢

粳米一勺

大承氣湯　生大黃三錢　生枳實一錢　川厚樸一錢

元明粉（分冲）二錢

首題　（第三名朱康哉）

戶樞不蠹流水不腐以其常動也人身何獨不然起居以時飲食有恒呼吸新鮮之空氣吸受和暖之日光吐故納新使周身之氣血舒暢流通肺量之呼吸常健胃部之消化有恒自無積痰停飲之苦若起居不謹飲食無度外傷生冷內傷勞慾深居簡出無運動以舒其關節又不能利用空氣與日光以擴張其肺量調順其胃腑則炭酸濁氣鬱滯於肺中致循環之血液不淸胃之消化機能遂受其影響而痰飲之

症作矣蓋肺失清肅胃受濁蒸脾之濕氣（此句疑有誤）兼無運化之機能陰盛則爲飲陽盛則爲痰此痰飲之所由起也金匱論飲有四膈滿嘔吐者爲伏飲喘咳身腫而難臥者爲支飲飲水留於四肢而身痛者爲溢數嗽引脇痛者爲懸飲又有留飲喘息短氣而咳心下悸背心寒者各有治法俱詳金匱原書中惟於痰飲一症則以其病最習見研究飲症而亦最注意金匱之原文曰其人素盛今暴瘦水走腸間碌碌有聲謂之痰飲蓋因素體肥盛之人往往多濕平時少運動則濕氣易於壅滯加之飲食不時不能化爲津波灌溉周身反凝滯而爲飲四肢百體未受津液之灌溉自然逐漸消瘦不克復其常態其主治要法仲師要言不煩只以溫藥和之一語爲度人之金針主治之方則以苓桂朮甘湯爲宗通陽蠲飲利濕和中兼擅其長隨證加減神而明之則視乎其人矣

二題　（第三名朱康哉）

以上兩症一虛一實吳鞠通宗葉香巖先生溫證治法（詳臨症指南醫案）著爲溫病條辨中焦篇內傳述相同之症治法略具其後浙人王孟英著溫熱經緯採香巖先生溫熱篇原文逐條詮釋令學者尋繹原文見症施治以爲較鞠通之死法較爲合宜蓋其意謂溫熱傳手經傷寒傳足經鞠通之立論猶不曉傷寒圈子也我輩師葉氏之說隨症立法不設成心如題所云甲乙二人俱爲陽明現症而脉象各別虛實立判所謂宜憑脈不憑症也甲症浮洪兼躁擾不寧此必平素陰虧之人受陽明之熱灼水不勝火津液枯槁恐其陽盛於上陰竭於下矣法宜益胃救陰以增其液令邪與汗併熱達腠開邪從汗出矣治法以白虎湯合玉女煎加減

生石膏八錢　知母二錢　大生地五錢　麥冬三錢　鮮半夏二錢

元　參四錢　一劑分作二服

其乙症脈沉數有力則爲裏有實熱急宜通腑以存津液否則津乾液涸轉瞬之間

實者亦虛矣三承氣湯斟酌用之可也

生錦紋三錢　枳實二錢　元明粉三錢　甘草一錢　川樸一錢半

一劑分作二服

甲症服後得汗脈稍靜能安臥者切勿驚擾即有轉機矣

乙症服藥後得通利者即爲實熱下達之徵不至無望矣

首題　（第四名陳蓮夫）

痰與飲不同也醫宗金鑑以清沫者爲飲屬陰寒以稠濁者爲痰屬陽熱以黏連不易出者屬風以潤滑易出者屬濕李時珍病源言痰者六曰飲曰濕曰熱曰風曰氣曰寒又言飲者五曰支曰流曰懸曰伏曰溢而金匱僅論其四者蓋包流飲於支飲中云內經以痰飲之病謂聚在於胃關（關字疑誤）在於肺金匱乃表飲症而出之且詳其病形曰素盛今瘦水走腸間磙磙有聲者痰飲也嗽時引脇痛者懸飲也咳

而踵脹臥不得息者支飲也於溢飲則未明所示大約飲邪溢走于肌膚肢腹之間其現狀短氣咳嗽而已至治飲方法金匱除葶藶大棗瀉肺湯及皂莢丸兩方爲懸飲支飲指定外其他表瀉溫清諸方於痰飲症可資考慮者十居八九誠以雜病之治法莫備於金匱而痰飲一症尤爲雜病之最苟能治痰飲得法則胃濁脾濕及肺失清肅之標本已知之矣雜病云乎哉

二題　（第四名陳蓮夫）

治溫之要有三輕者清其熱重者存其津極者解其毒清熱者葱豉法也存津者白虎法也解毒者犀角地黃法也方藥不一而方之法不外乎是今溫邪已由肺胃傳至中焦矣其症身熱而目俱赤聲壯息粗糞閉尿澀惡熱而不惡寒苔黑而有芒刺就此望聞問三端言之其爲陽明胃家實熱之症已無疑義乃就切而區別之則甲之脉浮洪而乙之脈沉數有力也謹詳述其理由并試擬藥方於左

甲　陽明實熱之症而脈得浮洪者爲順其病尚在氣分方擬白虎湯之類存其津液方用生石膏一兩二錢　知母二錢　生甘草一錢　生米仁三錢　鮮竹葉一百片　水煎澄清涼飲

乙　陽明實熱之症而脈得沉數有力者爲逆其病已陷血分方擬三承氣及黃龍湯之類急救陰津清熱解毒用生大黃五錢（後煎）朴硝三錢（再後煎）生枳實三錢　生黃芩三錢　生東芍三錢　生丹皮三錢　水煎微溫服

首題　（第五名曹桂舫）

痰飲之作必其人元氣虧乏及陰盛陽衰而起以致津液凝滯不能輸布留於胸中水之清者悉變爲濁若元氣充足脾陽健運有權飲食不失其度運行不失其機何痰飲之有故仲聖論飲有痰飲懸飲溢飲支飲之名其曰病痰飲當以溫藥和之可爲一言以蔽之矣然痰與飲雖爲同類而有陰陽之別陽盛陰虛則水氣凝而爲痰

陰盛陽虛則水氣溢而爲飲故仲景之大小靑龍湯小半夏湯茯苓湯從脾胃二經立法又立苓桂朮甘眞武湯腎氣丸分外飲內飲治法而於痰飲之症可謂闡發無遺矣

二題　（第五名曹桂舫）

溫病邪入陽明現症如此須急急却熱保其津液爲要務甲脈浮洪躁甚其邪由氣分將轉入血分是氣血兩燔之象治擬玉女煎意乙脈沉數有力非急下救津不可治擬增液承氣法

甲方　鮮生地一兩　元參五兩　麥心四錢（麥心未知是麥冬之心或卽麥冬之誤）　生石膏八錢　知母四錢　生甘草二錢

乙方　元參八錢　生地八錢　麥冬四錢　生大黃六錢　元明粉四錢（一分冲）　生甘草一錢五分

中華民國九年九月二十日出版

紹興醫藥學報第十卷第九號

（原一百十三期）

歡迎轉載

編輯者 紹興裘慶元吉生

發行者 紹興醫藥學報社

印刷者 紹興印刷局

分售處 各省各書坊

報價表

新報	全年	半年	一月	
冊數	十二冊	六冊	一冊	
定價	一元	五角半	一角	代派或一人獨定十份者八折五十份七折郵票抵洋九扣算空函恕復
舊報	一至十三期	十四至十七期	十八至四十四期	四十五至九十二期
定價	五角	三角	八角	四元八角
郵費	中國 加一成	日本台灣 加二成	南洋各埠 加三成	

廣告價表

等第	地位	一期	六期	十二期
特等	底面全頁	八元	四十四元	八十元
上等	正文前全頁	六元	三十三元	六十元
普通	正文後全頁	四元	二十二元	四十元
注意	所稱全頁即中國式之一單面外國式之一配奇如登半頁照表減半算			

●木刻大版醫藥叢書（每集洋一元六元）

第一集目錄

莫枚士研經言卷一二　一角

周氏易簡集驗方全　四角

羅謙甫治驗案卷上　四角

吳鞠通醫案卷一　四角

惜分陰軒醫案卷一　三角

人參考全　一角

第二集目錄

莫枚士研經言卷三　一角

羅謙甫治驗案卷下　三角

吳鞠通醫案卷二　三角

惜分陰軒醫案卷二　三角

市隱廬醫學雜著全　三角

李冠仙知醫必辨全　四角

零購本社發行書報章程

一　如欲購本社書報者可直接開明書目連銀寄至「浙江紹興城中紹興醫藥學報社」收

一　書價若干按加一成以作寄書郵費

一　書價與郵費可用郵局匯兌其章程問就近郵局便知

一　郵滙不通之處請購（五厘至三分爲止）之郵票以一百零五分作大洋一元核定封入函中掛號寄下

一　一人購書報上五元者可將書價以九折核寄上十元者以八折核計零購無扣

一　一人預定當年月報之上五份者可將報價以九折核計上十份者以八折核計

本社廣告

本社出版醫藥書籍百餘種皆世所罕見之孤本及名家未刊之精稿又代售各處社友手著最新醫書二十餘種定價皆廉因宗旨不爲謀利專爲流通也凡醫葯爲業者固宜爭先購閱以輸進學術於臨證治病大得裨益卽普通人民購閱此種書籍稍備醫藥常識未病時得明保衛之法已病時勿爲醫藥所誤費小功宏較之購讀他種書籍其損益可不待贅述也印有書目奉送不取分文函索卽寄

紹興醫藥學報社啓

海內外藏書家鑒

中國醫書汗牛充棟各家藏刻流通者少致日久歸於湮沒此豈先人著作時初願所及耶本社竭力搜求凡藏有各種醫藥書籍者務祈開明書目卷數版本等示知本社當出重資相求并可代爲流傳發行

紹興醫藥學報社啓

中華民國郵政局特准掛號認爲新聞紙類

紹興醫藥學報

第十卷第十號

諸君見過這秘本否

會稽章虛谷先生著的「醫門棒喝一二兩集」中間學說　多爲王孟英先生輩所推尊　溫熱經緯輯入不少　至於著溫病條辨的吳鞠通先生　更爲我們醫生所崇拜的　現在社友裘吉生君已覓得吳鞠通先生批過的醫門棒喝的原刻大版　用賽連史紙印訂十六大冊　以極低廉的定價　每部大洋二元八角歸本社發行以期流通　在一個月內售六折百部　限期滿或部數售完　均不折扣　因該價原來祇夠紙工本的　外部郵寄　每部加郵力實洋一角五分如要掛號寄帶　再加五分　價用郵滙　倘郵滙不通的地方　須購半分的郵票代洋封郵

紹興醫藥學報社發行

竹林女科

是書久爲海內人士所宗仰　其立方簡要　辨證精確　尤爲社會所嘉許　但是書原板　早已毀於兵燹　坊間所翻售者　類皆斷簡殘篇　不能窺其全豹

今於友人處購得抄本　翻印成帙　內分【調經】【安胎】【保產】【求嗣】四項　纖悉無遺　所願習是業者　手此一編　祇須認證確切　不妨按方施治　庶使天下閨閣女流　共登壽域　惟出書無多　購者從速　每部四厚冊定價大洋八角　郵費五分

發行處紹興醫藥學報社

紹興醫藥學報

第十卷第十號

爲婦女之良友　愈福建二名媛

天下各處之婦女莫不深知韋廉士大醫生紅色補丸爲婦科各症之聖藥蓋是丸早已天下馳名爲婦女之良友福建福州陶洲女學校教員林蓮馨女士及其令嫂程賽瑛女醫士此二人亦係中國千萬婦女由韋廉士大醫生紅色補丸治愈中之一份子也林女士來書云余自幼體弱質鈍充當教員用神過疲遂覺頭暈背痛四肢無力形容憔悴大便少通延醫診治咸稱恐成癆瘵服藥罔效嗣見家嫂程賽瑛渠曾在醫院習醫多年能知藥性產後虛損服貴醫生紅色補丸而愈因向中和藥房購服一瓶諸症有減惟大便依然少通乃又購是丸半打加以貴醫生紅色清導丸相互而服不匝月竟獲痊愈現下精神清爽氣色逾恒誠貴醫生紅色補丸及清導丸之奇功也茲邀家嫂舍姪合撮小照一張奉呈以爲表示謝忱凡男子服用韋廉士大醫生紅色補丸其效力與婦女相同曾經療治　血薄氣衰　腦筋無力　少年斲傷　胃不消化　瘋濕骨痛　皮膚諸恙　山嵐瘴癘　半身不遂以及一切由血不潔血薄如水以致腦筋衰殘所起各症均可醫治凡經售西藥者均有出售或直向上海四川路九十六號韋廉士醫生藥局函購每一瓶英洋一元五角六瓶英洋八元郵力在內

△本報星期增刊第三十號目錄

△本報星期刊第三十一號目次

▲本報星期刊第三十二號目次

紹興醫藥學報第十卷第十號(原一百十四期)目次

紹興醫藥學報 二

肺癰肺痿辨

南京王府園項幼渠

肺位最高爲臟腑之華蓋爲諸氣之管鑰經云肺爲相傅之官治節出焉肺乃嬌臟主週身之氣氣調則各臟腑皆守其節制無所不治故曰治節出焉肺氣素虛復爲邪所蹂躪則肺葉不舉而下垂治節全失是謂之曰肺痿經云秋傷於濕上逆而咳發爲痿厥又曰逆秋氣則太陰不收肺氣焦滿其症象痿躄喘咳身重四肢不用毛敗小便或多或少脈來濡弱乏力者是也蓋痿者如草木之枯痿乃虛症也痿論篇曰肺熱葉焦則皮毛虛弱急薄着則成痿躄也故肺痿之屬於虛象何疑肺癰者實症也初起肺募中府穴隱痛咳嗽痰腥氣息不勻午後身微惡風寒者卽是肺癰初起之的據越數日咳嗽愈甚痰腥而臭如腐肉者乃肺癰潰後之現象按肺痿肺癰一虛一實肺癰易治肺痿難療醫者每以虛實不辨以致往往有誤殊可慨矣

霍亂論

谿上江子卿

內經有云太陽所至爲中滿霍亂吐下土鬱之發民病霍亂嘔吐有歲土不及風乃大行民病霍亂飧泄有熱至則身熱霍亂吐下是霍亂無不病於吐下其症心腹卒痛嘔吐不利憎寒壯熱頭痛眩暈先胸痛則先吐先腹痛則先利胸腹俱痛吐利并作甚則轉筋入腹則危蓋陰陽反戾清濁相干陽氣暴升陰氣頓墜陰陽痞悶上下奔迫此太陽之否象也然此疾多生夏秋之交縱寒月有亦之由伏氣而致病其作也必先腹痛或痛而上吐下瀉吐瀉之後甚則轉筋此兼風也手足厥冷氣少唇青此兼寒也身熱煩渴氣粗口燥此兼暑也四肢重痛此兼濕也通宜以用六和湯主之兼風則加柴胡桂枝兼寒則加肉桂干薑甚則加附子兼暑則加香薷石膏兼濕則加蒼白二朮風暑合病宜理中湯加石膏暑濕相搏宜二香散如盛夏中暑霍亂上吐下瀉心腹作痛大渴煩燥四肢厥冷汗自出而脚轉筋宜香薷飲或桂苓甘露飲但人有三焦上焦入水穀中焦腐熟水穀流行於臟腑下焦分別水穀若脾胃不

能受故隨氣從上逆出則爲吐治宜平胃散或溫胃飲邪在下焦從下而出則爲瀉用五苓散邪在中焦則吐瀉交作宜理中湯加藿香砂仁茯苓戴人氏云人於夏月多食瓜果及飲冷乘風以致食留不化因成痞滿隔絕上下遂成霍亂亦用六和湯倍藿香煎熟調蘇合香丸有七情鬱結五臟六腑互相形尅陰陽不和吐利交作七氣湯有霍亂轉筋者其足腹之筋拘攣急痛甚至牽縮陰丸蓋因胃氣暴傷以致足陽明厥陰皆血燥筋攣法宜養血溫經若四肢厥冷須臾不救宜吳茱萸湯或理中湯加當歸木瓜肉桂厚朴若兼陰虛加熟地或理中湯去朮加生附子千金法男子以手挽其陰女子以手揪兩乳大凡霍亂猝發一時無藥設外法以吐瀉之則邪從上下出斯無苦也此其邪不勝脾胃得傳出吐瀉以解獨有上不得吐下不得瀉者名爲乾霍亂又名絞腸痧其病因脾胃之邪無從而出若加喘滿作搐十不救一速用鹽湯探吐之必吐宿食積痰或用針刺十指甲邊令其出血刺膝灣名委中穴出

血卽解後用藿香正氣散加减有吐利不止者元氣耗散病勢危篤或水粒不入口渴喜冷或惡寒戰掉手足逆冷或發熱煩躁欲去衣被此蓋內虛陰盛而陽絕症也不得以其喜冷欲去衣被爲熱而妄投寒凉以速之斃宜用附子理中湯不效則宜四逆湯但須冷服恐其初相拒也霍亂吐瀉已定後作胸膈高起痞塞欲絕又宜理中湯加枳實如霍亂已愈煩熱多渴小便不利小麥冬湯若惡心懶食口渴宜白朮散霍亂後下利見血宜赤石脂湯近有溫熱霍亂治法不同避辛熱而用苦寒凡霍亂初宜止其飲食恐其增疾也增疾者乃穀氣助胃邪故也倘輕與之死立見矣如吐瀉已定過度多時宜以稀粥漸漸補養以遲爲妙醫者切宜銘心記之也

瘡瘍經絡論

谿上江子卿

五臟六腑各有經絡臟腑之氣血不行臟腑之經絡必閉塞不通而外之皮肉卽生瘡瘍矣經絡隱皮肉之內何從知之內有經絡外有部位部位者經絡之外應也如

瘡瘍生於頭頂屬足太陽之病蓋頭頂乃膀胱之部位也生於面屬陽明經之病而乃胃之部位也生於頸項屬足厥陰經之病蓋頸項乃肝之部位也生於肋屬足少陽之病蓋肋乃膽之部位也生於手足心屬手少陰經之病蓋手足心乃心之部位也生於背爲諸陽生於腹爲諸陰擘膊即手之三陰三陽經之所行股卽足之三陰三陽經所屬七竅者五臟之竅也生於目乃肝經病也生于耳乃腎經病也生於鼻乃肺經病也生於舌乃心經病也生於口乃脾經病也不可據外部位以知內之經絡臟腑乎雖瘡瘍因氣血凝滯而生原無定位然凝滯於何經即生於何經之部位安可不卽治於是經乎或跌仆刀傷蟲獸爪損亦能成瘡豈能經絡之凝滯耶然既損傷於是經別治他經恐難奏效何如奏治是經之爲親切乎獨是經絡有氣血多少之異氣血多者成功易氣血少者奏績艱又當分別也若三焦若心經若肺經若膽經若腎經若脾經此六經皆氣多而血少非補血則未潰不能化已潰不能消也

若包絡若小腸若膀胱若肝經此四經皆血多氣少非補氣則未潰不能散已潰不能生也若胃經則氣血俱多初可用消絡亦必佐以補氣血收功自速矣部位既明經絡無錯自然用藥得宜無憂猛浪之誤治也

腦疽有偏正之別請別論治

谿上江子卿

對口發者發於風府啞門之穴也正對於前唇口故以對口名之乃督脉之火毒也督脉何以有火毒蓄督脈起於尻骨過命門夾脊而上透於玉枕玉枕之穴近於泥丸泥丸之穴惡腎火之燒喜腎水之潤玉枕之穴與泥丸性相同既喜水而惡火矣遇水則引而上升遇火則閉而不納勢必停留久留不散遂結成火毒而生癰矣此症之生本是凶症然生於正對口者猶易治生於偏傍髮際天柱穴間者爲難治何則腑病多變端也第就偏者而論足太陽膀胱之經雖多血少氣而其地上近於腦不可作陽癰治癰多現無數小瘡口世人不知從何處覓頭急宜消之若少遲毒恐

入腦邪熱上攻不可救矣夫陰陽之毒俱可內消若遷延之令其皮破腫潰而後治即不死亦受多少苦楚瘡口赤腫變爲紫黑色或發熱毒勢大橫動刀而無膿用針而流血穿喉落首追悔不亦遲乎吾願人於二三日前早用大劑散毒散火之藥或達之或疏之或眞元不足者於疏散中兼顧而補及之則得矣

附方

加味三星湯　治陽疽（去參亦可）

金銀花　一兩　蒲公英　一兩　生甘草　三錢　玄參　一兩

水數碗煎八分服二服即消陽症已破三服膿盡生肉

加減聖神湯　治陰疽

人　參　一錢　生黃芪　三錢　當歸　五錢　金銀花　一兩

白芥子　三錢　附　子　一錢　一二劑止血生肉六劑全愈

加味三花湯　治對口初起

當歸　三錢　川芎二錢　天花粉　一錢　紫花地丁　五錢

甘菊　五錢　水煎二劑全消

痢病中西診治優劣論

宜春黃國材

時屆夏秋往往發生毒痢輾轉傳染死亡枕藉西醫謂係一種毒菌由蠅爲媒介落於瓜果食物上人因腸胃衰弱誤吞入該菌即在直腸內發育放毒致腸發炎腫潰分泌黏液膿血腹痛裡急後重等盖裡急後重者中醫多謂肝主疏洩肺主收斂病關肝肺所以現此病情也不知此等學說皆無憑之理想不足深信由吾人之經驗所及凡直腸下部有病灶（生肛門癌腸癰腸風）均有裏急後重之感可知裏急後重是直腸之神經有特別性質因病灶壓迫而現出眞性（比五行說爲妥）非關於肝肺也且患痢者果肝肺有病必有肝肺之病症既無肝肺之病狀可證徒以相表

裏之空談爲粉飾安可信乎但西醫之論理固妙而論治不分寒熱虛實統以先下後歛爲規未免過於簡單誠不中醫若也由吾人三十餘年之研究而試驗有確效者如查病人苔滑尿清脈弱唇淡縱痢下紅則可用附桂理中苔黃焦燥尿赤唇紅芩連可進症現頭身疼痛惡寒發熱則人參敗毒散可用如久痢虛症則補澁建功如舌赤唇朱苔薄焦枯當甘寒凉血前賢治法惟喩嘉言陳修園孔毓禮其得治痢之妙餘皆一偏之見多拘泥特表而出之以就正於有道

虎列拉血清治療注射

武林下工

自德國細菌學博士佩琳 Behring 氏發明各種血清療法以滅除病毒而救患者而後知從前之理想療法遠不逮此矣

夫傳染病之所以能自愈者因病毒雖侵犯身體某部分之細胞而該細胞能生一種物質中途與病毒相結合卽爲無害所謂抗毒素也此抗毒素苟及早發生可不

施特別之療法該病亦能自愈反此而毒素之力甚强患者之體力益衰發生抗毒素天然之機能愈不完全一任其侵襲神經心臟及其他之細胞則終不免於死亡當其未死之先必恃有其他之應援而後可救即以含有多量抗毒素之血清自體外注入體內此即所謂血清療法是也

虎列拉血清者乃採取多數患者毒性强盛之虎列拉菌注射於動物體內（有一定之分量）例如先以致死量之最少量注射於馬則馬起輕症未幾即愈次因馬體內已生抵抗病毒之抗毒素也故第二次卽注射病毒多量馬亦不死非特不死且更發生多量之抗毒素以此反復注射而馬仍如故毫不感受本病於是經過半年以上達高度之免疫乃採取其血液使之凝固而但取其中之血清加入%〇·五石炭酸水令不腐敗此則虎列拉治療血清也以此血清注射於人體內則血清中所含有之抗毒素自有抵抗毒素而滅除之功能焉

虎列拉血清注射之用量就治療之目的大都用二〇·〇五（輕症）乃至四〇·〇五（重症）對於症候劇烈之患者更須一日數次反復注射之蓋血清無害於人之生命與其失之少甯失之多故於必要之時宜用多量之血清斷不可惜費也其注射部位以大腿內側或胸腹側之皮下爲最佳注射前宜照前法充分消毒（卽虎列拉預防液注射消毒法）注射後針痕部貼以橡皮膏

此血清注射後一週間內外全身發生輕微蕁痲樣狀之皮疹等反應然通常經過數日自然歸於消散無足憂也

按虎列拉一證現今歐西各國尙無特效療法雖有上述血清之發明然其效力殊難確實尙在研究時期中故社會上虎列拉血清療法猶未廣行所用皆對症療法而已如灌腸法鹽水輸入法强心法等種種是也余對於虎列拉症完全用

吾國醫固有之療法治法成績亦不讓與西醫惟有因心臟衰弱疼痛劇烈昏厥虛脫者每佐以樟腦油嗎啡士的年等皮下之注射以輔國醫療法之不逮

紀倫附筆

證治精辨終

藥性解一

直隸鹽山張錫純

歷觀　貴報知羣策羣力共襄盛舉此所謂君子出其言善則千里之外應之也醫學界中有此　偉人吾中華醫學之振興指日可待矣然河海不擇細流泰華不讓土壤管窺所及欲略爲一詞之贊成或於醫學有所補也兵家有言知彼知己百戰百勝醫家之用藥猶用兵也嘗吁衡中西之藥品西人之用藥恒失之猛烈中華之用藥又恒失之庸腐今欲求吾中華醫學日有進步非一習庸腐之舊使所用之藥類皆精粹之品又必兼取猛烈奇異之品以匡尋常藥餌所不逮不可也今就管見所及作藥性解十餘則每藥後又各附以治驗之案乞　貴報爲陸續登之以質諸四方博雅君子是所切禱

石膏解

石膏之性凉而能散以治外感有實熱者直同金丹神農本經謂其微寒則性非大

寒可知且謂其能治產乳則性甚純良可知世人多誤認爲大寒而煆用之則辛散之性變爲收斂（點豆腐者必煆用以其能收斂也）用於外感有實熱者能將其痰火斂住凝結不散故用煆石膏以治寒溫中大熱之證至一兩即足傷人是變金丹爲鴆毒也乃誤用煆石膏而僨事者不知其咎在煆不在石膏轉謂煆用之而尤猛悍如此不煆者更可知矣於是一倡百和遂視用生石膏爲畏途即有放胆用者亦不過七八錢而止夫石膏之質甚重七八錢不過一大撮耳以微寒之藥欲用一大撮以撲滅寒溫燎原之熱又何能有大效是以愚用生石膏以治外感實熱輕證亦必至兩許若實熱熾盛又恒重用至三四兩或七八兩或單用或摻他藥同用必煎湯三四茶杯分四五次徐徐溫飲下熱退不必盡劑欲以免病家之疑且欲其藥力常在上焦中焦而寒凉不至下侵致滑瀉也蓋石膏生用以治外感實熱斷無傷人之理且放膽用之亦斷無不能退實熱之理（惟熱雖實而身體虛者必與人參並

用方能退熱此白虎湯有加人參之例也）特是藥坊軋細之石膏多係煆者即方中明開生石膏亦恒以煆者充之因煆者其所素備且又自覺慎重也故凡用生石膏者宜買其整塊明亮者自監視軋細（凡石質之藥不軋細則煎不透）方的

或問同一石膏也何以生用之則能散煆用之則性之散者驟變爲斂乎答曰石藥之性與草木之藥不同恒因煆與不煆而其性迥異如丹砂無毒煆之即有毒山中青石無毒煆作石灰即含燥烈之性以之漬水止可外用即不能內服曾記治一溫熱證方中用生石膏二兩將藥煎好其藥湯甚渾濁視藥罐中石膏凝結罐底傾之不出乃知爲藥坊所給竟以煆石膏僞充也遂潑其湯不敢服此後凡用生石膏時必詳細辨其眞僞然後敢用蓋煆之其質既較原質迥異故其性遂因之而迥異也

【附案】

同邑友人趙厚庵之夫人年六旬得溫病脈數而洪實舌苔黃而乾聞藥氣即嘔吐俾單用生石膏細末六兩以作飯小鍋煎取清湯一大碗恐其嘔吐一次祇溫飲一口甫飲下覺煩躁異常病家疑藥不對證愚曰非也病重藥輕故耳飲至三次遂不煩躁閱四點鐘盡劑而愈

同邑友人毛仙閣夫人年六十六歲於正月中旬傷寒無汗原是麻黃湯證因誤服桂枝湯遂成白虎湯證而上焦煩熱太甚聞藥氣即嘔單飲所煎石膏清湯直與清水無異仍復嘔吐躊躇再四俾用鮮梨片蘸生石膏細末嚼咽之服盡二兩病遂愈又其三令郎名棠年三十二素有痰飲得傷寒證服藥調治而愈後因飲食過度而復三四日間延愚診視其脈洪長有力而舌苔淡白亦不燥渴食梨一口即覺涼甚食石榴子一粒心亦覺涼愚舍證從脈投以大劑白虎湯爲其素有痰飲加清半夏數錢有一醫者在座問曰此證心中不渴不熱而畏食寒涼如此以余視之雖清解

藥亦不宜用子何所據而用生石膏數兩乎答曰此脈之洪實原是陽明實熱之證其不覺渴與熱者因其素有痰飲濕勝故也其畏食寒凉者因胃中痰飲與外感之熱互相膠漆致胃府轉從其化與凉爲敵也（卽講子平者棄命從煞之理）仙閣素曉醫理信用愚方兩日夜間服藥十餘次共用生石膏斤餘脈始和平愚遂旋里隔兩日復來相迎言病人反覆甚劇形狀異常有危在頃刻之慮因思此證治愈甚的何至如此反覆既至（相距三里許）見其痰涎壅盛連連咳吐不竭精神恍惚言語錯亂身體顫動診其脈甚平和微嫌關微欠暢舒愚恍悟曰前因飲食過度而復今必又因飲食過少而復也其家人果謂有鑒前失兩日之間所與飲食甚少愚曰此次無須用藥飽食卽可愈矣其家人慮其病狀若此不能進食愚曰無庸如此多慮果係由餓而得之病見飲食必然思食其家人依愚言其時已屆晚八點鐘至黎明連進食三次每天撙節與之其病遂愈

瀋陽縣知事朱靄亭夫人年五十餘於戊午季秋得瘟病甚劇時愚初至奉天靄亭係愚同鄉求爲診治見其以冰囊作枕復懸冰囊貼面之上側蓋從前求東人調治如此治法東人之所爲也合目昏昏似睡大聲呼之毫無知覺其脉洪大無倫按之甚實愚謂靄亭曰此病陽明府熱已至極點外治以氷則熱愈内陷然此病尚可爲非重用生石膏不可靄亭韙愚言遂用生石膏細末四兩粳米八錢煎取前湯四茶杯徐徐溫灌下歷十點鐘劑盡豁然頓醒後又用知母花粉玄參白芍諸藥少加連翹以清其餘熱遂全愈靄亭喜甚命其公子良佐從愚學醫焉

長子蔭潮七歲時感冒風寒四五日身大熱舌苔黃而帶黑孺子苦服藥强與之即嘔吐不止遂但用生石膏兩許煎取清湯分三次溫飲下病稍愈又煎生石膏二兩亦徐徐溫飲下病又見愈又煎生石膏三兩徐徐飲下如前病遂全愈夫以七歲孺子約一晝夜間共用生石膏六兩病愈後飲食有加毫無寒中之變則石膏果大寒

乎抑微寒乎此係愚初次重用石膏也故第一次止用一兩且分三次服下猶未確知石膏之性也世之不敢重用生石膏者何妨若愚之試驗加多以盡石膏之能力耶

滄州董贊宸進士之弟壽山年三十餘初則感冒發頤數日頷下頸項皆腫延至膺胸漸腫而下其牙關緊閉惟自齒縫可進稀湯而咽喉腫疼又艱於下咽延醫調治服清火解毒之藥數劑腫熱轉增時當中秋節後淋雨不止因病勢危急冒雨驅車三十里迎愚診治見其頷下連項壅腫異常狀類時毒（瘡家有時毒證）撫之硬而且熱色甚紅純是一團火毒之氣下腫已至心口自牙縫中進水半口必以手掩口十分努力方能下咽且痰涎壅滯胸中上至咽喉並無容水之處進水少許必換出痰涎一口且覺有氣自下上衝常作呃逆連連不止診其脈洪滑而長重按有力兼有數象愚謂病家曰此世俗所稱蝦蟆瘟也毒熱熾盛盤據陽明之府若火之燎原

必重用生石膏清之乃可緩其毒熱之勢從前醫者在座謂曾用生石膏一兩毫無功效愚曰石膏乃微寒之藥本經原有明文如此熱毒僅用兩許何能見效遂用生石膏四兩金線重樓淸夏各五錢連翹蟬退各一錢煎服後覺藥停胸間不下其熱與腫似有益增之勢知其證兼結胸火熱無下行之路故益上衝也幸藥房即在本村復急取生石膏四兩赭石三兩又煎湯徐徐溫飲下仍覺停於胸間又急取赭石三兩蔞仁二兩芒硝八錢煎湯飲下胸間仍不開通此時咽喉益腫再飲水亦不能下咽病家惶恐無措愚曉之曰我所以亟亟連次用藥者正爲此病腫勢寖增恐稍遲緩則藥不能進今其胃中既貯如許多藥斷無不下行之理藥下行則結開便通毒火隨之下降而上焦之腫熱必消矣時當晚十點鐘至夜半覺藥力下行黎明下燥糞數枚上焦腫熱覺輕水漿可進晨飯時牙關亦微開服茶湯一碗午後腫熱又漸增撫其胸熱猶烙手脈仍洪實意其燥結必未盡下遂又投以大黃芒硝各五錢

又下燥糞兼有溏糞其病遂愈而腫處之硬者仍不甚消胸間撫之猶熱脈象亦仍有餘熱又用生石膏三兩金銀花連翹金線重樓各數錢煎湯一大碗分三次溫飲下日進一劑三日全愈

奉天北關友人朱貢九之哲嗣文治年五歲於庚申立夏後周身壯熱出疹甚稠秘脈甚洪數舌苔白厚知其疹而兼瘟也欲以涼藥清解之因其素有心下作疼之病出疹後貪食鮮果前一日猶覺疼又不敢投以重劑遂勉用生石膏玄參各六錢薄荷葉蟬退各一錢連翹二錢晚間服藥至翌日午後視之喉疼氣息甚粗鼻翅煽動且自鼻中出血少許有煩躁不安之意愚不得已重用生石膏二兩玄參麥冬（帶心）各六錢仍少佐以薄荷葉連翹諸藥俾煎湯二茶鍾分三次溫服下至翌日視之則諸證皆輕減矣然餘熱猶熾其大便雖行一次仍係燥糞其心猶發熱脈仍有力遂於清解藥中仍用生石膏一兩連服兩劑壯熱始退繼用涼潤清毒之藥調之

全愈

用生石膏以退外感之實熱誠爲有一無二之良藥乃有時但重用石膏不效必仿白虎加人參湯之義用人參以輔之而其退熱之力始大顯者茲詳列數案於左以備參觀

仲景治傷寒脈結代者用炙甘草湯誠佳方也愚治寒溫若其外感之熱不盛遇此等脈即遵仲景之法若其脈雖結代而外感之火甚實者宜用白虎加人參湯若以山藥代粳米生地代知母更佳曾治一丁姓叟六旬餘于孟冬得傷寒證五六日間延愚診視其脈洪滑按之亦似有力表裏俱覺發熱間作呻吟又兼微喘投以大劑白虎湯熱退弱半再診其脈或七八動一止或十餘動一止兩手皆然而重按無力遂改用生石膏二兩野台參生地黃生山藥各八錢甘草二錢煎湯一大盌徐徐溫飲下盡劑而愈自此以後凡年過六旬即脈象洪實者用白虎湯時亦必少加人參

二三錢

一農家崔姓童子年十一因麥秋農家忙甚雖幼童亦作勞田間力薄不堪重勞且當暑熱之時遂得溫病手足擾動不能安臥譫語不休所言者皆勞力之事晝夜目不能瞑脈象雖實却非洪滑擬投以白虎加人參湯又慮小兒少陽之體外邪方熾不宜遽用人參遂用生石膏兩半蟬退一錢煎服後諸證如故復來詢方且言其苦于服藥昨所服者嘔吐將半愚曰單用生石膏二兩煎取清汁徐徐溫飲之即可不吐乃如言服之病仍不愈再爲診視脈微熱退譫語益甚精神昏昏不省人事急用野台參兩半生石膏二兩煎汁一大盌分數次溫服下身熱脈起目遂得瞑手足稍安仍作譫語又於原渣加生石膏麥冬各一兩煎汁二鍾作兩次溫飲下降大便一次其色甚黑病遂愈按此證若早用人參一劑即愈何至病勢若此增劇乃一時用藥失着幾令此證莫救雖迷途不遠猶能挽回於末路然亦危矣愚願世之用白虎

湯者宜常存一加人參之想也又即此案與前案觀之凡用白虎湯而宜加人參者不必脉現虛弱之象也凡諗知其人勞心過度或勞力過度或在老年或有宿疾或熱已入陽明之府脉象雖實而無洪滑之致或脈有實熱而至數甚數者用白虎湯皆宜酌加人參

寒溫之證最忌舌乾至舌苔薄而乾或乾而且縮尤爲險證而究其原因却非一致有因眞陰虧損者有因氣虛不上朝者有因氣虛更下者皆可治以白虎加人參湯更以生山藥代方中粳米無不效者蓋人參之性大能補氣元氣旺而上升自無下陷之虞而與石膏同用又大能治外感中之眞陰虧損況又有山藥知母以濡潤之乎若脈象虛數者又宜多用人參再加玄參生地滋陰之品煎湯四五茶鍾徐徐溫飲下一次祇飲一大口防其寒涼下侵致大便滑瀉又欲其藥力息息上達升元氣以生津液飲完一劑再煎一劑使藥力晝夜相繼數日火退舌潤其病自愈曾治一

鄰村劉姓童子年十三歲於孟冬得傷寒證七八日間喘息鼻煽動精神昏憒時作譫語所言皆勞力之事其脉微細而數按之無力欲視其舌乾縮不能外伸啓齒探視舌皮若瘢點作黑色似苔非苔頻飲凉水毫無濡潤之意愚曰此病必得之勞力之餘胸中大氣下陷故津液不能上朝氣陷不能托火外出故脈道淤塞不然何以脈象若是恣飲凉水而不滑瀉乎病家曰先生之言誠然從前延醫服藥分毫無效不知尙可救否曰此證按尋常治法一日止服藥一劑卽對證亦不能見效聽吾用藥勿阻定可挽回遂用生石膏四兩黨參知母生山藥各一兩甘草二錢煎湯一大碗徐徐溫飲下一晝夜間連進二劑其病遂愈

從來產後之證最忌寒涼而果係產後溫病心中燥熱舌苔黃厚脈象洪實寒涼亦在所不忌然所用寒涼之藥須審愼斟酌不可漫然相投也愚治產後溫證之輕者其熱雖入陽明之府而脈象不甚洪實恒重用玄參一兩或至二兩輒能應手奏效

若係劇者必用白虎加人參湯方能退熱然用時須以生山藥代粳米玄參代知母方爲穩妥蓋以石膏玄參本經皆明言其治產乳至知母條下則未嘗言之不敢師心自用也鐵嶺友人吳瑞五精醫學尤篤信拙著衷中參西錄中諸方用之輒能奏效其姪文博亦知醫有戚家延之治產後病臨行瑞五囑之曰果係產後溫熱陽明胃府大實非用白虎加人參湯不可然用時須按醫學衷中參西錄中講究以生山藥代粳米玄參代知母方爲萬全之策審證確時宜放胆用之勿爲群言所阻撓也及至診視果係產後溫病且證脈皆大實文博遵所囑開方取藥而藥房皆不肯與謂產後斷無用生石膏之理病家因此生疑文博辭歸病家又延醫治數日病勢垂危復求爲診治文博携藥而往如法服之一劑而愈

痢證身熱不休服一切清火之藥而熱仍不休者方書多諉爲不治夫治果對證其熱焉有不休之理此乃因痢證夾雜外感其外感之熱邪隨痢深陷瀰漫於下焦經

絡之間永無出路以致痢爲熱邪所助日甚一日而永無愈期夫病有兼證卽治之宜有兼方也斯非重用生石膏更助以人參以淸外感之熱不可

曾治邑諸生王荷軒年六十七於中秋得痢證醫治二十餘日不效後愚診視其痢赤白膠滯下行時覺腸中熱而且乾小便亦覺發熱腹中下墜並迫其脊骨盡處亦下墜作疼且眩暈其脈洪長有力舌有白苔甚厚愚曰此外感之熱挾痢毒之熱下迫故現種種病狀非治痢兼治外感不可遂用生石膏二兩生杭芍八錢生懷山藥六錢野黨參五錢甘草二錢此卽白虎加人參湯以芍藥代知母山藥代粳米也）此方拙著衷中參西錄中名通變白虎加人參湯）煎湯兩茶鍾分二次溫飲下日進一劑兩日全愈而脈象猶有餘熱擬再用石膏淸之病家疑年高石膏不可屢服愚亦應聘他往後二十餘日痢復作延他醫治療於治痢藥中雜以甘寒濡潤之品致外感餘熱永留不去其痢雖愈屢次反覆延至明年季夏反覆甚劇復延愚診治

其脉象病證皆如前因謂之曰去歲若肯多服石膏數兩何至有以後屢次反覆今不可再留邪矣仍投以原方連服三劑病愈而脈亦安和

按此證兩次皆隨手奏效者誠以石膏得人參之助能使深陷之熱邪徐徐上升外散消解無餘加以芍藥甘草以理下重腹疼山藥以滋陰固下所以熱消而痢亦愈也又此證因初次外感之熱邪未清後雖經屢次服凉藥清解其熱仍固結莫解迨暑至期年之久熱邪勃然反覆必俟連次重用石膏始能消解無餘因悟得凡無新受之外感而其脈象確有實熱屢服凉藥不效即稍效而後仍反覆者皆預有外感邪熱伏藏其中均宜重用生石膏清之或石膏與人參並用以清之也不然則外邪留滯消鑠真陰經年累月而寖成虛勞者多矣志在活人者何不防之於預而有採於芻蕘之言也

又表兄張申甫之妻高氏年五十餘素多疾病於季夏晨起偶下白痢至暮十餘次

秉燭後忽然渾身大熱不省人事循衣摸床呼之不應其脈洪而無力肌膚之熱烙手知其係氣分熱痢又兼受暑多病之身不能支持故精神昏憒如是也急用生石膏三兩野黨參四錢煎湯一大碗徐徐溫飲下至夜半盡劑而醒痢赤遂愈詰朝煎渣再服其病脫然

右所載痢證醫案二則皆兼外感之熱者也故皆重用生石膏治之非概以其方治痢症也拙著衷中參西錄中治痢共有七方皆隨證變通用之確有把握前案所用之方乃七方之一也愚用此方治人多矣脈證的確用之自無差忒也

嘗觀丁仲祜所譯東人赤痢新論有醫案二則一爲宮野某女五十六歲於明治三十二年八月二十四日下腹及左腹部忽發疼痛繼乃發熱頭疼至翌日腹疼裏急後重一小時約排三次之黏血便二十六日診之則體格及營養並屬佳良體溫三十七度八分脈搏七十至食思缺損舌有苔思嘔吐頭疼腸之迴環處雷鳴而覺壓

疼盲腸部腫大爲黏液便血約每三十分鐘就厠一次午後九時治以血淸注射法二十七日結膜稍充血舌苔乾燥而龜裂胸部及心窩部苦悶不得安眠體溫三十八度脈搏七十二至便通二十次二十九日體溫三十八度七分諸症依然便通二十五次治以血淸注射法九月初一日口渴及食思缺乏如故心機亢進體溫三十八度脈搏百一十至心音第一音稍不純神識朦朧言語不淸便性爲暗綠流動黏液便而失禁衰弱較前爲甚初三日時時呃逆嘔吐舌腫大乾燥舌苔剝離而黏膜萎縮下唇糜爛心音微弱脈搏極微幾不能觸知至午後惡心呃逆增進心音益微弱治以食鹽注射法初五日微弱益甚諸症增惡初六日午前遂虛脫而死　一爲田中某女二十一歲明治三十二年八月十六日以腹疼及下痢而發病又發劇熱無裏急後重便性爲黏液便或混血液腸曲折處及盲腸管覺有壓疼兼有脚氣之症狀發病第五日之夜發噪狂狀之舉動精神發揚第六日之夜亦然嗣後卽不復

發其後有幻覺時發譫妄人事不省爲昏睡狀至三星期後精神症狀全愈諸症輕快乃未幾而體溫再昇達於四十度二分復發譫妄精神大爲衰弱經過二十八日虛脫而死

按此二案皆痢而兼瘟者也前案止知治痢不知治瘟後案雖未詳治法想亦不外前案所用之法所以皆不能治愈取其案中之病與愚所治案中之病比較之治之固甚易也何東人之醫學若斯之夢夢耶

說丁香之效用　守眞

丁香之雄者其顆小名公丁香其雌者顆大名母丁香又名雞舌香以產於廣東廣西及蘇門答臘等處者爲最佳其性辛熱有暖胃溫腎之功惟氣血勝者概勿宜服蓋恐其香之爲氣也

說黃連之產地　守眞

黃連之種類極多曰川連產於四川之雅州故又名雅連曰馬湖連產於四川雷波縣北之馬湖江在雲南出產者曰雲南連曰雲錦連（不入藥）曰古勇連產於雲南之古勇山上曰新山連產廣西曰土連產處州曰川中連亦產於川中（其味薄服之無效）又有出產於波斯國者名胡黃連今我國之秦隴南海亦產之矣

說巴戟天之眞僞

守眞

巴戟天爲常綠草以蜀產者爲良考各種本草咸云以根如連珠擊破中紫而鮮潔色者僞也中雖紫微有白糝粉色而理小暗者眞也學者熟玩此二語自能辨認其眞僞矣惟蔓生草類尚有山葎之一種根狀與巴戟天同特其色白故人有入醋煑之而亂眞者辨之不可不愼焉

論薺苨

守眞

考薺苨爲桔梗之一種味甜俗名甜桔梗根狀類人參故魏文帝有薺苨亂人參之

語惟人參體實有心其味甘中稍苦薺苨則味甜而心空不難辨認時珍綱目云「薺苨寒而利肺甘而解毒乃良品也而世不知用惜哉」其功用可見於一斑矣

哥囉顛十滴水功效處方談

王紀倫

哥囉顛者由英語(Chlorodyne)譯出十滴水者因藥物之服用量而命名實則皆輕症類似(假性)虎列剌Cholera 普通之治療藥也其處方有德日英美法俄各國之不同其功效亦俱有一定之界限乃近來各處藥房及某氏濟衆水等之仿單竟說得天花亂墜幾至無病不治無疾不瘳隱受其害不知凡幾更有一般無道德之藥房每因處方內主藥價昂(如阿片嗎啡)往往易以他藥或除去之致失治療上之功效貽誤病機殊堪痛恨爰將醫院藥房現行哥囉顛十滴水種種之處方及治療上之功效就臨床上之經驗根據藥物學治療之範圍一一分列於下以便醫學家衛生家慈善家配製施用知方明藥用有把握既無誤投之虞其代價較之藥房

售價便宜多多矣茲先述哥囉顛十滴水方次言中國痧藥酒方末載因誤服哥囉顛十滴水痧藥酒過量中毒現狀急救法

甲哥羅顛方就余所知者如左之三方

處方一（此西醫劉銘之醫方彙編方也）

鹽强嗎啡八厘　輕綠酸八滴　濃酒六分四厘　哥羅方九分六厘　濃伊打六分四厘　淡輕炭淡酸六分四厘　印度廍酒六分四厘　辣椒酒四分八厘　薄荷油六滴　樹膠粉四厘　紅糖露六錢　汽水二兩

製法　先用潔淨玻瓶一只入輕綠酸鹽强嗎啡濃酒相合溶化次入哥羅方伊打化勻再入印度廍酒辣椒酒薄荷油淡輕炭淡酸和勻又入樹膠粉紅糖露万相振盪卽成用時將瓶搖動使藥汁和勻依照後列服法服用不可多服以防中毒

處方二（此上海藥房方也一名萬應百寶露）

鹽酸嗎啡一·〇五　酒精五〇·〇五　薄荷油一·〇五　哥羅方謨五〇·〇五　依的兒二五·〇五　淡輕炭淡酸二五·〇五　流動甘草越幾斯五〇·〇五　紅糖露適宜

製法　先用潔淨玻瓶一只入酒精嗎啡薄荷油待溶化次入哥羅方謨依的兒淡輕炭淡酸化勻後再入甘草越幾斯紅糖露漸漸與前藥和勻適重四五〇·〇五搖勻即成服法詳後

處方三（此英國著名醫學博士上海仁濟醫院長笪達文先生改正哥羅顛秘方也倫設法探求多年始從醫友吳君處（該院醫生）抄得）

鹽强嗎啡四十厘　輕綠酸十五滴　濃伊打一兩　哥羅方一兩　甘薑酒四錢　薄荷油三十滴　印度麻酒六錢　濃輕淡水六錢　甘草流膏二兩

紅糖露適宜（合前藥十兩此指英國分量言）

製法　與第二方同

以上三方藥物均大同小異市間發賣者大都一二兩方爲最多然功效則遜於第三方如非營業性質欲其奏效迅速備臨時急救用者則莫如第三方爲得當也

功效　按藥物學實驗之原理輕綠酸薄荷油哥羅方具有防腐殺菌之功能虎列拉菌一觸是項藥物不滿數秒鐘毒殺殆盡故對於霍亂病有預防治療之特效更佐以伊打嗎啡火酒淡輕炭淡酸印度痲酒等痲醉鎭痙興奮行氣諸藥物則其功效更顯不獨對於霍亂症有降龍伏虎之能即其他雜症亦屢奏偉效試爲分述於左以便同道研究

（一）時疫急痧（乃霍亂之混稱）各種痧氣（包括風寒濕三氣普通感冒）胸悶吐瀉（此言夏秋之吐利即腸胃加答兒病）弔脚痧絞腸痧癟螺痧（此指

霍亂之病狀言）中暑（陰暑）中寒時行瘟疫（此春應溫而反寒之流行性寒疫也與寒濕霍亂同）泄瀉痢疾强劇之嘔吐（此胃痙攣故有鎭靜止吐之効）

（二）諸般神經痛則有鎭靜止痛之功如頭痛（外搽內服）耳痛（棉球蘸藥塞耳）齒痛（塗搽牙齦如係蛀牙先將空洞內汚穢用籤剔去然後用棉球蘸藥嵌入）九種胸胃痛肚腹痛腸疝痛瘋濕痛筋骨痛跌打瘀血痛以及種種痛苦症俱可內服外搽均有良效

（三）諸般神經沉衰症則有興奮回蘇之效如暈厥昏倒假死（縊死溺死）及一切虛脫狀態內服此藥外用棉花蘸醋酸或阿母尼亞水嗅入俱能起死回生學校軍營工廠等團體數見不鮮非虛語也故上海某藥房名此曰五洲萬應百寶露洵不誣也並可發散春冬之凍瘃夏秋之小瘍熱癤無名腫毒外搽頗效

誠處世必備之良劑

以上所列功效就藥物學之原理各個人之經驗而言要不過爲急則治標的一種通俗療法也臨病施藥寒熱虛實當須審病機之如何應用則用似不可漫無限制濫用藥物籠統悮治流弊特深如遇重症一面更須急延良醫（此指病家言）診治不可恃此爲病魔唯一之戰利器貽悮病機其害豈淺鮮哉

服法　二十至五十歲十五滴至三十滴　五十至七十歲五滴至十滴　未滿週歲一滴極重兩滴　孕婦每服五滴　服時將瓶搖勻用溫開水冲和不可多服切記切記

以上所定分量係暫時服一次的計算若欲一日服多次其分量宜減輕如係急症不妨照前列滴數服用每隔一小時服一次其滴法最好向藥房購滴數瓶價約一角則計算精確不致多服悮事

新加坡同濟醫院考醫紀略

黃楣蓀寄稿

同濟醫院總理答覆試題之根據理由書

敬啓者題目之能成立不能成立一在有無根據二在有無理由本院此次命題其根據在乎補注黃帝內經素問以及黃帝內經素問合纂等書腎移寒於肝癰腫少氣之大書特書之原文也其理由在乎肝臟血然寒入則陽氣不散陽氣不散則血聚氣澀故爲癰腫又爲少氣也然則此題之可出顯然可見矣卽此題之成立亦顯然可見矣雖陳修園靈樞素問集註之書改爲腎移寒於脾癰腫少氣以脾生肌肉寒氣化熱則腐肉而爲癰膿脾統攝元眞之氣脾臟受邪故少氣也說本張隱庵與全元起甲乙經合本有正大理由總理等固不敢謂腎移寒於肝癰腫少氣不可以出題因與下文亦相針對條貫也亦何敢謂腎移寒於肝癰腫少氣不可以出題因以前古文亦多錯綜變化也總之腎移寒于脾癰腫少氣可以命題腎移寒於肝癰

腫少氣亦可以命題均有根據均有理由均可發揮何必偏重何必偏廢如出腎移寒於脾癰腫少氣之題就脾之說發揮可也就脾之說發揮而兼引肝之說以補助之亦可也即就脾之說發揮而兼駁肝之說亦無不可也如出腎移寒于肝癰腫少氣之題就肝之說發揮可也就肝之說發揮而兼引脾之說以推廣之亦可也即就肝之說發揮而又引脾之說以辯駁之亦無不可也要在作者各抒所見果有眞知之識能達之筆或論題理或論題意或論題脉或論題字以及題言外之意均可夫前清八股時代功令甚嚴其鄉會試所取之文且多與題理題字之常義常解相反者况當此言論自由之日既以此題作論更可暢所欲言祇要有根據有由由能達其所見有益於醫道耳眞能閱卷之人學問精博斷無拘一格以相繩本院以慈善爲天職凡有可爲醫道之補助者無不存兼收並蓄之心冀集思廣益之助理有可通說不厭多所貴醫者精思善悟隨時審治耳夫時地人各有不同病亦有萬變即

以文而論內難金匱傷寒以及千金外臺等書其文之錯綜變化者甚多試一平心靜氣淳思博考當能知之况我同胞之僑星者多且久各總理外當有通博之人總理等何暇多辨既承函詢當略陳之若必以此次之題不准而欲再考竊恐去一家之書義少而縛束醫門理想不能發達實大失總理之信用少而啓後來應考醫生藉口紛更實大詎特我祖國有學識者遠而鬨之笑我等所見之未廣之未化哉尚冀來函諸君以及此題有與知與聞者對茲善舉所關同抱維持主義以大局爲重勿過拘執庶可鼓後起者之心以聯僑胞之情至爲盼禱此復卽請　道安

民國九年五月二十日　同濟醫院總理同啓

本年同濟醫院值考醫之期依照舊例三年一考分閩粵二省閩省取錄十名粵省取錄十名各以前列三名聘入院內擔任院中醫事其試卷寄香港東華醫院四位醫生代爲評閱此回考醫由總理十二人幷延請閩粵知名醫生各

一人斟酌出題首題出內經爲腎移寒於肝癰腫少氣次題出傷寒爲傷寒陽脈澀陰脉弦腹中緊疼者先與小建中湯不差者小柴胡湯主之釋義以二藝爲完卷但首題腎移寒於肝此肝字實是脾字當日或抄寫與研刻之誤倶未可知王冰照原文注解蓋未明辨及此及後陳修園注解內經方辨出實是脾字之誤謂肝當作脾理由極爲充足且詳觀上下文五臟相移不應獨缺脾臟不受他臟之移而肝臟獨二次爲他臟移寒也以道理言脾爲土濕之臟腎屬寒水之經水與濕氣類相從移傷較易以部位言脾居胃上與腎爲近移寒他臟又不應舍近而就遠則爲腎移寒於脾癰腫少氣有斷然者當日出題止閱王冰注解未閱修園注解故有此誤雖多人考醫然不準閱書書時期又迫故大家皆依題發揮竟無一人駁正事後衆論譁然多人來函醫院質問詰責故閩學各總理將其出題之根據理由登之報端以供衆覽此係前月之事愚謂

可作南洋新聞一則故剪稿付來祈為研刻以新閱者眼簾

黃眉蓀謹識

附錄第二名文卷

腎移寒于肝癰腫少氣論

（考取同濟醫院第二名黃楣蓀原稿）

人之癰腫者何氣為之也氣何以少腎實主之也夫少氣故癰腫其原因專在腎者何因腎氣虛寒移於他臟故也腎不移寒于諸臟獨移於肝者何因肝腎同居水火二氣腎中大虧故也腎中水虧由於腎中火弱故不能生木寒氣上淩而癰腫少氣也善哉內經之言腎移寒於肝故癰腫少氣其病原在於腎其發生之症候在於肝其治療之法在先腎而後肝而癰腫少氣之病乃得隨手而奏功也曷言乎其病原之發生於腎也內經刺水熱一篇黃帝謂少陰所以生腎腎所以生水故夫天一所

生之水實始於腎與歧伯所言水腫之疾其跗先腫皆由於腎者俱有深義可知腎爲水臟腎水虛損則火不足以濟之水火二氣俱衰於下斯眞陽之勢已微則失離照當空之力卽眞陰之勢上泛轉呈寒水四溢之形况腎本水臟腎爲肝母母病傳子將臟中原有之水逼入於肝實因五臟六腑相爲生尅之故且又腎中無火有陰無陽陽微陰盛故寒寒氣上浮故腎病而肝亦病此病之原因於腎者有如此也曷言乎其發生之症候在於肝也肝屬木木氣疏以達今腎中寒氣移入本臟則臟爲寒結眞氣日漓而失疏達本性故癰腫生焉生於下焦則有脚氣浮腫兩足壅疼者生於中焦則有胸腹脹滿胃脘悶塞者生於上焦則有頭面虛浮兩手腫疼者蓋肝已爲腎寒所侵則腎氣寒而肝氣亦寒腎中少氣肝中亦少氣其癰腫也因氣少故也其氣少也因腎移寒故也此病之發生於肝而原始於腎者有如此也曷言夫其治療之法必當先腎而後肝也內經標本論歧伯所言病有先治其本後治其標者

有先治其標後治其本者則腎爲本病肝爲標病此病雖發於肝而實由於腎故治腎之法於專治其氣尤爲扼要而癰腫之寒者溫之可用眞武四逆諸方癰腫之虛者補之可用六君四物諸法癰腫之滯者通之可用五皮二陳諸湯癰腫之閉者泄之可用承氣抵當諸劑其治肝也卽所以治腎其治腎也亦無非治肝專治其氣之少而已神而明之則對於內經所言腎移寒于肝癰腫少氣者其庶幾乎

【東華醫院原評】

理明詞達暢所欲言

同濟醫院醫榜揭曉

本醫院本年五月十六日會考由香港東華醫院醫師朱宛溪先生孔景才先生林芷湘先生黎端宸先生評閱取錄

廣東幫　　福建幫

第一名　韓熙南（文昌）　第一名　胡幼汀（同安）

第二名　黃楣蓀（梅縣）　第二名　梁如山（南安）

第三名　曹吉臣（廣州）　第三名　胡月樓（永定）

第四名　姚書庭（文昌）　第四名　梁孔彰（南安）

第五名　林春滿（樂會）　第五名　顏鳳岐（永春）

第六名　鄧紹韓（南海）　第六名　陳煥新（雲霄）

第七名　李少白（三水）　第七名　王愛華（晉江）

第八名　李渭生（大埔）　第八名　林芝祥（詔安）

第九名　鄒伯言（大埔）　第九名　陳子英（福清）

第十名　黃錦詔（順德）　第十名　張治安（雲霄）

國九年八月七日　同濟醫院謹佈

答陳守眞君書

嵊竹餘祥

啓者鬼病一門醫書少載足下於四號月報評論以啓後人入治法門深爲欽佩祥於精神學粗知大略不揣冒昧於五號月報由精神解釋之者以申足下鬼病治法之志耳祥才庸學淺豈敢辯論哉今足下在八號月報分條指教感激奚如爰將各條再爲解釋以呈斧正切以不可教而辱教之則幸甚矣

第一條　鬼乃無其物而有其名並不能病人由自己之精神變幻而出即所謂幻由心造是也君云亦然特爲之引申耳

第二條　物質全賴精神靈活精神全賴物質依附二者缺一則同時消滅斷不能獨立存在五十四期月報黃眉孫君云人之精神附於形體未有形體已亡而精神尙在者猶刀劍然鋒利附於本質未有本質消滅而鋒利猶存者由是觀之人死氣散安有所謂鬼催眠學之平行一元論以物質的過程與精神的過程皆平行存在

一切精神的過程必有物質的過程伴之而起相與平行一切物質的過程亦必有精神的過程伴之而起相與平行此不爲彼之原因彼亦不爲此之結果也

第三條　魂魄爲醫學家之名稱精神爲催眠學之總稱唐容川云魂不安者多夢魂不强者虛怯百合病恍惚不甯魄受擾也魔魘中惡魄氣所掩也催眠學統稱爲精神病

第四條　催眠學云自古迄今凡一切事事物物莫不印象於天地之間永久不滅猶人之留影於照相片也故達深睡狀態時雖數千年前如神農堯舜之若何容貌火燒赤壁之若何情形均能明晰回答又如近時袁世凱馮國璋形容若何亦能知之以深睡狀態時人間之精神與宇宙之精神合而爲一所以能解決一切森羅萬象也朱公左氏之言鬼者實非眞有鬼物即印象於天地之事間之幻影耳

第五條　與第一條同義

第六條　詳云精神敏鋭者言性情狡滑之人精神愚鈍者言性情忠厚之人忠厚者精神沉靜易於趨向如見美女子必思念不止遂爲想思病久則如有美女至其前與之狎褻則爲鬼病此由心幻造耳敝地馬某娶妻王氏伉儷甚篤年餘夫外出營商數月王氏遂爲鬼迷初不肯告人後病垂危爲人嚇勸王氏乃實告云每夜親夫必歸與之繾綣今日夜在家妾身弱難支漸形羸瘦矣人知爲鬼病遂告其所以輿至某神靈前住宿焉云此神能驅鬼月餘病愈其夫亦歸病不再發此由自己精神作用而起神靈安能驅鬼以病者信仰神靈甚深使然即心病由心理治療是也

第七條　觀上條則老者少者病此甚少

第八條　凡事必習慣成自然我國鬼神甚信故君云中國境內無地蔑有

第九條　詳在學校肄業時諸同學談及鬼神先生云歐美人不信鬼神吾國信之愚實甚焉近數年來歐美國人來敝縣收繭聞人偶談鬼神輒非笑之

第十條　研究精神學者半由自信力深始能玄機妙悟然講義未必盡善亦有諸

第十一條　精神病自來藥餌治法雖多而獲效殊屬寥寥十八號星刊小言欄内說心病一節眞有見地

第十二條　此條祥因迫於郵傳欲行早寄匆匆書之以致後之數語忽略一過君之評語甚當然思導入正路既難欲人人自省尤難此時病者精神已迷安肯頓品勵行抑制淫慾君以爲然否

第十三條　默斯梅所創催眠術不知有否講義行世祥信仰催眠學猶君信仰救世主同一理也信仰心深則萬事何難不成卽所謂有志竟成君苟能學催眠術如信仰救世主一例則何患不成哉祥以精神學能療鬼病君以救世主能療鬼病同一信仰心也質言之同一精神作用也丙辰年二月一號月報黃眉孫君論心理與醫道之關係甚詳閱之自疑團冰釋矣

中華民國九年十月二十日出版
紹興醫藥學報第十卷第十號
（原一百十四期）

歡迎轉載

編輯者　紹興裘慶元吉生
發行者　紹興醫藥學報社
印刷者　紹興印刷局
分售處　各省各書坊

紹興醫藥學報

報價表

新報	全年	半年	一月	代派或一人獨定十份者八折五十份七折郵票抵洋九扣算空函恕復
冊數	十二冊	六冊	一冊	
定價	一元	五角半	一角	
舊報	一至十三期	十四至十七期	十八至四十四期	四十五至九十二期
定價	五角	三角	八角	四元八角
郵費	中國 加一成	日本台灣 加二成	南洋各埠 加三成	

廣告價表

等第	地位	一期	六期	十二期
特等	底面全頁	八元	四十四元	八十元
上等	正文前全頁	六元	三十三元	六十元
普通	正文後全頁	四元	二十二元	四十元
注意	所稱全頁即中國式之一單面外國式之一配奇如登半頁照表減半算			

二

零購本社發行書報章程

一如欲購本社書報者可直接開明書目連銀寄至「浙江紹興城中紹興醫藥學報社」收

一書價若干按加一成以作寄書郵費

一書價與郵費可用郵局匯兌其章程問就近郵局便知

一郵滙不通之處請購（五厘至三分爲止）之郵票以一百零五分作大洋一元核定封入函中掛號寄下

一一人購書報上五元者可將書價以九折核寄上十元者以八折核計零購無扣

一一人預定當年月報之上五份者可將報價以九折核計上十份者以八折核計

本社廣告

本社出版醫藥書籍百餘種皆世所罕見之孤本及名家未刊之精稿又代售各處社友手著最新醫書二十餘種定價皆廉因宗旨不爲謀利專爲流通也凡醫約爲業者固宜爭先購閱以輸進學術於臨證治病大得裨益卽普通人民購閱此種書籍稍備醫藥常識未病時得明保衛之法已病時勿爲醫藥所誤費小功宏較之購讀他種書籍其損益可不待贅述也印有書目奉送不取分文函索卽寄

紹興醫藥學報社啓

海內外藏書家鑒

中國醫書汗牛充棟各家藏刻流通者少致日久歸於湮沒此豈先人著作時初願所及耶本社竭力搜求凡藏有各種醫藥書籍者務祈開明書目卷數版本等示知本社當出重資相求并可代爲流傳發行

紹興醫藥學報社啓

紹興醫藥學報

第十卷第十一號

中華民國郵政局特准掛號認爲新聞紙類

紹興醫藥學報

第十卷十一號

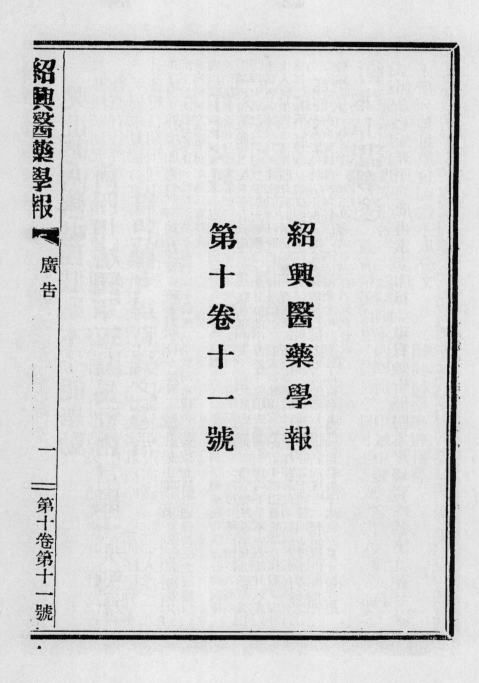

紓溪醫述第一種第二種出版廣告

本社前所代售紓溪三種卽「單方選」「外治方選」「三何醫案」爲吳郡陸晉笙先生手輯收採之廣選擇之精早在購閱者同深賞鑒本社特函請先生將紓溪醫述十五種全書寄社發刊以餉海內現在第一種「外候答問」白連史紙印中國裝訂六册計大洋八角第二種「病證辨異」白連史紙印中國裝訂四册計大洋六角皆已出版二書皆集內經以至明淸各家之精華分類編述爲臨證診斷之完書且得此二書無異備數千年來古今醫籍於一處而作參攷也　本社啓

寄售玉歷良方

本書爲大昭汪君所輯經驗良方取便賤驗三字而採收以濟世經昭文俞君復輯續錄分科增入越數年俞君又續補之每方更加以注期選用者無誤初版爲仁和金肖農先生校刻轉至吾越而蟲蝕鼠嚙損毀已極經本社裘吉生君備價購得將家藏初印者校勘補刻完全出版由本社發行每部四册定價大洋四角外埠加郵一成

紹興醫藥學報社發行部啓

紹興醫藥學報第十卷第十一號（原一百十五期）目次

論文

（一）評論

紹興醫藥學報

上海粹華製藥廠來函及緣起招股簡章

拙稿校勘記　鎭江楊書培

第九卷第十號答一百三十二第二張賴柔以濟（誤刊奈柔以濟）火廓屬心通於命門（誤刊火廊屬心通於命門）

第十卷第七號證治精辨第四十一張普通開水二〇〇·〇卽二百格蘭姆（誤刊卽二皆格蘭姆）第十卷第八號證治精辨第四十七張（住）室不拘華麗畫棟雕樑（誤刊畫棟雕梁）此略舉牛由人事之爲病也（誤刊比略舉牛由人事之爲病也）第十卷第九號證治精辨第五十一張寒凝於中（誤刊寒凝如中）完穀不化而色不變（誤添下痢腥秽）

古今醫評

古今醫學源流論

慈谿江子卿

中國自有醫學以來四千餘年於茲矣軒岐仲景而後談醫之書汗牛充棟皆入自爲學家自成書或詳病理或長藥性或發明聖經搜集古方致流派紛繁散漫無紀而業醫者又多一知半解不尙經典泥守一家之學說但記合時之藥方無交換知識之機關無公共研究之社會甚或攻擊同流自眩己長歷聖相傳之國粹幾至淪沒不彰良可慨也爰將歷代醫家尋流溯源折衷至正使學者知所依歸不致誤入迷途庶不無小補云爾昔者神農氏憫斯民之夭札嘗百草而正名曰遇七十二毒爰制三品之用著本草經以貽世此我國以藥治病之始而黃帝以爲未備乃坐明堂正天綱以究脈息當時歧伯伯高鬼區臾附雷並脩神農之業著作靈素勒之玉

版藏之靈蘭雖相傳既久或多後人攙僞傳訛之弊然其通天地之奧究陰陽之原運氣病理之精確取穴用針之微妙非聖人其孰能之自茲以降代有傳人每無成書可考其間惟扁鵲之難經八十一節流傳人間闡明脉息分別經絡可謂至精至微迨後漢張仲景與始以方技傳世祖伊尹湯液本草著傷寒雜病十六卷讀其自叙有述而不作之意多悲天憫人之語亦可見當時醫學之衰矣此爲我國以湯方治病之祖所惜者論多錯簡辭多殘缺故註家紛紛聚訟莫衷一是然分別六經羅列雜病其辨症之細用藥之精實集漢以前之大成爲蓋傷寒論統治六氣金匱要略專治雜證（原名傷寒雜病論後人分之爲二）後世醫家不能出其範圍稱爲醫中之聖誰曰不然厥後巢元方作病源論王叔和作脉經皇甫謐作甲乙經葛洪作肘後方皆能發揮醫理闡明病源至唐孫思邈之千金方王燾之外臺秘要更爲繁博精邃立方之奇用藥之巧恆出人意表雜採羣方羅列各論唐以前之良方實賴

此二書以傳有功醫學豈淺鮮哉自唐迄宋其間名流輩出如徐之才創十劑之制立方之法大備陳無擇著三因之論辨症之法以詳他如許叔微之內科錢仲陽之幼科郭稽中之產科陳自明之婦科要皆自成一家各有所長至於聖濟總錄之博和劑局方之備更爲醫界獨樹一幟洎乎金元四大家崛起而醫學爲之一變劉守眞以涼瀉爲主李東垣以升陽爲主張子和善用三法朱丹溪善於清滋皆學有淵源足以補前人之不逮學者師其所長融會貫通已可應用不窮至明之李士珍本草綱目王肯堂證治準繩廣收博採雖不免蕪雜之誚而其詳博亦足供參攷之用若立齋醫案養葵醫貫景岳全書比以八味六味十全四君諸方加減統治各病醫學之陋至此而極學者不可爲其所惑東之高閣不爲過也降至清朝人才濟濟指不勝屈其最著者爲葉天士祖吳又可瘟疫論發明暑濕溫熱喻嘉言之尙論篇醫門法律陳修園傷寒金匱之淺註足傳仲聖之學徐靈胎之各論切中時醫之弊其

他如吳鞠通王士雄長於溫熱顧松園吳師朗長於虛損皆切於實用之書此外作家林立殊難盡述學者博問强記去其所短取其所長神而明之存乎其人近日著作家或參中西或論全體無善本可言舍己從人厭故喜新予無取焉嗚呼我國醫學開源最早而進步甚遲且有退化之象果何故歟良由在上不知提倡在下不加研究卒以爲歛錢覓食之道致世有不服藥爲中醫之歎欲其進步戛戛乎其難願以糾合同志袪除陋習鑑別各書之良否研析藥物之眞僞一面立醫院辦醫學與西醫並駕齊驅豈不快哉不禁拭目俟之

中醫衰落之原因　浙江中醫專門學校餘姚學生茅天民

醫生操世人生死之權其對於社會上所占地位之重要不言可知我國自神農嘗藥黃帝明醫即有醫學之發明嗣後秦和盧扁倉公華陀輩類皆博學深資克造福於社會可見吾國醫學之昌明久矣乃自晉唐以降名家絕跡是道遂衰至今日西

醫東漸相形之下益見其拙矣

世界上不論何國總有一國之國粹國粹存則其國存國粹亡則其國亡神黃發明之醫學吾國國粹之一端也今醫學之衰落也如此不綦重可慮歟

余中醫學生也負有保存國粹革新中醫之天責顧今日雖不能即見諸寔事異時當不至徒託乎空言革新宜如何入手茲時固不敢論第就中醫失敗之原因分述於左或亦謀補救之一警告歟

一無造才機關　無論何事必有合格之人才方克舉之中醫亦何獨不然考泰東西各國通都大邑無不設有醫校擇聰儁子弟肄業其中先之以書本上之學識繼之以實事之經驗率能本其所學用之於世返觀吾國雖醫校亦設立不少然所授者泰東西之學非我國之學也故僭直謂其無造才機關也亦不爲過近年來雖有一二私法人創辦中醫學校然草創伊始旣無適當之教材（所編講義多係古經

原文絕無統系可言初學其爲困難）又乏合格之敎員（敎員醫學知識與經驗雖極富足然多不諳敎授法亦不能十分妥當）兼之經費支絀種種設施無不因陋就簡其效總不易見耳

二無研究機關　各國之醫生皆有醫會爲研究之所故其學術日有進步其信用亦漸及於國外吾國自古無此項組織近年通都大邑雖有仿辦然其內容不過一交際場所耳何嘗有研究學術之可言哉即有一二醫會能本其研究之所得著爲雜誌刊行於世然亦陳舊不堪難裨實用耳

三無考核機關　西人對於醫生設有考核專官醫生須將診治情形按月呈報考核官以憑核辦考核官恐呈報不實復隨時周流糾察有成績劣者即取銷其醫生資格以禁效尤有成績優者卽呈請政府褒獎以資激勸所以國內無一不學無術營利殺人之醫生濫竽其間返觀吾國除都會大埠行醫者須候官廳檢定外此外

窮鄉僻縣何嘗稍加取締於是有以藥店夥計充醫生者有以村間學究充醫生者醫藥妄投殺人無算其慘有不忍言者即有富於學識經驗之士厠於其間亦如鷄羣獨鶴不數數覯矣

總之中醫失敗之原因不外上述三端而造才也考核也非人民之力所能克舉者也執政諸公宜如何積極進行以保存垂絕之國粹至集會研究雖屬醫生自身之事然亦非政府明頒條例時加督促不爲功聞山西已有中醫學校及中醫改良會之設立經費胥由省庫支出可見該省長官造福人民之苦心矣吾極希望各省踵而行之

論政府應制定醫生公會條例一如律師公會之例　　前人

吾國自有律師以來政府即制定律師公會條例各處亦均遵照設立寓保護於取締之中意至美法至善也吾醫生在社會上所占地位之重要不讓律師惟以資格

素無標準之故致優劣互雜遂啓社會之輕視政府亦置之度外而聽其自作自爲此醫務不能發展之大原因也

或曰通都大邑已有醫學會之設將來自不難推行各處何必再由政府制定醫生公會條例以巧立名目爲余曰醫學會一私立之研究機關也國家不能認其爲法團其於醫務上之發展力亦有限至如醫生公會既由政府許可而設立可以研究學術可以整頓同業此性質權限之不同猶法政學會之與律師公會也豈可不進一步而謀及此乎

或曰醫生公會之必要既聞命矣惟律師公會會址須在地方審判廳所在地醫生公會將如何律師公會之會員均取得律師資格之律師醫生公會之會員將如何不入律師公會者不得行使職務不入醫生公會者將如何律師違法或違背會章得令其出會並呈請官廳懲戒醫生於職務上有虧時將如何尙乞教之余曰此必

待政府之規定及高明者之商决惟就鄙見所及答之於下醫生公會會址須在縣知事所在地並須縣知事之監督會員以學校畢業者及取得醫生許可狀者爲合格不入醫生公會者禁止其服務醫生於職務上有虧時得令其出會並呈請官廳懲戒惟懲戒法政府須同時頒布辦理大綱如是而已

或曰輓近學校畢業之醫生尙少各縣又未舉行檢定誠如尊擬辦理社會上不知須減少醫生若干余曰此無慮古人云不藥爲中醫蓋與其服庸醫之藥不如不服藥之爲愈也由此觀之醫生之貴良而不貴多也明矣輓近學校畢業之醫生雖居少數舉行檢定舊醫界豈無合格之人且檢定各都會已有成例並非難可辦到之事乎或者之問於是終而余尙有一緊要之言卽望政府採取施行是也雖然現在國政潦亂已達極點當局誰復關心及此所望吾全國醫生聯成一氣向政府作堅决之請願或可見諸事實耳

名醫難爲通醫更難爲論

張汝偉

通見道博見名謬襲而冒居之理有時細計有時窮古來幹濟之士先求韜匿蓋知人之淹通而務博者必得之致知與力行非一二文章可冀其成立也小子學識譾陋見聞不廣謬託司命之重日夜兢兢猶虞覆竭乃二三年前不知自量妄肆雌黄貽笑於大方者又其次也不能見諸實用以利國福民其罪滋甚吾嘗慨世之行醫者有五等也一曰庸醫庸醫者人云亦云因循致誤固爲病家之蟊賊一曰妄醫執守一偏不加細察書方立案不是承氣白虎即是附桂理中殺人固多然拯危再造亦時有也三曰時醫時醫者生涯繁盛閱歷工多殺人生人可以相抵究竟危病少而常病多故愈人之數較多也平心論之時醫學識固勝庸妄而時醫之生涯又視乎命運之通蹇猶不能强也四曰名醫名醫者學理邃深目空一世能知崖略能治難疾胸熟萬卷筆下千言求治皮膚之恙往往不能必其有效然垂名列帛固此等

將相之才不拘於屑屑者使學無根柢萬難望其項背也五曰通醫周知習俗權變隨宜視重如輕履險若夷中庸之道望之若近即之始遠不務高尚浮辭却多入情妙理無理不明無事不曉具絕聰之資又有記問之力大小靡遺細微悉備此豈常人之所能爲也余嘗退而思之隨聲附和之庸醫固非所願毫無紀律之妄醫心更不忍學識僅埒時醫而命運乖舛不能展其素抱以償蟻願昔日之高談今視爲腐蛆裘君吉生許我爲三代下好名之士揆諸實學名醫二字又相去萬萬也天下事取法乎上僅得其中五等醫中最難者曰通醫通醫學問第一記憶力苟無記憶力雖讀千萬卷有如未讀以謂之愚而欲求通不幾如盲人之夢囈也然人一能之己百之人十能之己千之恒守不懈則日計不足月計有餘苟能見諸實用者雖一味之方一理之悟即銘諸心版不見之於空言惟求致乎力行雖不能比擬張石頑之醫通亦當守許允宗不著醫書之戒則此篇之作爲昔日之懺悔也可爲今後之自

勗也亦無不可

醫家切戒

慈谿江子卿

聖人繼天立極憫黎元之疾辨察百藥以治百病由是有方書之學而醫道興焉上醫治國中醫治人下醫治病經曰不治已病治未病不治已亂治未亂此治國治人之道盡之矣其下醫治病殆猶良將之用兵也量敵而後進慮勝而後會察色觀形知臟腑之疾臨機應變務度緩急之宜古今不同世俗亦異若執古方以治今病猶拆舊屋以接新屋經匠手不可適於用矣況醫司人命任大重責重不可輕易臨病之際兢業心到眼到手到因病立方因方用藥視人疾猶己之疾不別其貴賤親疎推廣天地好生之德貧則施惠富無苟取推誠極救務俾此業爲仁術勿以盜跖刼人於道路夫盜亦人也爲貧心所使遂致汚名喪命醫乃九流中之高術人稱曰醫師豈可使下同於盜哉近世有初學之輩不讀內經百羣書輒就行醫開肆不讀本

草焉知藥性專泥藥性決不識病假饒識病未必得法識病用藥工中之甲能窮素問病受何氣便知用藥當服何劑苟圖富貴一遇病家即出大言警嚇生死噫渠既病矣生死未可卜也所仰望者在醫人耳若果可治務要盡心日夜思所以愈之苟不可治亦更精思思之不可遂以不可治告之使彼早備送終之具免其倉卒失禮以致終天之恨若懷利心進退惑亂謂之行醫可乎近觀博奕好飲者流連勝負不知病家之急婪財肥家者較計豐嗇遂忘濟世之心莊子曰盜賊亦有仁義禮智信今人乘急取財尤甚於盜賊矣是可忍也孰不可忍也國語云無德而福隆猶無基而厚墉也壞無日矣魏子云薄冰當白日聚毛遇烈火所以喻今之祖父聚斂而子孫輕廢之謂也埋窟言採金於千仞之山而人不顧其覆壓之禍者利於金也求珠於不測之淵而人不顧其沉溺之患者利於珠也此乃貪夫所狥醫以活人爲業豈可狥利乎人而無恒不可以作巫醫巫所以禱鬼神干係雖輕然不誠則鬼神難格

巫固非可倫於醫巫尚不可不盡誠況醫司人命其可視之如戲而不恒其德乎有陰德者天必報之苟望報而爲算亦非仁人君子之用心矣余賴祖父之業勉承斯業然濟人利物之心竊有焉每以不學爲恥恐蹈夫孤陋寡聞之域斯則余之日兢兢焉者也予性甚粗予言甚倨素多取戾於人苟高明君子同道之士俯念蠢直不我給也

藥用硫黃薰之良心難泯語

姚江陳爾康

康藉藥以食藉藥以衣者已五六年於茲矣目擊弊竇不一而足就中尤以藥用硫黃薰一件更爲康心所難忍本來百行百弊我亦不宜給大家知曉甘爲害羣之馬不過時至今日歐戰止而經濟戰作矣無出類拔萃之技斷不能抗外人侵略之野心精得一樣事業卽所以保存一樣國粹康國民一份子也安危寄之豈能如秦人之視越哉今略數語非逢場而作戲實盡個人之天責冀有少補於事實焉幸海內

賢哲諸公有以設法使善之夫各藥散在各處會集號行大需時日少不經心卽改廬山眞面業此者但求其色之美不顧其性之壞一覩色走卽用硫黃大薰特薰必使迴光返照而後已甚至一而再再而三以致故有之氣味無存硫黃之毒質滿佈（按化學家言硫黃大熱大毒入火勝砒本草載其能暖胃殺蟲者是指倭硫黃也非土硫黃也）彼等但知圖利不管人命是眞狗彘不食者矣然習慣成自然彼等害之一字早以腦後置之矣近藥肆中所售之黃連黃耆當歸杞子白朮文元等藥無不遭薰嗚呼用如此之藥以救病猶負薪以救火薪不盡火不滅病未去而害已隨之休想其能藥到病除也中藥腐敗至於此極無怪乎洋藥之充斥於市也悲夫

松木次郎與康之衛生談　前人

東京松木次郎者堂兄悲秋之師也彼係淺草醫學教員堂兄曾肄業該校今歲因調查吾國內地風俗事來悲秋處信宿而去康此時亦在家因得相値見其年近耳

順精神矍鑠一望而知爲衞生家也彼言外國人民目貴國爲病夫者今余目見所得實非過激之談推其致此之由實有數大原因幸少年人善自爲謀其一爲薄具財產之子弟年未滿二十爲之父母者即與之受室夫童年眞陰未充戒之在色況年少夫婦必極魚水之歡交接無度豈肯節養精神遂至桃李之花愈開愈謝而種於是乎以弱其一爲平時不講衞生事之善否惟隨己心所欲爲即如好色一道固中外皆同古今一轍然亦有可犯與不可犯之時如敝國人民爲保生之秘訣者則有兩語也秋一春三夏五六若遇冬時欲獨宿敝國人民之篤信斯兩語猶貴國前清多叩頭少講話之做官秘訣也夫所以如此者仍亦有吻合貴國前賢所著內經云冬不藏精春必病溫之義也至夏時房事可多行者蓋因陽氣發洩故耳第揆貴國事實此種事件冬季固較春夏秋爲尤甚也是故男多七情傷女多勞瘵以致少年時代而有老態者也試問敝國人民果有此種之病狀乎若有疑吾言者君東渡

時余作東道之主導君遊於通都大邑間以證余今日之言謬乎不謬夫國家爲人民軀殼人民爲國家靈魂國之强弱係乎民民强則國强民弱則國弱凡屬國民豈可忽而置之哉貴國積弱之由舍以上兩大問題外餘皆瑣瑣不足道矣君亦青年之一當亦負有提倡之責其勉之其勉之

醫生之責任

黄師岐

醫藥學報十卷八號評論欄錄越州公報陳倬君投稿現在中國醫生的急務一文則知醫生之責任不僅在診治疾病已也陳倬君命題冠以現在中國字樣其意以現在中國處於列强之間相形見絀而有病夫之誚不得不大聲疾呼希望醫家者流急起直追竭誠挽救欲以衛生之常識灌輸於一般人民也此陳倬君深知中國人民衰弱之原因泰半不知衛生有以致之雖然現在中國醫生之責任固當若是按之古昔醫家何獨不然故醫經有上工治未病之訓至他國爲醫者更不僅治未

病已也近年來發明之藥物經驗之治療日有所聞要皆爲醫者悉心研究之所得蓋凡百學術之得以相傳不絕並時見進步者賴有繼往開來之人耳則醫者亦有整理舊學發明新知之責也明矣讀醫門棒喝之吳鞠通批文足以發揮陳倬君未盡之意爰節錄之以介紹於未讀吳文者

(上略)悉心窮究篤志發明擯斥酬應專攻斯道拾古之遺糾古之失補古之闕釋古之疑溫故知新能以博通之卓識整理往古之醫書以傳道統醫之上也挾博歷知病多診識證屢用達藥之才能集英才而敎育之循循善誘傳之弟子廣植醫材醫之次也博觀羣籍剿襲成篇竊取前哲精研之成績以爲一己編纂之材料立說著書鼓吹通國使國人翕然好學留神醫藥精究方術一日嬰非常之疾不致屈節庸醫欽望巫覡又其次也立一醫室懸一醫牌日治百數十人衆人壽命悉其所措醫之最下者也何去何從以端趨嚮願與章君其勉之(吳評)

乙　十滴水方就余所知者如左之六方（續前期）

處方一（此上海某藥房名夏秋急救痧藥水）

阿片丁幾一〇·〇　番木鼈丁幾一〇·〇　姜根丁幾五·〇

薄荷油二〇·〇　精製樟腦二〇·〇　酒精五〇·〇

製法　先以酒精溶化樟腦薄荷油次入阿片丁木鼈丁姜根丁順次和勻再用淋紙濾過即成

處方二（此上海某醫院名萬應痧氣藥水）

阿片丁幾一〇·〇　樟腦丁幾一〇·〇　生薑丁幾一〇·〇

大黃丁幾一〇·〇　薄荷丁幾一〇·〇

製法　依次混和即成

處方三（此上海某藥房名夏秋急救時疫藥杭州某藥房名神功濟衆水）

阿片丁幾一〇·〇　小黄丁幾一〇·〇　番椒丁幾一〇·〇

樟腦丁幾一〇·〇　薄荷丁幾一〇·〇

製法　同前

處方四（此上海時疫醫院十滴水方一名霍亂聖藥又名神效急救水杭州某醫藥公司名新方哥羅顛）

芳香阿片酒一〇·〇　番木鼈丁幾一〇·〇　番椒丁幾一〇·〇

精製樟腦二·〇　薄荷油二·〇　酒精二〇·〇

製法　先溶樟腦薄荷油於酒精內然後依次混和

處方五（此霍亂神聖藥水方一名十滴急救水）

芳香阿片丁幾一〇·〇　番木鼈丁幾三·〇　薄荷油一·〇

依的兒製纈草丁幾三〇·〇　樟腦丁幾一〇·〇

製法　依藥物之順序混和即成

處方六（此上海某醫院名德國原方萬應急救痧氣聖藥）

芳香阿片酒三〇·〇　依的兒性纈草丁幾五〇·〇　樟腦丁幾三〇·〇

芳香阿母尼亞酒五〇·〇　薄荷丁幾三〇·〇

製法　同前

以上所列處方皆大同小異市間販賣最多者爲一二三四方五六兩方製者頗少但功效則較前優雖社會上痧藥水名類繁夥然皆不外此數方不過改頭換面而已

功效　與哥羅顛效力相同惟一二三方治療範圍稍狹於哥羅顛其他對於家畜治療（如牛馬鷄犬等）據畜牧家臨床之經驗亦占有重大之效力

按市上發售每元四十瓶五十瓶之十滴水痧藥水時疫水皆屬劣品係番椒

薄荷樟腦等丁幾配合而成祇可以治輕微之痧氣與原方不同

服法用量與哥羅顛同

丙　中國痧藥水方就市間流行最著者如左之三方

處方一（此上海繼善新公所施送之急救時行痧疫神應酒方）

樟冰三兩（用樟腦如昇藥法昇過取精入藥）　廣木香三兩（研碎）

大　黃二兩（切片）　廣　皮二兩（切細）　丁香三兩（研粗末）

大茴香二兩（研粗末）　陳大土一兩五錢（剪小塊或用陳烟膏一兩最妙）

製法　用十五磅重大玻瓶一只將前藥一併入內加入牛莊膏粱七斤每日時將瓶搖動浸十日取出藥渣澄清去渣滓將清者再過外國濾器用濾紙濾極淸再加外國薄荷油十二兩老薑汁十二兩和勻卽成

功效　專治癟螺痧絞腸痧吊脚痧一切急痧平常諸痧兼治水瀉（如法服後再

用棉花蘸酒繫於臍上乾則再蘸）腹痛（如法服後再用開水隔湯將酒燉溫搽腹痛處）心胃氣及一切諸痛吊脚轉筋（將酒燉溫遍搽四肢）一切外症（時時在患處搽之）各種牙痛（用棉花蘸藥塞患處）（錄原方所載）

服法 與哥羅顛用量同孕婦忌服

處方二（此杭州某中醫院神功濟衆酒又名十滴水濟衆水其處方與和濟藥局霍亂定中酒同）

樟冰三錢 丁香三錢 廣木香三錢 大茴香三錢

廣陳皮二錢 阿片膏一錢五分（霍亂定中酒方用三錢）

火酒十六兩（定中酒方用滴花燒酒）

製法 用廣口赤色玻瓶一只先盛酒精次入各藥以軟木栓塞緊瓶口勿泄氣每

日數次用力振搖浸半月去滓即可用

功效　⿱艹治各種冷痧絞腸腹痛上吐下瀉痢疾水瀉心胃氣痛胸膈鬱悶等症倘遇症勢凶猛氣閉神昏之際當須急延醫診治爲要（錄原方所載）

按虎列拉症初起時遽投以阿片劑等藥物近今東亞學者頗有反對之論調大旨謂阿片本可鎭靜腸之蠕動故有止瀉之功惟腸中因有無數之虎列拉菌施以排害療法尙虞不逮豈堪投以本品而益養病芽反使病毒鬱滯體中致陷患者於不幸云云故近年海上醫界諸公有主張十滴水方不用阿片嗎啡等雜質而易以芳香阿母尼亞酒之說既無遏抑病毒之流弊又可防止吸阿片烟者服十滴水等之抵癮法誠良又傳染病之下利及赤白痢等初起暑熱未淸寒濕未化積滯未消裡急後重愼勿投以含有本品之藥物每致病邪羈留伏於腸間變爲休息痢及其他劇症者吾見多矣用者審之

處方三（此上海紅十字會處方名辟疫樟腦酒衛生公會名簡易痧藥酒）

潔淨上白樟腦三錢　滴花燒酒半斤　溶化即成

功效　治各種痧氣若吊脚痧轉筋者內服此藥外再倍用樟腦化勻洋絨布蘸酒擦腿灣擦至手足溫筋舒有特效余友邵君每年施送鄉里無不稱效不獨可治寒濕霍亂水瀉心胸鬱悶諸疾患即其他風痛瘋濕外傷瘀腫凍瘡（未潰）等症用以外擦亦多奏效功能驅寒逐濕溫中行氣芳香辟穢活血舒筋故內外咸得其宜惟陰虛體弱愼勿沾唇

服法　每服半食匙症重者一食匙溫開水和勻送服老幼酌服

丁　誤服哥羅顛十滴水中國濟衆酒等過量中毒現狀急救法（參美醫譚義耳氏毒物學德醫勞伯氏急救法日醫筒井氏醫典及其他名家新著）

哥羅顛十滴水中國濟衆酒其主要成分爲嗎啡阿片因誤服大量而中毒其現狀

往往與嗎啡同故據各醫院臨床之經驗解救之法亦與阿片嗎啡古垤乙涅狄亞寧黑魯因陀氏散等相同茲將現狀救法列左俾從事急救者知所採用

現狀　中毒後身體困倦頭疼惡心嘔吐感覺鈍遲瞳孔縮小如針尖（此為中是毒特異之點）至後則無反應而反散大顏面初灰白次發青冷汗被體肌肉鬆懈呼吸散慢且作鼾聲脈象微弱無力終則昏睡知覺脫失懸瘂而亡

救法　中是毒之急救法其首要主旨乃使毒物速離胃中故須先行洗胃法宜用一千分之一過錳酸鉀（此藥立能分析嗎啡為有效之解毒藥試以此藥和入生阿片烟之內能使烟無氣味變化豆腐形式）溶液用洗胃器洗滌胃中毒質次服濃茶或加非並將患者扶起用冷水噴其面再以阿刀便（○·○○二）注射皮下如不效可再注射一次（此藥甚猛不宜多針）其他行人工呼吸法吸入亞硝酸阿密爾或阿母尼亞水並注射硫酸士的年於

皮下（用量〇·〇〇二五）

按上列救法必須精於醫藥者始可從事急救且其方法亦無一定要在臨機應變在吾國醫生大都不諳此種手術實際上頗感不便惟有服濃茶等以解之矣

論牛膝

馬叔循

牛膝之藥攷各種本草咸云產懷慶者佳今見世之醫生有用懷牛膝川牛膝之分及觀藥肆所售川懷之形大不相侔懷膝直條而長外形儼如甘草川膝狀如獨活試其功效去瘀活血之能川勝於懷價亦較貴據識者云川膝不異懷膝世所用之川牛膝實非四川所來惟與杜牛膝不同攷趙恕軒本草拾遺有山牛膝產富陽竹園內今之川膝似乎近之有感而云

紫背天葵

馬叔循

現在藥肆所售紫背天葵即綱目所云之菟葵趙恕軒拾遺所載之千年老鼠屎也其功用形狀與冬葵子不同昧者悞爲一本所生而通用之貽害殊多

草河車　馬叔循

草河車咸云即金線重樓今觀藥肆所售與本草所載大不相同趙氏拾遺謂世所貨之草河車即天蕎麥之根對之誠然世所謂眞重樓者即瀕湖甘遂條下所載之草甘遂一名蚤休是也

朴硝火硝　馬叔循

朴硝火硝性格天淵本草備要竟并爲一物時珍綱目正悞條下據開寶之說謂火硝是地霜煉成屬火朴硝出鹽鹵之地屬水誠千古之隻眼其集解條下乃曰生消石諸鹵地皆產之是又以朴硝爲火硝矣

栝蔞土瓜　馬叔循

栝蔞一名瓜蔞各種本草咸云如斯近世所用瓜蔞之皮黃厚而長大其子狀如絲瓜子栝蔞之皮紅薄而圓大其子狀如螳螂之頭其皮子皆遠貴於瓜蔞世俗用栝蔞竟有上加一杜字者不知此乃土瓜之皮子非栝蔞也

土木鼈馬錢子

馬叔循

土木鼈甘溫有消腫追毒之功外有堅殼番木鼈一名馬錢子味苦性大寒無殼而有細之茸毛二物湯劑鮮用其實皆無毒之品汪訒庵將二物并爲一類而曰大寒大毒能毒狗至死蓋旣以馬錢悞木鼈又以寒性爲毒品曾見世人毒禽獸每於冬天以斑猫馬錢煮入米麥中飼之入腹即死其毒實在斑猫且嚴冬之際以大寒之味下之鳥得不死如以桂附之熱品施於春夏之溫病鮮不敗事用之不當耳豈桂附之毒哉

蛞蝓

馬叔循

驗方新編治癧條下有蛞蝓和搗銅錢合塗之方予初欲試其方而難碎其錢一日捉蛞蝓數十條選青錢五六枚於小臼中搗之頃刻而糜抹之錢如粉而亮如金惟治癧不見大效因念物性相制誠不堪理測而其毀銅之功當遠勝於胡桃荸薺也

鷄蛋油　前人

鷄蛋油時人美其名曰鳳凰油治痘瘡倒靨以及疳蝕諸瘡誠有效驗但取不得法徒傷鷄蛋驗方新編所載潑水取油之法實係傳聞之誤宜先將鷄蛋水中煮熟去白以黃入銅勺內於炭火上徐徐熬之時用箸攪久之如飴待油出隨出隨取色如醬油俟火氣淨用之

論溫病條辨銀花赤芍　前人

赤芍味酸銀花味苦甘木草所言與今所用相符合溫病條辨強以銀花辛平赤芍不酸而辛爲言蓋亦千慮之失也

腫脹驗案

杭縣沈仲圭錄

甬江王仲香君中西並長兼精醫學近日診一孩此孩素驕養飲食不節致脾運不健泄瀉身熱初以甘溫治之少愈後伊家另就他醫他醫以其身熱也用知母黃芩苦寒之品數日後腹脹如鼓陰囊腫大復延君診君斷云平素傷食戕脾脾失運化不克輸津於肺子不得母養是以口渴肌熱醫者徒知有形之水而治脾之標陽鮮不殆矣脾既爲食所傷又受醫師之賜致無生生之機故腹立脹大耳今再以破藥或導氣治之所謂五十步笑百步也遂擬大劑溫補脾胃法方用附片乾薑冬朮甘草紅棗佛手柑仙半夏茯苓等品重用分兩不三劑而腹小脹收囊縮如平時矣

圭按腫脹忌食鹹味惟鯉魚煆鹽倘可稍用

（製法）取小鯉一尾去盡鱗腸等物而實以食鹽置炭火上煆之研成細末以代鹹料較爲穩安

時證新治驗

庚申三月吳興吳慶時景叔甫稿

去冬晴燥日久生氣早洩恰値少陽相火厥陰風木司天之年風溫時氣初襲肌表內通於肺卽犯於肝風火交煽其勢暴烈現證頭疼惛寒遍體痠痛（或頸項牽强）身熱煩渴（或不渴）嘔噁黃涎咳嗆（或不咳嗆）面紅目赤頭震支掣漸見神識昏沈語言難出或牙關緊急舌短不伸舌苔或白膩或黃糙或灰厚然必邊尖紅絳乾燥無津脈象或浮弦或滑數或軟伏（此證有咳嗆而脉弦滑者易治無咳嗆而脈軟伏者難治）輕者無神昏語謇諸證用熄肝化痰藥數劑可安重者神昏不醒或暫醒數句鐘復昏迷汗出痰鳴而絕初流行於鄉間傳染甚速後來城廂亦多西醫名爲腦膜炎不佞臨症歷驗參用類中風治法從肝風痰濁上衝腦經例治尙能倖效不揣固陋僭擬藥味如左

此證始終以潛陽息風開泄痰濁爲主有表邪者微辛宣化舌苔乾燥者甘寒存陰

膩厚者芳香化濕凡辛溫刦汗升散助陽之品俱不可用（宣化）如大豆卷桑葉蒺藜荆芥牛蒡橘紅前胡杏仁之類（頸項牽强加蠍尾僵蠶薄荷）（清肝）如羚羊角石决明甘菊丹梔之類（熄風）如鈎鈎明天麻白芍藥蠶沙之類（通絡）如嫩桑枝絲瓜絡鮮竹茹之類（化痰）如仙露半夏象貝母陳胆星天竺黄生蛤殼海浮石石菖蒲根竹瀝雪羹之類（存陰）如鮮金石斛南北沙參天花粉元參知母之類（化濕）如佩蘭藿香苡仁滑石之類（潛陽）如牡蠣龍齒玳瑁貝齒慈石石英之類（清養肝陰）如胡麻首烏龜版鼈甲之類而眞陰告匱風陽陡動者臺參鬚霍石斛麥冬阿膠鷄子黄等亦可加入隨證進退大劑頻投至於芳香宣竅丸散如牛黄丸紫雪丹至寶丹在風陽飛騰之際頗嫌走竄尙宜審愼酌用

錄春溫夾痰內閉痙厥神昏治驗案　俞志勤

二月十五日鄰居沈姓七歲小孩自正月二十邊起初起寒熱頭痛有時狂躁經他

醫調治服藥多劑遷延至今兩旬有餘知覺全失不語不動目睛上視項背反張手指緊握口噤咬牙時作時止與飲外溢不能下膈小溲濇少更衣黏靭三日未行舌苔白膩脈象細數濕痰塞竅內外俱閉是日上午已服呂祖仙方用廣鬱金三錢煎湯冲藕汁梨汁各一杯姑再以蠲飲豁痰宣竅苟能膈間開通飲得能下更求進治

鮮菖蒲(打)八分　廣鬱金(原粒生打)八分　雲茯神三錢　京川貝(去心打)　陳胆星一錢　旋覆花(包)一錢五　製半夏一錢五　陳橘紅一錢　煆蛤殼(打)八錢　嫩雙鈎(後入)一錢五

十六日昨服藥後吐痰甚多纔而小解一次頗長子後更衣一次色黑而靭機竅漸動知覺略生今日呂祖仙方用龍眼枸杞於朮一派補味與病相反因堅囑停止勿服仍以豁痰宣竅清肝熄風　羚羊尖(磨冲)五分　天竺黃三錢　鮮菖蒲(打)一錢　陳胆星一錢　雲茯神三錢　京川貝三錢　光杏仁三錢　生紫菀一錢

五　旋覆花（包）三錢　嫩雙鈎（後入）三錢　竹瀝夏一錢五　賴橘紅一錢
煅蛤壳一兩　鮮藕二兩　廣鬱金一錢　（未完）

錄徐師喉痧症治驗案　前人

滬上吳琴泉予舅父也去冬舅父與舅母兩人前後相繼患喉痧症均請敝業師徐相宸先生診治得以轉險爲夷當舅母初病時但覺喉痛寒熱不適因請喉科專門家醫治病反轉劇甚至喉際痛窒壯熱發厥昏瞶不語時已昏夜不及另求醫治殆經數小時神始略清次日遂請徐師診視斷定爲喉痧症用藥如豆卷天葵菖蒲馬勃象貝萊菔汁等味辛凉開洩服後即得汗出痧現惟因不耐煩躁以致出而復隱兩臂疼痛甚劇遂於原法中加藏紅花穿山甲等服之汗出暢而痧乃盡現臂病若失病後週身皮膚蜕脫徐師云此症主要在痧子治法必須注重開透宣通痧旣外達喉症自鬆甚矣治病之不易也當病機潛伏尙未盡露之時但發現一二標象在

淺見者莫不沾沾於此不知病本之不在此而在彼乎古人有云治病必求其本也雖然言之匪艱行之惟艱予自從徐師遊得以朝夕耳提面命自審對於諸證胸中略有成竹及至旋里後於戚友間稍事應酬而臨疑難重症其診斷治法仍未免有所遊移不能確定嘗擬函請質疑又恐診斷未確失之毫厘差兮千里且徐師診治綦繁故未敢有所瑣瀆因之學問之不能進步甚深愧有負徐師之教也今者徐師以治驗之法見示使予增研究之資料深感徐師愛予之深也敬特錄之以實予醫學日記之一

答沈仲圭君問學醫當讀何書爲要及醫學衷中參西錄三期版

直隸鹽山張錫純

仲圭先生雅鑒鄙人於醫學原係門外漢而再三殷殷下問不得不略陳管見以質高明嘗思人以類聚即以種分西人之人格由漸進化（西人謂其人生於植物漸進化而爲人）故凡有創造皆謂後來居上至中華黄種乃神明之胄故遠溯古昔吾開天闢地之鼻祖實皆經天緯地之聖神也所以其所創造留貽以佑啓我後人者無論後世如何變通盡妙如何鼓舞盡神皆不能出其範圍而至於醫學爲尤甚是以有志醫學者當以農軒之書爲根本焉神農本經三百六十五味每味皆有主治之要點其所主治者乃其本品獨具之良能恒有不可由氣味推測者後世本草對於此等處恒疑而删去及取其藥實試之其效驗恒與本經之文若合符節是本經勝於後世本草遠矣至後世註本經諸家若張隱菴葉天士陳修園皆有新英可

取之處然皆不如徐靈胎所註本經百種錄之靈妙也雖所註者僅百種而尋常日用之藥亦大要皆備他如本草綱目本草原始諸書亦可參觀以廣見聞惟本草雷氏炮製不宜涉獵因此書原係劉宋時雷斆所著非上古雷公之書無論何藥皆炮製失其本性大爲醫學之累也至內經從前註者止註素問至清初張隱菴始將素問靈樞皆詳細詮解較前人爲優然亦多有謬處又宜兼看徐靈胎陳修園節選內經之註（此書皆在其本集中）至經文幽深難解之處經諸家註疏而仍難解者亦可以不求深解蓋益我神智瀹我性靈之處恒在一目了然之處也至脉訣內經開其始扁鵲（難經）仲景（傷寒論金匱）衍其緒叔和竟其委然王氏書多穿鑿不可盡信須兼看李士材李瀕湖徐靈胎陳修園諸家脈訣方能得其要領而數家之中尤以徐氏脉訣啓悟洄溪脈學爲最至諸方書傷寒論金匱尚矣然亦有不可盡信處（拙著醫學衷中參西錄曾確爲指明茲不贅）蓋年遠代湮中有差訛也他如千

金外臺皆可取而千金之製方有甚奇特處可法也漢唐而後諸家著作無甚可取迨至張劉李朱四家出所謂宋元明四大家也而細閱其書仍未能盡愜人意如子和重用汗吐下三法可謂有胆有識而於扶正以勝邪之理猶欠發揮東垣善理脾胃然知脾多陽虛而不知胃多陰虛且止知升脾而不知降胃丹溪注重滋陰喜用熟地龜板知柏諸藥果係陽火偏勝鑠其眞陰致不足者用之恒多效驗若非陽有餘而陰實不足其方斷不可用當調其脾胃俾多進飲食自能生津養血而眞陰自足也至河間主火立論亦或間有偏欹而能以辛凉治外感實爲後世治瘟病者開不二法門可崇拜也至明季南昌喻氏出本源內經率由仲景生平著作大致純粹而其寓意草二卷及尙論篇中眞武大小靑龍諸湯後之論尤愚所生平快讀者也外此徐氏洄溪醫案亦甚佳愚遵用其法恒多獲效至若陳修園黃坤載二家用藥恒偏於熱然其議論精到處亦多可採取而黃氏肝脾宜升胆胃宜降之論（在其

本草半夏乾薑之下尤爲的確後此則唐氏容川又爲表表傑出其發明三焦之體質及其功用誠突過唐宋也右所論者管見如此未知

尊意以爲何如未知質諸

衆大雅以爲何如特是事貴師古尤貴與古爲新方能使醫學日有進步愚願有志學醫者既於古人著作精心研究當更舉古人之著作而擴充之變化之引伸觸長之使古人可作應歎謂後生可畏然後可爲醫學嫡派之眞種子而遠紹農軒之傳也　兄其勉旃再者拙著醫學衷中參西錄此時已印刷三期版矣重陽節後可竣功因又增加三萬餘言故增價一角專此敬覆即候

文安

請編輯醫書函

任伯和

吉生先生大鑒謹啓者我國醫書向鮮善本學者苦之今擬請執事編輯善本醫書

五種藉以振興醫術而嘉惠後學爰寄上請編輯書籍單一張請照單上所開之五種書詳細編纂刊印發售俾學者得以研究而執事亦可盡嘉惠後學之素願誠一舉而數善備焉未知尊意如何請將覆書刊入星期增刊中以便知悉如蒙賜覆不勝感激之至專此即請　台安

請編書籍單

第一種請編脈學書　醫學中之脈學書行於世者甚少且不甚明晰初習醫者閱之每不易領會殊屬缺點今擬請　執事搜羅古今醫書中之脈理及自己之歷年經驗另輯一詳細明白之脈學書俾初習醫者得以無師自修而　執事亦可永獲版權之大利誠一舉兩得之計也未知　尊意如何希將覆書刊入星期增刊中不勝感激之至

第二種請編觀舌胎書　醫學中之舌胎書行於世者僅傷寒舌鑑一書且不及雜

症舍此無專書可閱以致初習醫者每有無書觀覽之歎實爲醫界中之缺點今擬請　執事搜羅古今醫書中之觀舌胎良法及自己之歷年經驗另輯一詳細明白之觀舌胎書俾初習醫者得以無師自修而　執事亦可永獲版權之大利誠一舉兩得之計也未知尊意如何希將覆書刋入星期增刋中不勝感激之至

第三種請編丸散膏丹製法書　藥鋪所售之丸散膏丹及醫生所用之丸散膏丹之製法向無專書可調查往往爲藥鋪醫生所秘藏誠爲醫界之缺點今擬請　執事搜羅古今醫書採訪藥鋪醫家及自己之歷年所發明另輯一詳細明白之丸散膏丹製法書俾醫家病家及欲售藥施藥者得以揀書自合而　執事亦可永獲版權之大利誠一舉兩得之計也未知尊意如何希將覆書刋入星期增刋中不勝感激之至

第四種擬請續印草藥圖攷　執事前所刊售之草藥圖攷說明其理繪明其狀實有功於草藥醫界惟曾刊布發行者僅有第一卷其餘第二三四等三卷未曾刊布發行殊有背於嘉惠醫界之初心以致學者每有不及全觀之歎實爲草藥醫界中之缺點今擬請　執事將第二第三第四等卷之草藥圖攷迅速出版俾學者得以續觀全書而　執事亦可永獲版權之大利誠一舉兩得之計也未知尊意如何希將覆書刊入星期增刊中不勝感激之至

第五種擬請編輯草藥綱目　中國向無草藥書草藥醫生之傳授僅藉口傳學者每有無書觀覽之歎至民國八年間始有草藥圖考及草藥新纂二書出版然所收之草藥寥寥無幾且不詳細仍不足以助學者之觀覽實爲草藥醫界之缺點今擬請執事搜羅古今書籍訪問四方通人及歷年自己之經驗仿本草綱目例另編一卷軼繁富說理詳細之草藥綱目書俾學者得以自修病家得

以揀閱而　執事亦可永獲版權之大利誠一舉兩得之計也未知尊意如何

希將覆書刊入星期增刊中不勝感激之至

上海粹華製藥廠來函及緣起招股簡章

諸同志先生大鑑同人等有鑑於吾國醫藥之頹放貽泰東西新學家之誹議非吾醫界治法不知改良實由於藥物製煉太封故步蓋西藥能博社會之歡迎者在以少勝多取用之便利而西醫足以制勝者亦罔不由此初非有回天再造之能也今欲振興醫藥發揚國粹非從改良藥物入手其道末由用是秉數年公同研究之所得並聘請化學專家創辦粹華製藥廠股份有限公司招集股本置備機器採集中藥提精煉華分之則爲膏爲精爲粉爲水合之則爲劑醫家立方可循舊貫病人服藥不勞煎煑便利等於西藥社會自必樂從惟茲事體大同人等才識淺陋提倡指導深惟各界宏達是賴

先生聲望冠時久所景仰尙希
鼎力贊助隨時鼓吹附上簡章並認股書統祈
察入專此祇頌
台祺

附緣起及簡章

蓋聞司命之權操自醫師而却病之方端賴藥物吾國天產富饒種族繁衍芸芸衆生旣不能免乎七情之傷六氣之感則有賴於藥物之救濟者亦猶布帛水火菽粟之不可一日缺也海通以還歐風東漸西藥灌輸迷漫神州樂其便利爭相取求每年金錢外溢爲數至鉅且外人以極細微之物易吾極鉅之代價其利之厚槪可想見卽吾國人間接以獲巨貲者數亦匪尠而還顧吾藥界仍故步自封不知改良致令四千餘年所恃以治療疾病之藥物駸駸乎有天演淘汰之勢及今而尙不急起

直追順潮流之進化圖藥物之刷新其影響於吾中醫藥界之生計問題者事猶小而坐視國粹天產之日就淪胥其事爲至可慨也同人等有鑑及此知吾國天產藥物性質優良果能參照西法煉製必能駕乎舶來品之上其利亦甚溥爰秉數年公同研究之所得創爲粹華製藥廠股份有限公司招集股本置備機器採集各種中藥提煉精華製爲藥水藥精藥粉藥膏藥丸以應世在醫家可仍照習慣而書方在病人可不勞煎煮而服藥功力既宏收效尤速便利等於西劑社會自必樂從先於海上創茲始基行見推銷及於全國是不徒爲吾中藥界闢一新紀元並可杜塞漏卮於萬一敬希資本家鼎力贊助踴躍投資俾可早底於成共享大利實爲厚幸

簡章

一　本公司定名爲粹華製藥廠依照公司條例以股份有限公司組織之

一　本公司營業範圍專以中藥用機器提煉精華製成各種藥水藥精藥粉藥膏

藥丸等幷買賣關於藥類之附屬品

一　本公司股份總額定爲上海通用銀元十萬元計分五千股每股銀二十元一次繳足

一　本公司設製煉廠總發行所於上海將來營業擴張得斟酌情形設廠或分發行所於各埠

一　本公司公告刋登上海通行日報二家以上

一　本公司額定董事七人監察人二人凡五十股以上之股東均得被選

一　本公司股東每一股有一選舉權及議決權

一　本公司股本正利息定爲常年八厘以收款之次起息但無盈餘時日起息但無盈餘時不得提本作息

一　本公司股票概用記名式除中華民國人民外無買賣轉讓之權利

一 本公司所出藥品及商標均須呈請內務部農商部註册保護

一 本公司設立費用定為上海通用銀元一千元

一 本公司收股處如左　福源錢莊「寧波路六十四號」　華孚銀行「英大馬路虹廟東首」　恒祥錢莊「後馬路興仁里」　源昇錢莊「南市花衣街」

一 本公司暫設籌備事務所於上海南市中華路五十七號「小東門南首」

一 本簡章若有未週之處俟股份收足由創立會依照公司條例釐定正式詳章

一 本公司發起人姓名如左

李平書　丁甘仁　夏應堂　殷受田

余伯陶　朱少坡　秦潤卿　孫梅堂

洪承祁　袁履登　石運乾　王燊卿

葛吉卿　董伯偉　王祖德

中華民國九年十一月二十日出版

紹興醫藥學報第十卷第十一號

（原一百十五期）

歡迎轉載

編輯者　紹興裘慶元吉生

發行者　紹興醫藥學報社

印刷者　紹興印刷局

分售處　各省各書坊

紹興醫藥學報　第十卷第十一號

紹興醫藥學報

報價表

新報	全年	半年	一月	代派或一人獨定十份者八折五十份七折郵票抵洋九扣算空函恕復
册數	十二册	六册	一册	
定價	一元	五角半	一角	

舊報	一至十三期	十四至十七期	十八至四十四期	四十五至九十二期
定價	五角	三角	八角	四元八角

郵費	中國	日本台灣	南洋各埠
	加一成	加二成	加三成

廣告價表

等第	地位	一期	六期	十二期
特等	底面全頁	八元	四十四元	八十元
上等	正文前全頁	六元	三十三元	六十元
普通	正文後全頁	四元	二十二元	四十元

注意 所稱全頁卽中國式之一單面外國式之一配奇如登半頁照表減半算

◉木刻大版醫藥叢書（每集洋一元六元）

第一集目錄

莫枚士研經言卷一 二角
周氏易簡集驗方全 四角
羅謙甫治驗案卷上 四角
吳鞠通醫案卷一 四角
惜分陰軒醫案卷一 三角
人參考全 一角

第二集目錄

莫枚士研經言卷二 二角
羅謙甫治驗案卷下 三角
吳鞠通醫案卷二 三角
惜分陰軒醫案卷二 三角
市隱廬醫學雜著全 三角
李冠仙知醫必辨全 四角

零購本社發行書報章程

一　如欲購本社書報者可直接開明書目連銀寄至「浙江紹興城中紹興醫藥學報社」收

一　書價若干按加一成以作寄書郵費

一　書價與郵費可用郵局匯兌其章程問就近郵局便知

一　郵滙不通之處請購（五厘至三分爲止）之郵票以一百零五分作大洋一元核定封入函中掛號寄下

一　一人購書報上五元者可將書價以九折核寄上十元者以八折核計零購無扣

一　一人預定當年月報之上五份者可將報價以九折核計上十份者以八折核計

本社廣告

本社出版醫藥書籍百餘處社世所罕見之孤本及名家未刊之精稿又代售各處社友手著最新醫書二十餘種定價皆廉因宗旨不爲謀利專爲流通也凡醫約爲業者固宜爭先購閱以輸進學術於臨證治病大得裨益即普通人民購閱此種書籍稍備醫藥常識未病時得明保衛之法已病時勿爲醫藥所誤費小功宏較之購讀他種書籍其損益可不待贅述也印有書目奉送不取分文函索即寄

紹興醫藥學報社啓

海內外藏書家鑒

中國醫書汗牛充棟各家藏刻流通者少致日久歸於湮沒此豈先人著作時初願所及耶本社竭力搜求凡藏有各種醫藥書籍者務祈開明書目卷數版本等示知本社當出重資相求并可代爲流傳發行

紹興醫藥學報社啓

中華民國郵政局特准掛號認為新聞紙類

紹興醫藥學報

第十卷第十二號

循例酬勞代派者

本社對於各地代派處之推廣本報不遺餘力每年十二號發行完竣查得派銷最多數者一位與次多數者二位以各處惠購書籍轉贈或本社自加贈品以答厚意而資鼓勵茲將今年最多數與次多數及贈品開列於後

計開

吉　林　賀初善君代派五十份最多數

贈聖濟篡要一部値二十元

南　京　包農輔君代派三十一份次多數

松　江　查貢夫君代派二十二份次多數

各贈愼疾芻言十部

（注意）明年本報大加改革各地代派諸公能更格外推廣本社仍備値洋二十元之孤本醫籍數種奉贈銷數最多者諸公雖志不在利然亦聊助興趣已耳至本報之星期增刊內多關於病家事尤易推銷凡代派最多者亦當有贈　本社特白

閱報者鑒

一　本社自七卷十二號報端宣佈信誓凡每年十二冊按陽歷每月二十號出版不誤一期日三年以來踐行不爽現已出至一百零十六期信用昭然自十一卷起仍當確定每月二十號爲出版期以慰閱者之望

一　閱者諸君因多年定閱以爲本社必按年接寄往往於十二號報收到後不再函訂致本社不敢續奉數月後函來補定乃已出之報不能一時再版補送此次報到後務希惠函重訂

一　定報必請將報資洋一元二角郵力洋六分一同郵滙方可發報如不通郵滙之處須以五厘或一分之郵票代之星刊每年六角郵寄八角五分

一　各代派處繳欵仍照舊章惟定報份數亦祈於本號報到之後卽行訂定本社以便十一卷一號之報可先期寄上

紹興醫藥學報

第十卷十二號

母患癬疥三十餘年子羅驚悸腦痛異常

江西南昌府羅寶之君係前清山西知縣辛亥供職財政公所忽遭政變藩署被焚幾罹危險且患驚悸百藥罔效服用韋廉士大醫生紅色補丸得獲全愈因而深信此丸補血健腦之聖品與其年近七旬之令堂患有皮膚舊症癬疥幾及半生亦由是丸得獲全愈欣感之餘得書此證書以告同病其來函如左云辛亥財政公所忽遭政變藩署被焚幾罹危險壬子間關南返屢經驚悸加以幼年讀書用心過度體氣早弱絡伏病根乙卯秋在省立小學擔任教授陡發昏暈至丙辰春病漸加重兼腦痛異常知覺亦失呼號牀褥幾及四月百藥罔效殆友人勸服紅色補丸試服一打精神漸清腦痛亦愈鄙人得有今日之健全皆貴局之所賜也此後鄙人深信此丸之功效眞是起死回生非一般圖利之西藥可比家慈年近七旬十年來每於夏令之時即神昏欲睡非病似病丙辰冬鄙人已全愈遂將此丸進奉家慈僅服半打而腿上一三十餘年未愈之癬疾一旦失去合家欣喜丁巳以來雖盛暑之時而精神矍鑠絕無困倦之容今春頭上又現微疥兼患耳鳴購服半打現據家函均已痊愈鄙人母子均獲貴局藥丸莫大之益感頌之餘用貢數言並相片二紙即請登之報章以告世之有同病者天下馳名韋廉士大醫生紅色補丸曾經治愈瘋濕骨痛筋系疼痛　胸肺萎弱　以及血薄氣衰　腦筋衰殘　胃不消化　山嵐瘴癘皮膚諸恙對於婦科各症尤見靈效凡經售西藥者均有出售或直向上海四川路九十六號韋廉士醫生藥局函購每一瓶英洋一元五角每六瓶英洋八分郵力在內

紹興縣西橋南首和濟藥局發行常備要藥及書目

消暑七液丹每方二分四	立消痱子粉每袋二分	滲濕四苓丹每方二分
萬應午時茶每方一分	查麯平胃散每方分六	痧氣開關散每瓶五分
急救雷公散每瓶一角	霍亂定中酒每瓶一角	回陽救急丹每兩二角
急痧眞寶丹每瓶一角	瘧疾五神丹每瓶一角	痢疾萬應散每服四分
喉症保命藥庫每具一元	沉香百消麯每方分四	樟腦精酒每瓶二角
葉氏神犀丹每顆三角	太乙紫金丹每顆三角四	飛龍奪命丹每瓶一角五分六
開閉煉雄丹每兩八角	立效止痛丸每瓶三角	厥症返魂丹每粒三角四
萬應保赤散每瓶四分	金箔鎭心丹每瓶三角	肝胃氣痛丸每瓶二角
鴉片癮戒除法二册三角	增訂醫醫病書二册五角	痧症膏丸說明一册一角
規定藥品商榷上册三角	喉痧證治要略一册六分	瘟痧證治要略一册三角
臨證醫案筆記六册一元二	先醒齋廣筆記四册一元	愼齋醫書二册近刊
秋瘟證治要略一册一角	幼幼集成六册二角	潛齋醫學叢書二元五角

答中華全國醫藥衛生協會惠函諸公

各處會員諸公鑒來函敬悉敝社已將貴會章程遵約登出本期報中至各會員履歷亦當按期接載至照會章請裘吉生君先將伊之家藏醫藥書籍目錄陸續宣佈一節亦與裘君商定照辦特此敬答諸希 愛照不宣

紹興醫藥學報社啓

百期紀念增刊已再版

本報爲從多數閱者之要求改中國裝訂內各門均銜接出版俾刊完各種可以一一彙訂成册今年月報未完者明年首先接排無誤惟其中多接自百期紀念增刊故閱者屢次催印該書再版現在已在發行每册定價仍五角加郵力五分

藥醫學報社啓

紹興醫藥學報第十卷第十二號（原一百十六期）目次

紹興醫藥學報

拙作校勘記

陳龍池

卷數	號數	書名	頁數	行數	字數	誤	正
十	五	雜纂	四十一	十七	八	者	有
			四十二	三		枉死不得	枉死者不得
				五	二十九	有	百
十	九	症治精辨	五十三	十三	十七	皮	包
				十七	十二	鬢	鬚
				二十一		蛤粉阿膠	蛤粉炒阿膠
十	九	醫事聞見錄	一	十七	十	論	倫
				二		叫魂條失刋下半節「相傳小兒有病其魂必落於當方土地廟前化爲小蟲故必覓得	

此蟲置諸小兒身畔魂自入竅病即可愈間有痊者效尤者乃踵起故幾無日無之誠諺所謂活見鬼也眞堪一噱

三十十五　警老

我的取締醫生觀

和縣高恩潛

京師警察廳頒布取締醫生的規則實行取締一般醫生有一班評判家在本報上發表意見說他摧殘醫學的手段太嚴酷了還有希望他收回成命的意思

我却不這樣說法我的意思取締醫生是掃除醫界中不良份子保護醫界中優秀份子換一句話說就是愼重人命就是保存國粹

要明白鄙人的意思不可不曉得現在的醫界現在的醫界是甚麼樣呢我們用歸納法來說明他就是腐敗再用分折法來分析他的腐敗就可得下列的六個種類

(一)學術　只要讀熟湯頭歌藥性賦便夠應用若是能看李中梓陳修園的書就算是傑出的了還有只識得藥性數十味即替人治病的這是學術的腐敗

(二)診斷　略略的問幾句話舌一望頭一摸切起脈來就假裝着沈默細辨的樣子其實他何嘗找得清呢這是診斷的腐敗

(三)處方　寥寥生尅數語這還算是上乘的像普通的連這數語還不會寫呢就是藥方中至少總要有幾個別字這是處方的腐敗

(四)廣告　儒醫呀世醫呀秘傳呀仙傳呀祖傳家傳呀某某先生傳呀鬧得一個不清這是廣告的腐敗

(五)形式　綠呢轎子大袖馬褂手携長烟筒鼻架墨晶鏡還有些背後垂着小辮子的這是形式的腐敗

(六)言語　講到學術上他就滿口子陰陽五行的大吹法螺還有背着書本炫他學博的人論到中西的異同他就洋鬼子中華大國的講得一個不亦樂乎稍爲改良的中醫長於內科西醫長於外科兩句話就是他的口頭禪這是言語的腐敗

上頭講的是醫界的腐敗和腐敗的種類如今再把腐敗的原因表說一番腐敗的

原因是人的問題研究這個問題的方法是要用統計法的鄙人年紀幼稚跑的碼頭不多外埠醫生的履歷是找不着的茲把敝地（姥鎭）醫生的出身統計起來做個實驗談罷

敝地是和縣南鄉的一個鎭市居民不過千戶醫生却有二三十人計肄業醫校的二人讀書不成的五人家傳的三人做藥店的八人做雜貨店的一人做染坊的一人做石匠的一人拆字的一人沒有職業的三人不明的二人肄業醫校的和家傳的自然是開業應診不怕人說他的就是讀書不成的和做藥店的行醫也還勉强說過怎麽樣子連普通商人工人遊民都胡鬧起來這還了得嗎醫界弄得一個腐敗不堪尊嚴盡失信用掃地就是這些人把醫學看得容易的很醫生是不問甚麽人都可以充當的

腐敗的原因是這個樣子那腐敗的結果就不堪設想了我不忍說我亦不必說

我們今日要把這個腐敗的醫界切實整頓一番叫他現出清明的氣象那不是一張嘴一枝筆的事情因爲他們那些人臉是老的皮是厚的你勸他他是不聽的你罵他他是不應的除非使用快刀斬亂麻的手段雷厲風行的對待他他纔不敢胡鬧呢不獨天演的公例是優勝劣敗就是要醫界革新也該當去害羣之馬所以我對於醫生取締的辦法是極端歡迎的

取締的手續就是考試他們自然是不能及第的那時或勒令停業或驅逐出境一般人看見他們這樣的結果就曉得醫學不是容易的醫生不是不問甚麼人都可以充當的就是有想行醫的對於醫學必定要篤學深思旁參博考纔有錄取的希望已經開業的也須時常用功毋荒所學方能免警廳的干涉國醫學精微廣大到那時必多有發明就可以免人輕視了所以我說取締醫生直接是愼重人命間接就是保存國粹

平時受排擠的一班優秀份子一旦障礙物去也就可以表現出來不至於輿吾道不行鴆鳥嫉余之嘆了所以我說取締醫生直接是掃除醫界中不良份子閒接就是保護醫界中優秀份子

我的希望是把取締的辦法推行全國就是一鄉一鎭也要嚴格取締不稍留情的我寫到這裏有一個人向我說老兄你的話說得天花亂墜煞是好聽的你不曉得一紙公文奉行故事是我們官場的習慣嗎我聽了他的話冷了半天勉强謅一句道雖然如此但是我總希望我的希望能夠達到的

中醫…西醫

守眞

中醫西醫都是醫病的良醫庸醫也都是醫病的中醫學得好就可算到良醫學得不精就稱做庸醫西醫學得好就可算到良醫學得不精就稱做庸醫不過良醫是活人的庸醫是殺人的把世界上所有的中醫西醫都比較起來列簡表如下

醫生
- 中醫
  - 良醫……活人的
  - 庸醫……殺人的
- 西醫
  - 良醫……活人的
  - 庸醫……殺人的

照表裡看來世界上的醫生自然可分做良醫和庸醫兩派中醫有活人的西醫也有活人的中醫有殺人的西醫也有殺人的再沒有中醫是能彀活人的習中醫的個個都是良醫西醫能彀活人的習西醫的個個都是良醫也沒有中醫是只能殺人的中國的醫生個個都是俚醫西醫是能殺人的習西醫的人個個都是沒有經驗的所以講究醫道的只要能彀活人是萬萬不可以分出中西的否則都是殺人只可歸入於庸醫的一類況且近世科學進步極快那裡能彀專拘泥於舊學若長久像幾位單單獨顧一本湯頭歌訣不從內經裡用功的先生那神農偉業要衰微到極點了我敬告醫界的人能把新舊學識貫通在心不要抑中揚西揚西抑中了

石膏解（續前）

直隸鹽山張錫純

瘧疾雖在少陽而陽明兼有實熱者亦宜重用生石膏曾治鄰村李醴泉年四十許瘧疾間日一發熱時若燔卽不發之日亦覺表裏俱熱舌燥口乾脉象弦長重按洪實此少陽邪盛陽明熱盛瘧而兼瘟之脈也投以大劑白虎湯加柴胡三錢服後頓覺清爽翌晨卽瘧未發又煎服前劑之半加生薑三錢瘟瘧從此皆愈至脉象雖不甚洪實而按之有力常覺發熱懶食者愚皆於治瘧劑中加生石膏兩許以清之亦莫不隨手奏效也

且重用石膏治瘧亦非自愚昉也袁簡曰丙子九月余患瘧飲呂醫藥至日昳忽嘔吐頭眩不止家慈抱余起坐覺血氣自胸僨起性命在呼吸間忽有徵友趙藜村來訪家人以疾辭曰我解醫乃延入診脈看方笑曰容易命速買石膏加他藥投之余甫飲一勺如以千鈞之石將腸胃壓下血氣全消未半盂沈沈睡去頭上微汗朦朧

中聞先慈啨曰豈非仙丹乎睡須臾醒君猶在座問思西瓜否曰想甚即買西瓜曰憑君盡量我去矣食片許如醍醐灌頂頭目爲輕晚食粥次日來曰君所患者陽明經瘧呂醫誤爲太陽經以升麻羌活二味升提之將君妄血逆流而上惟白虎湯可治然亦危矣詳觀此案石膏用之得當直勝金丹誠能挽回人命於頃刻也

右所錄諸案爲症不同然皆兼有多感實熱者也乃有其人純係內傷臟腑失和而前哲具有特識亦有重用石膏者徐靈胎曰嘉興朱宗臣以陽盛陰虧之體又兼痰凝氣逆醫者以溫補治之胸膈否塞而陽道痿羣醫謂脾腎兩虧將恐無治就余於山中余視其體豐而氣旺陽升而陰不降諸竅皆閉笑謂之曰此爲肝腎雙實證先用清潤之藥加石膏以降其逆氣後以消痰開胃之藥滌其中宮更以滋腎强陰之藥鎮其元氣陽事即通五月後妾即懷孕得一女又一年復得一男

楊華軒（南皮人淸同治時太醫院醫官）曰同邑某氏室女周身拘攣四肢不能少

伸年餘未起床矣診其脈陽明熱甚每劑藥中必重用生石膏以淸陽明之熱共用生石膏四斤其病竟愈觀此二案石膏治外感兼治內傷功用何其弘哉

窮極石膏之功用尤有令人不可思議者友人張少白曾治一京都閻姓叟年近七旬素有勞疾發則喘而且嗽於冬日感冒風寒上焦煩熱勞疾大作痰涎膠滯喘促異常其脈關前洪滑按之有力少白治以生石膏二兩以淸時氣之熱因其勞疾加沈香五錢以引氣歸腎且以痰涎太盛石膏能潤痰之燥不能行痰之滯故又藉其辛溫之力以爲石膏之反佐也一日連服二劑於第二劑加淸竹瀝二錢其病若失勞病亦從此除根永不反覆夫勞疾至年近七旬本屬不治之證而事出無心竟以重用石膏治愈之石膏之功用何其神哉愚因聞此案心有會悟擬得治肺勞黃芪膏方（載於拙著醫學衷中參西錄三期版）其中亦用生石膏服者頗有功效也

石膏之性又最宜與西藥阿斯必林並用蓋石膏淸熱之力雖大而發表之力稍輕

阿斯必林之原質存於楊柳樹皮津液中味酸性凉最善達表使內鬱之熱由表解散與石膏相助爲理實有相得益彰之妙也如外感之熱已入陽明胃腑其人頭疼舌苔猶白者是仍帶表證愚恒用阿斯必林一瓦（合中量二分六厘四毫）許白蔗糖化水送服以汗之迨其汗出徧體之時復用生石膏兩許煎湯乘熱飲之（宜當汗正出時飲之）在表之熱解在裡之熱亦隨汗而解矣若其頭已不疼舌苔微黃似無表證矣而脉象猶浮雖洪滑而按之不實仍可用阿斯必林汗之然宜先用生石膏七八錢或兩許煑湯服之俾熱勢少衰然後投以阿斯必林則汗既易出汗後病亦易解也若其熱未隨汗全解仍可徐飲以生石膏湯清其餘熱不但此也若斑疹之毒鬱而未發其人表裏俱熱大便不滑瀉者可用生石膏五六錢煎湯沖服阿斯必林半瓦許俾服後微似有汗內毒透徹斑疹可全然托出若出後壯熱不退胃腑燥實大便燥結者又可多用生石膏至二三兩許煎湯一大盌（約有三四茶杯）

冲阿斯必林一瓦或一瓦強一次溫飲數羹匙初飲略促其期迨熱見退或大便通下尤宜徐徐少飲以壯熱全消仍不至滑瀉爲度如此斟酌適宜斑疹無難愈之證矣石膏與阿斯必林或前後互用或一時並用通變化裁存乎其人果能息息與病機相赴功效豈有窮哉

西人東人治熱性關節腫疼皆習用阿斯必林而關節腫疼之挾有外感實熱者又必與石膏並用方能立建奇效奉天陸軍參謀長趙海山之姪年六歲腦後生瘡漫腫作疼繼而頭面皆腫若赤遊丹毒繼而作抽掣日甚一日寖至周身僵直目不能合亦不能瞬氣息若斷若續呻吟全無其家人以爲無藥可治待時而已閱兩晝夜形狀如故試灌以勺水似猶知下咽因轉念或猶可治而彼處醫者又皆從前延請而屢次服藥無效者也其祖父素信愚因其向患下部及兩腿皆腫曾爲治愈其父受瘟病甚險亦舁至院中治愈遂亦舁之來院（相距十里許）求爲診治其脈洪數

而實肌膚發熱知其夾雜瘟病陽明腑證已實勢雖垂危猶可挽回遂用生石膏細末四兩以蒸汽水煮湯四茶杯徐徐溫灌之周十二時劑盡脈見和緩微能作聲又用阿斯必林瓦半仍以汽水所煎石膏湯分五次送下限一日夜服完服至末二次皆周身微見汗其精神稍明了肢體能微動從前七八日不食且不大便至此可少進茶湯大便亦通下矣繼用生山藥細末煮作薄粥調以白蔗糖送服阿斯必林三分瓦之一日兩次若見有熱又間飲汽水所煮石膏湯又以蜜調黃連末少加薄荷冰敷其頭面腫處生肌散敷其瘡口破處如此調養數日病勢皆減退可以能言其左邊手足仍不能動試略爲屈伸則疼不能忍細驗之關節處皆微腫按之覺疼知其關節之間因外感之熱而生炎也遂又用鮮茅根煎濃湯（無鮮茅根藥房中乾者亦可用）調以白蔗糖送服阿斯必林半瓦日兩次俾服藥後周身微似有汗亦間有不出汗之時令其關節中之炎熱徐徐隨發表之藥透出又佐以健補脾胃之

藥俾其多進飲食如此旬餘左手足皆能運動關節能屈伸以後飲食復常停藥勿服靜養半月行動如常矣此證共用生石膏三斤阿斯必林三十瓦始能完全治愈愚用阿斯必林治熱性關節腫疼者多矣爲此證最險故詳記之

丁仲祜西藥實驗談載東人用阿斯必林治愈關節急性僂痲質斯(即熱性關節腫疼)之案甚夥而其證之險皆遠遜於此證夫東人治痢之夾雜瘟熱者不知重用石膏(東人治痢二案在前)若遇此證豈能放膽用石膏乎不能重用石膏尚有何藥能與阿斯必林並用以挽回此極險之證乎彼欲廢棄中藥者尚其詳觀此案也

藥性解二

前人

赭石解

赭石色赤性微涼能生血兼能涼血而其質重墜又善鎮逆氣降痰涎止嘔吐通燥

結用之得當能建奇效其原質爲鐵養化合而成其結體雖堅而層層如鐵銹（鐵銹亦鐵化合）生研服之不傷腸胃即服其稍粗之末亦與腸胃無損且生服則養氣純全大能養血故本經謂其治赤沃漏下日華謂其治月經不止也若煆用之卽無斯效煆之復以醋淬者尤非所宜且性甚和平雖降逆氣而不傷正氣通燥結而毫無開破原無需乎煆也其形爲薄片疊壘而成一面點點作乳形一面點點作窩形者方堪入藥

〔附案〕

鄰村尉犀某年四十許當上脘處發瘡大如核桃破後調治三年不愈瘡口大如錢自內潰爛循脇漸至背後每日自背後以手排擠至瘡口流出膿水若干求治於愚自言患此瘡後三年未嘗安枕强臥片時卽覺有氣起自下焦上逆衝心愚曰此卽子瘡之病根也俾用生芡實一兩煮濃汁送服生赭石細末五錢遂可安臥又服數

次徹夜穩睡蓋氣上逆者乃衝氣之上衝用赭石以鎮之茨實以斂之衝氣自安其宅也繼用拙著衷中參西錄活絡效靈丹（當歸丹參乳香沒藥各五錢）加生黃芪生赭石各三錢煎服日進一劑半月全愈

鄰村毛姓少年於傷寒病瘥後忽痰涎上壅杜塞咽喉幾不能息其父知醫用手大指點其天突穴（宜指甲貼喉指端着穴向下用力勿向內用力）息微通急迎愚調治遂用香油二兩燉熱調麝香一分灌之旋灌旋卽流出痰涎若干繼用生赭石一兩人參六錢蘇子四錢煎湯徐徐飲下痰涎頓開

天津楊柳靑陸軍連長周良坡夫人年三十許連連嘔吐五六日間勺水不存大便亦不通行自覺下脘之處疼而且結凡藥之有味者入口即吐其無味者須臾亦復吐出醫者辭不治後愚診視其脈有滑象上盛下虛疑其有妊詢之月信不見者五十日矣然結證不開危在目前內經謂有故無損亦無損也遂單用赭石二兩煎湯

飲下覺藥至結處不能下行復返而吐出纔用赭石四兩又重羅出細末兩許將餘三兩煎湯調細末服下其結遂開大便亦通自此安然無恙至期方產

或問赭石別錄謂其墜胎今治妊婦竟用赭石如此之多即幸而奏效豈非行險之道乎答曰愚生平治病必熟籌其完全而後爲疏方初不敢爲孤注之一擲也赭石質重其鎮墜之力原能下有形滯物若胎至六七個月時服之或有妨礙至受妊之初因惡阻而成結證此時其胞室之中不過血液凝結赭石毫無破血之弊且有治赤沃與下血不止之效重用之亦何妨乎況此證五六日間勺飲不能下行其氣機之上逆氣化之壅滯已至極點以赭石以降逆開壅不過調臟腑之氣化使之適得其平又何至有他虞乎

或問赭石用於此證不虞墜胎其理已昭然矣至本經謂赭石治赤沃日華謂其治下血不止不知重墜下行之藥何以有此效乎答曰此理甚深欲明此理當溯本窮

源先知人身之元氣爲何氣蓋凡名之爲氣雖無形而皆有質若空氣扇之則成風拋物其中能阻物力之運轉是其質也人臟腑中之氣大抵類斯惟元氣則不惟無形而並無質若深究其果係何氣須以天地間之氣化徵之夫天地間無論淡養炭電諸氣皆有質獨磁氣無質故諸氣皆可取而貯之而磁氣不能貯也諸氣皆可設法阻之（如電氣可阻以玻璃）而磁氣不能阻也（磁氣無論隔何物皆能吸鐵）是以北極臨地之中央下蓄磁氣以維繫全球之氣化丹田爲人之中央內藏元氣以維繫全身之氣化由是觀之磁氣者卽天地之元氣而人身之元氣亦卽天地間之磁氣類也其能與周身之血相繫戀者因血中含有鐵銹猶之磁石吸鐵之理也赭石爲鐵養化合而成服之能補益血中鐵銹而增長其與元氣繫戀之力所以能治赤沃及下血不止也

廣平縣敎員呂子融夫人年二十餘因惡阻嘔吐甚劇九日之間飲水或少存食物

則盡吐出時方歸寧其父母見其病劇送還其家醫者皆以爲不可治時愚初至廣平寓學舍中子融固不知愚能醫也因曉之曰惡阻焉有不可治者亦視用藥何如耳子融遂延爲診視脈象有力舌有黃苔詢其心中發熱知係夾雜外感遂先用生石膏兩半煎湯一茶杯防其嘔吐徐溫飲下熱稍退繼用生赭石二兩煎湯一大茶杯分兩次溫飲下覺行至下脘作疼不復下行轉而上逆吐出知其下脘所結甚堅原非輕劑所能通亦用生赭石細末四兩從中再羅出極細末一兩將餘三兩煎湯送服其極細末其結遂開從此飲食順利及期而產

一室女於中秋節後感冒風寒三四日間胸膈滿悶不受飲食飲水一口亦吐出劇時恒以手自撓其胸脈象滑實右部尤甚遂單用生赭石細末兩半俾煎湯溫飲下頃飯頃仍吐出蓋其胃口皆爲痰涎壅滯僅用赭石兩半藥不勝病下行不通復轉而吐出也遂更用赭石四兩煎湯一大盌分三次陸續溫飲下胸次遂通飲水不吐

翌日脈變洪長其舌苔從前微黄忽變黑色又重用白虎湯連進兩大劑每劑用生石膏四兩分數次溫飲下大便得通而愈

一媼年過六旬當孟夏晨飯之際忽聞鄉鄰有鬥者出視之見强者凌弱太過心甚不平又兼飯後有汗受風遂得瘟病表裡俱熱胃口杜塞腹中疼痛飲水須臾仍吐出七八日間大便不通其脈細數按之略實自言心中燥渴飲水又不能受從前服藥止吐其藥亦皆吐出若果飲水不吐病猶可望愈愚曰易耳遂用赭石蔞仁各二兩蘇子六錢（捃著衷中參西錄名此方爲盪胸湯治傷寒瘟疫結胸證）又加生石膏二兩野台參五錢煎湯一大碗俾分三次溫飲下晚間服藥翌晨大便得通而愈當其服藥之先曾俾用山萸肉（去淨核）二兩煎湯以備下後心中怔忡及虛脫迨大便通後心中微覺怔忡服之而安

奉天小南門裡連奉燥塘司帳曲玉軒年三十餘得瘟病兩三日惡心作嘔吐五日

之間飲食不能下咽來院求爲診治其脈浮弦數近六至重按無力口苦心熱舌有微黃之苔因思其脈象浮弦者陽明與少陽合病也二經之病機相併上冲故作嘔吐也心熱口苦者內熱已實也其脉無力而數者無穀氣相助又爲內熱所迫也因思但用生赭石煑水飲之既無臭味且有凉鎭之力或可不吐遂用生赭石二兩煎水兩茶杯分二次溫飲下飲完後仍復吐出病人甚覺惶恐加以久不飲食形狀若莫可支持愚曰無恐再用藥末數錢必能立止嘔吐遂單用生赭石細末五錢開水送服覺惡心立止須臾胸次通暢進以薄粥一杯下行順利從此飲食不復嘔吐而心中猶發熱舌根腫脹言語不利又用生石膏一兩丹參乳香沒藥連翹各三錢連服兩劑全愈

甲魚滋陰的原因

高思潛

甲魚一物普通人都知道他有滋陰的功效他何以能收滋陰的功效呢鄙人就據

實驗說因爲他含有鐵質有甚麼憑據呢這個憑據倒是不難尋出但只要先說明

鐵和血的關係

鐵爲人身的主要成分常和血液相合循流肺臟中間因爲他有酸化作用所以能吸取養氣以運輸供養於全體各種組織大凡中等體重的男子他的血液中約含鐵質八分餘若是有了疾病鐵就因爲赤色素減少的原故跟他減少往往減少到四分以下這個時候顏色就蒼白了體力就衰弱了那些甚麼萎黃瘰癧痔漏的貧血病就一齊來了治療這病只有用鐵劑補他血液中旣減少的鐵質鐵入人身後一部分就從腸胃吸收入血液中一部分就和糞便一同排泄體外所以連日服用鐵劑的人他的身體必定是稍覺强壯的他的糞便必定是黑色

大凡患萎黃瘰癧痔漏各樣貧血病的人服用甲魚或鼈甲配合劑後獲益是不必言的若每日檢查他糞便的色素一定是黑的像墨一般就是平常用甲魚做菜的

人他的糞色也是黑的這不是甲魚含有鐵質一個大大的憑據嗎照這樣看來甲魚滋補陰血的話決不是瞎說了

甲魚的用法

前人

甲魚滋陰的原因前篇已講過了今再把他的食法和用量和諸君談談

甲魚的成分鐵固算是主要甲魚的實質却獨推脂肪爲最富且多所以他的滋味是甘美的了不得食用必定要用全身就是這個緣故甲魚的精華盡聚在甲上鐵亦算甲含的最多所以他的背面黑而光澤藥用必定要用甲就是這個緣故

凡患貧血症的人甲魚利鼈甲配合劑服食是不消說的但是估量身體業已復元卽宜停止是什麼緣故呢本草上說「甲魚多食滯脾」因爲血液中損失的鐵質今已補足倘還要服食血液就拒絕不受鐵在腸胃裡面顯弄他的作用那麼消化器就要受影響了進一步說無論什麼補品斷沒有久服的道理不獨是甲魚這樣的

中國地理病學

和縣高思潛

一 定義

地理病學英文爲 Nosogeography. 他的意義就是一種疾病限在一個地方不會跑到別處或是那處的人容易害這一種病旁的地方却不是這個樣子不像流行病散在各處不問何人都是不能免掉的研究這種學科就叫做地理病學又叫做風土病學

二 古來研究地理病的人和他的學說

地理病學在我國古時爲最有價値的學科研究本學科最古的人就時黃帝他的內經五常政大論說

天不足西北左寒而右凉地不滿東南右熱而左溫……陰陽之氣高下之理也……東南方陽也陽者其精降於下故右熱而左溫西北方陰也陰者其精奉於上故左寒而右凉

是以地有高下氣有溫凉高者氣寒下者氣熱故適寒凉者脹之溫熱者瘡下之則脹已汗之則瘡已

陰精所奉其人壽陽精所奉其人夭

西北之氣散而寒之東南之病收而溫之

這是說明天氣和地理的關係治療學上因爲這個關係治法就生出差別來他的異法方宜論又說

醫之治病也一病而治各不同皆愈者……地勢使然也

故東方之域天地之所始生也魚鹽之地海濱傍水其民食魚而嗜鹹皆安其

處美其食魚者使人熱中鹽者勝血故其民皆黑色疏理其病皆爲癰瘍其治宜砭石

西方者金玉之域沙石之處天地之所收引也其民陵居而多風水土剛强其民不衣而褐薦其民華食而脂肥故邪不能傷其形體其病生於內治宜毒藥

北方者天地所閉藏之域也其地高陵居風寒水冽其民樂野處而乳食藏寒生滿病其治宜灸焫

南方者天地所長養陽之所盛處也其地下水土弱霧露之所聚也其民嗜酸而食胕故其民皆緻理而赤色其病攣痺其治宜微鍼

中央者其地平以濕天地所以生萬物也衆其民食雜而不勞故其病多痿厥寒熱其治宜導引按蹻

也就是這個意思不過說得較精密些並且分部的方法也和上頭不同

從黃帝到戰國這時候研究地理病學的人一定是很多的但是他們的著述都早已亡佚我們是不能夠見的如今從別的書上尋找幾條出來也就可以曉得他們所說的大概了

原來那時候研究地理病學的人對於分部的方法大家是不同的把他綜合比較起來約有四種臚列在下面

(一)對待說 就是內經五常政大論所說的

(二)五方說 就是內經異法方宜論所說的

(三)九州說 那時候中國分爲九州所以地理病的學者也就襲用政府劃分區域的方法不過因爲研究便利起見內經五常政大論上有一段話足以代表他們的學說

一州之氣生化壽夭不同其故何也……高下之理地勢使然也崇高則陰氣

治之污下則陽氣治之……此地理之常也

夏代纔分天下爲九州黃帝時候不會有州的話所以决定這一條爲夏代以後的人說的

(四)氣類說 和上三說全然不同因爲他們的分部只能講講大概倘要詳細研究不用這個法子是不能的淮南子保留他們一些學說在他墜形訓上土地各以其類生是故山氣多男澤氣多女障氣多喑風氣多聾林氣多癃木氣多傴岸下氣多尰石氣多力險阻氣多癭暑氣多夭寒氣多壽谷氣多痺邱氣多狂陵氣多貪輕土多利重土多遲清水音小濁水音大湍水人輕遲水人重中土多聖人皆象其氣皆象其類

這些話精確的當簡直是他們的定律了

到了漢代這種學問就漸漸衰了下來只有晉朝人王冰註內經五常政大論的時

候發明五分說和今日地理學上的五帶說有點兒相像很覺得特色的他說

中華之地凡有高下之大者東西南北各二分也

其一者自漢蜀江南至海也二者自漢江北至平遙縣也三者自平遙北山北至蕃界北海也故南分大熱中分寒熱兼半北分大寒南北分外寒熱尤極大熱之分其寒微大寒之分其熱微

又東西高下之別亦三矣其一者自汧源縣西至沙洲二者自開封縣西至汧源縣三者自開封縣東至滄海也故東分大溫中分溫涼兼半西分大涼大溫之分其寒五分之二大涼之分其熱五分之二溫涼分外溫涼尤極變爲大寒大暄也

他的謬點就是把熱帶析爲南分和南外分不曉得南外分南邊還有南溫帶南溫帶南邊還有南寒帶呢但是那時地理學沒有驚人的進步他還知道南北分還有

外較之以中國爲天下的人竟究是眼光高等的

從唐代到今日論地理病的人固然是不少的但是他們的學說和方法幾乎全沒有價值可言怎見得呢因爲他們的學說淺陋方法粗疏論到地理病學上只有（一商北異治）四個字連帶在治療學內還不是專爲本病發的推這學科退步的原因雖說是山川阻隔交通不便但是我們的祖宗又怎麼樣子發明這個學科並且還有精采的學說呢唉不想我們祖宗遺下來好地理病學的種子和模範到了我們後人既不能竿頭再進一步反鬧出笑話來這不是辱沒祖宗暴棄自己嗎

三　地理病學的重要

地理病學是怎麼樣子重要呢內經五常政大論說

治病者必明天道地理陰陽更勝氣之先後人之壽夭生化之期乃可以知人之形氣矣

又陰陽應象大論說

治不法天之紀不用地之理則災害至矣

照這樣看來地理病學的重要是因爲他和治療學有密切的關係這個關係只是

異法方宜論上所說的

一病而治各不同皆愈

一句話我且把這一句話解剖出來

不問是那一種病把古人的處方彙合起來必定是有幾百道的至少也得數十道

這就因爲一病有種種原因這原因又限於地理發作出來是各有各的樣子的所

以甲的處方不合於乙處丙的處方不合於丁處丙丁從新處方戊己……地方也

是不合的其實他們的處方起初在本處都是狠有效驗的不過因爲地理的關係

就遷地不良了古方不適今也是這個緣故

證治要論

醫學報社同人撰

同社裘吉生編刊

陸九芝厥陰熱利寒利辨書後

山雷

自利利下之症以迅利滑利爲義有急溜直奔一泄無餘之勢今之所謂泄瀉也其症惟陽明熱迫及暑天濕熱下注有熱利二層而三陰病之完穀不化洞注清澈皆屬眞寒若欲下而窒滯不爽裡急後重所下黏穢紅白稠雜則素問名爲腸澼後人謂之滯下（澼當作辟實借作襞積之襞有積聚之義此病皆由濕熱垢穢積滯腸中使然今吳下俗語以所下紅白爲別謂之紅積白積頗覺名實相副古書腸澼之澼集韻訓爲腸間水殊不可解惟浙局重刻明顧氏仿宋本素問王注尙有作腸辟

者宋林億等有校語曰辟全元起本作澼知林等所見王啓玄本固是辟字而腸中積滯之義乃昭然若發蒙然後知後人加以水旁之未盡妥協而集韻之訓詁竟是望文生義率爾杜撰定不足據此古刻書籍有所以大可寶也）其症惟休息久痢時發時止有氣虛下陷一候宜乎補中舉陷兼養肝腎之陰若外熱傳裡及暑濕停滯皆濕與熱蒸釀成膿血無不宜於苦寒蕩滌者也斯二症者古者一稱自利一稱腸辟一多虛寒一多實熱病名病狀皎然不同固不慮學者有所誤會惟至仲景傷寒論中則止有自利下利之名而無所謂腸辟滯下者初學讀之每難識別實則陽明之自利爲協熱之泄瀉太陰之自利爲中寒之泄瀉少陰屬寒水之藏則吐利下利無非虛寒即有便膿血者亦非濕熱蘊結之滯下所以藥用乾薑石脂之桃花湯至厥陰諸利則有熱亦復有寒其厥而下利且便膿血者熱利下重者皆熱邪之腸辟也其下利清穀戴陽格陽者皆寒中之泄瀉也九芝此論分別厥陰之寒利熱利

已極明晰惟於泄瀉滯下二者猶未顯爲揭出頤恐初學讀之止見有一利字最易爲其所眩爰爲之更申一義若夫利下滯下二者之孰爲虛寒孰爲實熱則仲聖本論言之已詳而臨證之時復於切脈辨證之餘詢其所下之臭穢黏稠及夫清澈希水之間均已得其底蘊又何患乎證情不易辨別耶

陸九芝論臨證指南内閉外脫四字之誤書後

山雷

九芝此論本爲犀角升麻辨之第三篇故引龔氏治痘疹在當用升麻葛根解表之時誤投牛黄表邪内陷必不可救而又引韋氏邪在陽明雖有神昏不得以犀角引賊入室一節則陽明神昏之時已非升麻解表之證韋氏所謂失表所致表不解而入内者乃指未神昏以前失於解表馴致熱入陽明而爲神昏初非謂陽明熱熾之神昏尚可用龔久吾之升麻葛根法也其下則專爲葉氏指南内閉外脫四字糾正大誤謂爲當作外閉内脫卻是爲陽明熱結之病浪投犀角牛黄引邪深入及至竇

紫雪腦麝耗氣者繪出症情曲而有致蓋熱在陽明而爲神昏或爲痰氣之鬱結或爲燥矢之未行其症確是閉證但閉在胃腑總在五臟之外則止可謂之外閉斯時之心臟依然發血迴血隨氣而行本無所謂閉也惟葉氏誤於溫熱傳手不傳足一句謬以陽明閉證認作心胞終不肯一泄胃家熱結而妄用清心香竄諸藥則胃之閉塞者愈窒愈結心之不閉者大開大泄元氣耗散乃爲內脫是外之閉者病爲之而內之脫者醫爲之也須知芳香開竅辟除穢濁一法在疫病時間天地惡厲之氣非此不除而尋常溫熱病中應用絕少乃葉氏治案頗喜用之且用之多不得當此葉氏所以慣言脫之一字而並不知其所以脫者即其藥力有以造成之也惟頤頗嫌九芝此文於外閉二字不從陽明胃實着想誤以散表解外立言則於溫熱病情亦易貽誤要知溫病熱病即在陽明表熱宜從外解之時升麻葛根升發太猛用之過度爲害甚巨九芝於陽明經熱腑熱二層辨證用藥均極穩愜獨於陽明表證推

重葛根不無流弊如本篇中一則云疏達肌表再則云輕揚散表頗似陽明神昏之時尙宜如此治法則界限太不分明初學讀之尤易誤會卽其以命題之犀角升麻互相比較有以啓此弊竇何如竟以葉氏內閉外脫爲題則所謂內者卽是心臟不當開而妄開之所以致脫其所謂外者是指胃腑當通而不知通所以愈閉蓋既在胃熱神昏之時固已萬無輕揚散表之治法矣

肝生於左肺藏於右解

張山雷擬

粵自歐風墨雨浸灌亞東論醫學者每多見異思遷喜新厭故徒羨其器械之精美解剖之細微詫爲實地試驗得未曾有遂爾鄙夷舊學譏其理想視若空談其甚者且摭拾一二陳言指斥乖謬以爲中醫舊說幷臟腑部位而未之審遑論乎病理藥理之適用與否此素問刺禁論肝生於左肺藏於右二語幾爲新學家集矢之鵠庸詎知古人之言固未嘗誤彼囂囂然號於衆曰某臟如此某腑如彼亦止能以迹象

求之而不可與語精神之化育也乎夫以臟腑之所在言之肝居右脇肺位胸中固是一成不變之定位縱古先聖王親親仁民決不忍擾及屍骸剖殘形體然致知格物既以悟徹造化之淵微何致并此犖犖大者而不能辨蓋天地之氣運陰陽之斡旋在左者升在右者降而人在氣交之中恒與天地陰陽同此消長惟肝稟生發之性以動爲用喜條達而惡抑鬱有如春令上行萬物萌動所謂東方風木入通於肝者正以暢茂扶疏合德於木非謂剛果之肝臟竟如喬木之千霄而蔽日也則其氣升騰所治在左不亦宜乎惟肺稟凝肅之性以靜爲用宜順降而畏上逆有如秋令下行萬物收斂所謂西方燥金入通於肺者正以清肅靜順合德於金非謂嬌柔之肺臟果如五金之顛扑而不破也則其氣順降所治在右亦其常耳此固以德性言之以運用言之推究其氣化之周旋而初非指定其形骸之位置奈何謬柱鼓瑟之儔猶欲刻舟以求按圖而索宜乎終其身在夢夢之中而不能悟也且善讀書者自

當融會大旨求其貫通萬不能摘句尋章致多眩惑此節肝肺二句猶幸有左右之迹象可徵而若輩得以吹毛求疵肆其狂瞽然素問全章更有心部於表腎治於裏脾爲之使胃爲之市云云吾不知陋者讀之更復作何夢想亦知吾邦醫學危微精一自有心傳果能悟徹玄機始可與言造化存神之妙惟彼笨伯競效盲人扣槃捫燭之見而猶敝帚自珍矜爲創獲不其傎耶達者視之亦當笑其狂而憫其愚也

內經謂肝左脾右解駁議

慕陶褚淵明

鹽山張君錫純著肝左脾右解一篇詳徵博引可謂不憚詞繁矣然愚魯如僕竊有不然者敢書之以質張君夫內經謂肝左脾右固明言臟腑位置也古以解剖術不精致錯臟腑位置貽誤後學傳笑西人已無可隱遁而張君謂肝雖居左其氣化實先行於右脾雖居右其氣化實先行於左幷引日之東升春之東來籐蔓附物而生自右盤左以證氣化左行於右之說僕一經研究殊乏價値蓋內經著者本旨果如

張君所解其措詞必曰雖定肝位于左其實在右因氣化先行于左故從左也雖定脾位于右其實在左因氣化先行於右故從右也既無此語其根本錯誤已可瞭然錯誤既明吾人應知更正而張君非特不更正左右之錯誤尚欲以不充分之學理爲內經曲辯僕亦不憚詞繁謹逐件說明引證之不足憑爲張君謂日之東升猶肝之氣化先行於左然日非繞地球而行乃地球繞日而行東升之說已屬錯誤此不足憑者一也張君謂春氣東來（律管飛灰是其明徵）亦猶肝之氣化先行于左然漢書律曆志載律管飛灰爲候節氣之法氣至者灰動何律灰動卽爲何候固未言春從東來此不足憑者又一也張君謂籐蔓附物而生自右盤左如肝之氣化由右而左然物無正反可別其左右何從分折此不足憑者又一也至謂投補肝之劑而左脈漸起更屬無稽試查脈經左關一脈非爲主肝乎謂肝主怒若吾人盛怒之際試按六脈弦急如索肝果主怒何怒時肝脈不單現其狀乎此不足憑證者又一也

揣觀張君全篇之意盡託虛詞無實旨可尋內經一書根本既已錯誤更正之則可若徒恃空言曲爲解辯於內經誠爲功臣於後學其爲罪臣也乎

續解兒難

臨安周肇岐

吳鞠通先生之作解兒難也謂小兒一難於天時再難於人事是解小兒直接天人之難也今予之續解兒難也亦謂小兒一難於天時再難於人事是解乳兒間接之難也間接者何不觀乎嬰兒自離母腹之後非以母之乳汁爲兒之命脈乎乳汁由母體氣血之所化母之氣血熱則其乳亦熱母之氣血寒則其乳亦寒母壯乳壯母衰乳衰兒之與乳如影隨形此事理之顯也奈何世之業兒科者一見兒病便治其兒更不問其母體之若何須知乳兒有病當先察母母果有病必先治母兼治其子母病既安兒病自可迎刃而解矣不知乳兒懸命于母兒之體質每逐母之體質爲轉移夏月蠅飼蚊嚙之餘人受之猶爲傳染疾病之媒介況兒日飲母乳終歲無間

乳母有病有不遺傳其子之理乎願業醫者可不先問母體之如何而後再覘乳兒之病狀爲印證耶每見乳兒本無外感母患外感因飲母乳而兒患外感者有之乳兒本無內傷母患內傷因飲母乳而兒患內傷者有之不明母兒間接天人之理欲其投劑輒效保赤無傷者鮮矣兒既啞口有口難言母既不知醫又不察令余代兒先告其母幷以告醫余於是而續解兒難

(二)告懷孕之母　兒乳未斷母又懷孕兒食母乳多成疳疾若不先究病源妄投疳藥因而殞命者多矣考之此症惟葉氏幼科要略疳疾門略載數語謂小兒常有繼病治之無效待妊婦產過自愈云云又眉間徐批謂小兒爲孕婦所抱則生繼病實有此事但云理不可解而已均無治法後見幼幼集成諸疳門載有魃病一症謂兒將週歲母復有妊兒飲其乳爲之魃乳以成此證或有母患別病兒飲其乳以類母病者有之其候寒熱時作微微下利毛髮鬖鬖意殊不樂甚則面色痿黃腹脹青

筋瀉青多吐日漸羸瘦竟成疳證俗以孕在胎中因兒飲乳其魄識嫉而致兒病故爲之胎妒龍胆湯此幼幼集成論鬾病之治法也後考鬾字之義據康熙字典鬾音奇鬼服也一曰小兒鬼又(急就篇)射鬾却邪除羣凶(註)天剛卯也以金玉及桃木刻而爲之一名欬改其上有銘而旁穿孔系以綵絲用繫臂焉亦所以逐精魅也此康熙字典鬾字之訓詁也愚謂鬾病既因兒飲孕母之乳而成疳疾可知鬾猶忌也胎兒妒外兒之飲母乳也余嘗留心此症亦有兒飲孕母之乳其兒安然無恙者但飲孕乳之兒不患鬾病者其胎兒性質異日必然和平患鬾病者胎兒腹量異日必然窄小可預知也由是觀之可知孟言性善荀言性惡之說各有見地人之有良無良已造端乎母腹胚胎之始有斷然矣今胎兒尚在母腹已具有妒忌之性雖敢怒無形其乳已成爲鬾乳外兒食之安得不中其毒況此時胎在母腹主權在母母固未嘗有偏愛彼此之分其間接感應母乳之理有如此而况乳母躬自有病躬自

偏性其乳更當何如可想見矣故治兒疾者不可不先察母體懷胎孕者不可不顧及乳兒觀龍胆湯一方實爲平肝火理脾開鬱之劑大凡妒者多鬱肝脾受戕以兒飲妒乳而成疳疾投以龍胆湯宜其應手輒效無如兒患魃病者正復不少人多忽之茲特表而出之噫徐葉所謂繼病實魃病猶謂待妊婦產過自愈理不可解云云醫豈易言哉

附龍胆湯（治小兒魃病）

龍胆草　一錢　鈎藤鈎　一錢　北柴胡　一錢　芽桔梗　一錢

赤芍藥　一錢　正川芎　一錢　官揀參　一錢　白雲苓　一錢

炙甘草　五分　井水煎服

按小兒魃病既因飲孕母之乳而成疳自宜急令乳兒斷乳爲要外以夜明砂不拘多少以紅紗作一小袋盛之繫兒胸前（按此亦釋魃字之意）

中華全國醫藥衛生協會章程

甲　定名及宗旨

第一條　本會由全國各地醫藥界暨素具醫藥知識或講究衛生者共同組織故定名曰中華全國醫藥衛生協會

第二條　本會以整理舊學輸進新知確定醫家正宗推廣國產藥品並普及衛生常識强健人民體質爲宗旨

乙　會址及事務所

第三條　本會不設固定之會址凡有會員所在之區卽爲本會發展之地

第四條　本會通訊及發表意見並進行會務暫由紹興城中紹興醫藥報社爲事務所信面卽寫紹興城中紹興醫藥學報社轉中華全國醫藥衛生協會事務所可也

丙　會員及入會出會

第五條　本會會員凡屬中國各地行醫業藥及其他講求衛生有志醫藥者均得爲本會會員

第六條　本會會員一律平等不事選舉不立會長凡有臨時對付外界辦事之際得以公推代表

第七條　本會會員入會時但函告事務所寫明姓字住址略述履歷並寄入社費及第一年常年費到事務所換給會證並即登報以告同會

第八條　本會會員有違背自守各條中任何一條本會認爲無誠心維持當由事務所函向諄勸不聽請其出會

丁　研究及互助

第九條　本會會員凡醫藥上對於舊學之疑問或新知之商榷得以自由發表意

見寄由事務所登報佈告全國俾得互相研究

第十條 本會會員得將家藏或少見難覓之醫書互相借抄其辦法由各人將藏本書目寄由事務所登報公佈凡願抄者可指定何書直接互商

第十一條 本會會員有發明藥品或新舊著作得由事務所紹介或刊行全國以資流傳

第十二條 本會會員欲供研究所用參考圖書有市上未易覓得者當函由事務所登報徵求之

第十三條 本會會員皆有互相扶助之誼如有訪道或調查至各地時凡屬同會會員均當相見以誠互助辦理

戊、權利

第十四條 本會會員在初次開業或官廳考驗時得商由事務所由會中證明其

資格並在門楣上及藥方上名片上均得標識中華全國醫藥衛生協會

會員名義

第十五條　本會會員有營業上受非禮之攻訐及破壞者得函告事務所由會中

代其辨白

第十六條　本會會員自身或家庭有疾病疑難時可詳述病狀由事務所登報徵

求不受酬之治法

第十七條　本會會員如藥業以店名入會醫家以院名入會者欲謀營業之發達

可以半價登各地會員辦理之醫報紹興醫報首先照辦

第十八條　本會商明紹興醫藥學報社凡本會會員購書均得廉價惟直接購書

時須聲明係執有第某號會證之會員

己　義務

第十九條　本會會員有擔任調查醫藥事件之義務

第二十條　本會會員有量力對於各項徵求者應答之義務

第二十一條　本會會員有勸同志入會之義務

第二十二條　本會會員有應繳入會費洋一元及常年費每年一元之義務

庚　責任

第二十三條　無論何地會員凡在本地均有量力次第籌設下列各事業之責任

一　醫藥圖書公閱社　二　衛生講演社　三　中國藥品陳列所

四　藥學補習所　五　醫學補習所　六　刊行醫學報

七　醫藥書報代派處　八　貧病施診所　九　醫藥學研究社

辛　職員

第二十四條　本會會員皆可自由認定擔任調查著述講演發行編輯及代派書

報各職務

第二十五條　本會職員概不給俸

壬　經費

第二十六條　本會有報告調查徵求印刷各事需用經費除由會員入會費及常年費外不足由事務所同人暫墊之

第二十七條　本會收入支出詳細記錄年終由事務所報告之

癸　自守

第二十八條　本會會員不得在醫藥事業範圍以外干涉政事

第二十九條　本會會員不得借會中名義行個人私事以致敗損全會名譽

第三十條　本會會員不得停繳常年費繳費時將會證寄由事務所蓋明收戳以昭信守

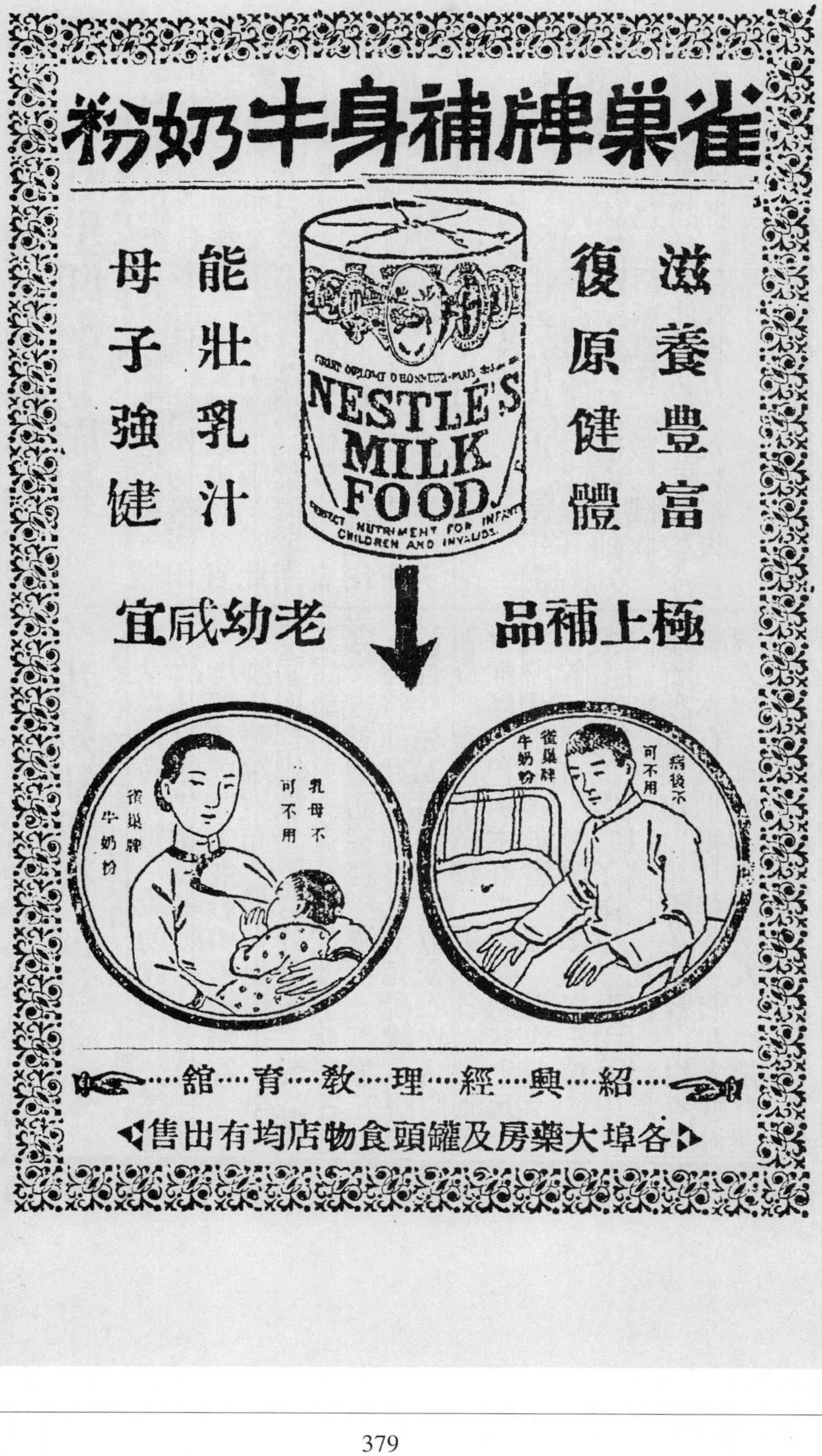
雀巢牌補身牛奶粉
滋養豐富
復原健體
能壯乳汁
母子強健
NESTLÉ'S
MILK
FOOD
NUTRIMENT FOR INFANT
CHILDREN AND INVALIDS
極上補品
老幼咸宜
病後不可不用
雀巢牌牛奶粉
乳母不可不用
雀巢牌牛奶粉
紹興經理教育館
各埠大藥房及罐頭食物店均有出售

本社星期增刊廣告

▲本刊再版彙訂成册

一 本刊發行以來 各埠函請補寄第一號起全份者 日多一日 無如初次印出之數 早經無存 以致難以應命 實屬抱歉 近又蒙各埠函囑再版 爲此擬將自第一號起如數再版彙訂成册 計兩大厚本 共有四十餘萬言 定價大洋一元 陽歷一月發行 凡在出版前預購及以前曾經函訂者 均六折 外埠加郵費七分五厘 因紙本重大 故較原定價不得不酌加也購者諒之

▲本刊再版招登廣告

二 本刊自第一號起至五十號止 全年擬印再版 凡刊內原有廣告 惠登者如願再登 請於陽歷十二月前函來通知 俾可照登 價照原登之數 減收一半 以答高誼 此次再版 印數較多 又彙訂成册 廣告效力 永久不失 幸毋忽之

現欵酬答代派星刊者

◎今年一位明年更要推廣

本社啟

本社爲推廣銷數 兼助代派諸公與會 故凡月報代銷最多數第一至第三位 均將各處贈書並社中書籍酬答 均於歷年報端宣布何人得何書 今年星期增刊銷數三倍於月報 皆是代派諸翁的力 查一人代派上百份者七處 吉林賀初善君 派至一百零五份 特將助欵中劃出二十元現款 酬答賀君 先函通咨 或滙金或收入明年報資 至明年銷數 更求各處代派格外推廣 已由本社主任特助五十元 擬酬代派最多數者一位 現洋二十元 餘三十元 分酬次多數者三位 如最多數者同數有了兩位 再由社中他友籌助二十元以酬之 凡四方同志 幸祈踴躍將事 如不在多數 得不到酬 亦有照章相當利益 倘在多數得酬之列 雖所定報紙送人 亦是有趣

中華民國九年十二月二十日出版
紹興醫藥學報第十卷第十二號
（原一百十六期）

歡迎轉載

編輯者 紹興裘慶元吉生
發行者 紹興醫藥學報社
印刷者 紹興印刷局
分售處 各省各書坊

紹興醫藥學報 第十卷第十二號

報價表

新報	全年	半年	一月	
冊數	十二冊	六冊	一冊	代派或一人獨定十份者八折五十份七折郵票抵洋九扣算空函恕復
定價	一元	五角半	一角	
舊報	一至十三期	十四至十七期	十八至四十四期	四十五至九十二期
定價	五角	三角	八角	四元八角
郵費	中國 加一成	日本台灣 加二成	南洋各埠 加三成	

廣告價表

等第	地位	一期	六期	十二期
特等	底面全頁	八元	四十四元	八十元
上等	正文前全頁	六元	三十三元	六十元
普通	正文後全頁	四元	二十二元	四十元
注意	所稱全頁卽中國式之一單面外國式之一			
	一配奇如登半頁照表減半算			

明年定報例

◎增加二角

本社月報明年改爲全年一元二角郵寄仍寄費六分星期增刊改爲六角郵寄仍寄費二角五分此因紙價昂貴不得不然閱者諒之惟在陽歷一月出第一次報之惠欵預定者均照舊不加以副閱者高誼惟無論個人購閱或代派報資均祈先惠即前次本以先寄報紙之代派諸公本爲維持本社熱心者亦乞諒其苦衷照章辦理俾社中易於週轉感激萬分

新書出版

◎國醫百家第七　大增刋第六

國醫百家第七種雪雅堂醫案　已預告於第六種書內　現在書已出版　本國連史紙洋裝兩大册　大洋七角　郵寄加費五分　大增刋第六每册改價五角亦已出版　郵費五分

◎本社又出新書一種

醫案夢記　爲吾越徐守愚君遺著　徐君本政界人　所診皆膏粱重症　治法皆古方活用　足開醫學心靈　書係木刻　經本社主任裘吉生所藏　現特印行　歸社中發行　以期流傳　計二厚册　定價四角　外埠加郵力二分五釐

◎醫學衷中參西錄

直隸鹽山張錫純君所著　醫學衷中參西錄　風行一時　本社社友常向社中函問購處　現在印至三版　書已寄到社中代售　洋裝兩厚册　定價大洋一元五角　外埠加郵力七分五釐　不折不扣

◎中國診斷學實用

本書爲社友時逸人君所輯　以科學的系統採取中國固有之學說提要鈎元彙成一册　原定售價　每册大洋一元四角　各地社友　明知爲精要必讀之本　奈多因價貴而裹足　現在時逸人君慈善爲懷　寄到　本書一百册歸本社發行　願將所得之價　如數歸本社直接滙解西北災區　從此購者既得有用之要書　又盡賑災之義務　一舉兩善　想爲明哲君子所贊成焉

本社報費　皆是預收的間有數戶閱報及代派處未付報資　亦須到節惠繳　因本社既不登賬本無收賬的人　乃現在欠費各戶　尚無惠來務祈從早寄楚　郵滙不便　可用半分頭的郵票代洋

紹興醫藥學報社啟

閱報者鑒

啟者辱處預定敝報至本期止已經寄全務祈惠款續定俾再按期郵奉並望推廣爲禱特此佈聞

紹興醫藥學報社發行部敬告

中華民國郵政局特准掛號認爲新聞紙類

紹興醫藥學報

第十一卷第一號

百期紀念增刊已再版

本報爲從多數閱者之要求改中國裝訂內各門均銜接出版俾刊完各種可以一一彙訂成册去年月報未完者今年首先接排無誤惟其中多接自百期紀念增刊故閱者屢次催印該書再版現在已在發行每册定價仍五角加郵力五分

藥醫學報社啓

紹興醫藥學報

第十一卷第一號

紹興醫藥學報

第十一卷第一號

請觀醫士馬筱亭君之答於一切婦女詢問疾病者

或問面色黃萎有何法可使紅潤耶或問身輕體瘦何法可能加重可使强健耶以上所問乃是各處婦女操勞過度血氣虧損者皆須如此詢問也玆有馬筱亭醫生者乃是蘇州著名內外科醫士其所答之辭正合以上所詢問請觀其原函辭意欲告知中華各處婦女之患疾病者如有夫爲其妻有病或爲其女子爲其母欲求康壯復原不可不閱此證書也馬筱亭醫士來函云鄙人習醫三十餘年中藥以外常考及西藥蓋世紀進化不妨精益求精非爲眩人耳目實欲便利病者計如婦人久病畏服湯藥者常以貴醫生紅色補丸與之所治經事不調肚腹疼痛或血弱色淡汗脈不和血液不潔產後諸虛百損均極效驗又貴大醫生所製清導丸治男婦肝陽上升腦筋掣痛腸胃積滯或腸燥便艱肛門碎裂便中帶血服之亦稱神效可謂萬試萬靈男婦戒烟之後嘗服此兩丸不但轉弱爲强並可添精益髓調經種子嬰兒肥壯特具此證書並呈照片一張以爲環球諸君告馬筱亭醫士所稱頌之韋廉士醫生紅色補丸乃是天下馳名補血健腦之聖品且亦爲各國名醫所信賴者也凡經售西藥者均有出售或直向上海四川路九十六號韋廉士醫生藥局函購每一瓶英洋一元五角每六瓶英洋八元郵力在內紅色清導丸乃是利大便平肝火之妙劑每一瓶英洋六角郵力在內

●衛生小書奉送諸君　玆有精美衛生小書名曰忠告婦女如欲索取只須寄一明信片至以上所列地址原班郵奉一本可也

紹興縣西橋南首和濟藥局發行常備要藥及書目

消暑七液丹 每方二分四	立消痱子粉 每袋二分	滲濕四苓丹 每方二分
萬應午時茶 每方一分	查麯平胃散 每方分六	痧氣開關散 每瓶五分
急救雷公散 每瓶一角	霍亂定中酒 每瓶一角	回陽救急丹 每兩二角
急痧眞寶丹 每瓶一角	瘧疾五神丹 每瓶一角	痢疾萬應散 每服四分
喉症保命藥庫 每具一元	沉香百消麯 每方分四	樟腦精酒 每瓶二角
葉氏神犀丹 每顆三角	太乙紫金丹 每顆二角四	飛龍奪命丹 每瓶一角三分六
開閉煉雄丹 每兩八角	立效止痛丸 每瓶三角	厥症返魂丹 每粒二角四
萬應保赤散 每瓶四分	金箔鎭心丹 每瓶三角	肝胃氣痛丸 每瓶二角
鴉片癮戒除法 二册三角	增訂醫醫病書 二册五角	痰症膏丸說明 一册一角
規定藥品商榷 上册三角	喉痧證治要略 一册六分	瘟痧證治要略 一册三角
臨證醫案筆記 六册一元二	先醒齋廣筆記 四册一元	愼齋醫書 二册近刊
秋瘟證治要略 一册一角	幼幼集成 六册二角	潛齋醫學叢書 二元五角

向本報刊登廣告之利益

一本報係載全國醫家互相討論之學術故月刊星刊均是前後接續可以裝訂成書所登廣告效力亦永遠存在

一本報爲全國病家顧問之機關故凡閲報之人皆爲急欲求藥之人登藥物廣告於本報其效力自大

一本報辦理月刊已十年因四處來稿過多故增加星刊全國信仰無待本報之自誇所登廣告亦易取人信

一本報銷路不限於一區域如各省各鄉及南洋各埠台灣等處皆到廣告效力亦自普及

一本報銷路又不限于一社會平常記載學術之報章皆限於一個範圍人之購閲如載教育者商業人不看載商學者教育界人不看本報爲講究衛生及對病者謀治法人人有防病或一時不豫者故看本報之人不一定社會廣告之效所以亦能及各社會

一本報月刊一月一出星刊一禮拜一出篇幅文字均極簡明定價極廉不多費閲者之光陰與經濟故人多歡迎登入廣告同爲人所歡迎可知

一以上所述如是而本社廣告何以不多於他報章此亦當說明因本報爲謀病者之福利與誘導普通人之衛生智識凡未得本社所信爲有益無害之藥品卽出重資委登廣告本報亦不肯因自得小利而貽害大衆也

000215

◎海內外藏書家鑒

中國醫書汗牛充棟各家藏刻流通者少致日久歸於湮滅此豈先人著作時初願所及耶本社竭力搜求凡藏有各種醫藥書籍者務祈開明書目卷數版本等示知本社當出重資相求幷可代爲流傳發行

本社發行部啓

介紹名著

鮓溪單方選鮓溪外治方選重古三何醫案爲吳郡陸晉笙先生所手輯合印五厚册用中國裝訂油光紙定價八角白連史紙定價一元其單方爲類一百三十五外治方爲類一百一十七共爲方五千三百有奇何氏方案爲一百七十二道即青田何書田先生家三世治驗之錄書田先生居北幹山下號北幹山人陸定圃先生冷廬醫話盛稱之其著作世所欲覓而不得者先生與何氏世交因而得其遺墨而彙刋之今書已到社除分贈外所餘不多欲購讀者幸勿失於交臂

本社發行部白

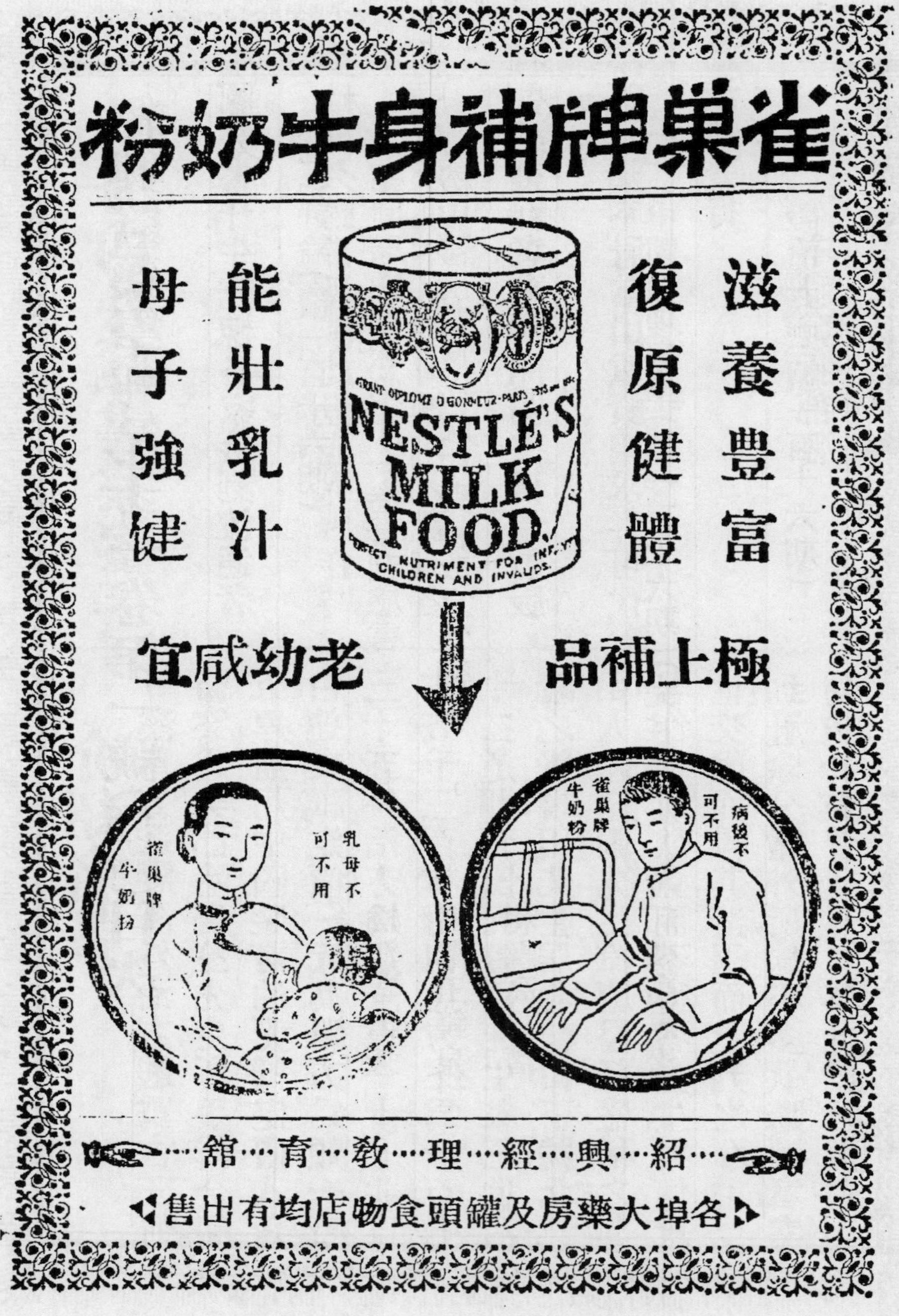
雀巢牌補身牛奶粉
滋養豐富
復原健體
能壯乳汁
母子強健
NESTLE'S
MILK
FOOD.
極上補品
老幼咸宜
乳母不可不用
雀巢牌牛奶粉
病後不可不用
雀巢牌牛奶粉
紹興經理教育館
各埠大藥房及罐頭食物店均有出售

紹興醫藥學報第十一卷第一號（原一百十七期）目次

論文

學術

雜著

蜉溪醫述第一種第二種出版廣告

本社前所代售蜉溪三種卽「單方選」「外治方選」「三何醫案」爲吳郡陸晉笙先生手輯收採之精早在購閱者同深賞鑒本社特函請先生將蜉溪醫述十五種全書寄社發刊以餉海內現在第一種「外候答問」白連史紙印中國裝訂六册計大洋八角第二種「病證辨異」白連史紙印中國裝訂四册計大洋六角皆已出版二書皆集內經以至明清各家之精華分類編述爲臨證診斷之完書且得此二書無異備數千年來古今醫籍於一處而作參攷也　本社啓

寄售玉歷良方

本書爲大昭汪君所輯經驗良方取便賤驗三字而採收以濟世經昭文俞君復輯續錄分科增入越數年俞君又續補之每方更加以注期選用者無誤初版爲仁和金肖農先生校刻轉至吾越而蟲蝕鼠嚙損毀已極經本社裘吉生君備價購得將家藏初印者校勘補刻完全出版由本社發行每部四册定價大洋四角外埠加郵一成

紹興醫藥學報社發行部啓

紹興醫藥報第十一卷發刊感言

松江曹伯衡

登高自卑行遠自邇理所必然勢所必至者也計吾紹興醫藥報之發刊也十卷於今焉自一號而一卷而十卷其號數而卷數固月有增加其報內之學術固亦月有進步否耶抑徒月增其號數而不進步其醫藥之學術者亦何貴有此醫藥報哉語云優勝劣敗天演公例當此學術競爭世界而紹興醫藥報獨能巍然爲中流砥柱不受天然之淘汰抑且㓗㓗乎日上不惟執中醫之牛耳紙貴洛陽行將爲醫藥報之泰斗則其學術之進步與否不言可知矣此後報卷之增進正無量數無恒河沙數也雖然過去十卷之得日有進步者得有十卷醫藥之進步耳則未來之無量數無恒河沙數之進步發達是必有無量數無恒河沙數之醫藥進步以副之則可不然此十卷之功易底於成而十一卷而二十卷既非易易抑其難於立足更有百倍於過去之十卷者何則葢新醫潮流愈形澎湃則中流之國醫勢必愈受激蕩後此

十卷之關係正國醫存亡之關係所謂千鈞一髮此其時矣茫茫來日苟不憤發所爲精進以闡揚國粹以堅國人信仰則危危後顧國醫前途殆如累卵醫藥報尤其小焉者耳然在今日平心論之本報幾執國醫之牛耳則實爲國醫之樞紐本報而發達則國醫盛否則國醫衰國醫之盛衰全視乎本報爲轉移而本報之盛衰尤視乎同志學術之進退是同志莫不負國醫盛衰之重任而醫藥報之由十一卷而二十卷猶其小焉者也噫同志諸公乎盍各負此重任以奮進乎盍各奮進以荷此重任乎語云元元本本數始於一莊子云一與言爲二二與一爲三自此以往巧曆不能得則紹興醫藥報自後十一卷而百千萬卷莫不隨同志諸公之醫藥進步而無量數無恒河沙數以至巧曆不能得也今日之十一卷猶自卑尤自邇耳不知吾同道諸公其亦以爲然而亦將有感於斯夫

續中醫術改良必賴中藥物改良爲輔說

盛澤王鏡泉

駒光如駛回憶初上此說時忽忽乎已周歲矣今特續陳斯說以博閱者之莞爾焉慨自邇來疾疫繁興醫界混淆而目擊心傷者有謂宜取締醫生爲當務之急有謂不宜取締醫生爲仍舊之貫各執一見如冰炭之不相容此正鄭子產所云人心不同如其面實有不能强同者也然就鄙人持平論之取締醫生固可不取締醫生亦未嘗不可蓋中醫之見絀於西醫者詎盡關醫術之不良哉特大半見絀於藥物耳中醫之官料飲片弓矢也西醫之藥水藥精藥粉藥膏藥丸藥丹槍礮也譬之戰鬬間挾弓矢而與快槍利礮相角逐士卒雖武勇絕倫其能免於血肉橫飛哉勝負之不敵昭昭在耳目前矣且也煎煑需時社會多嫌其未便某藥去心某藥去節某藥去毛某藥去沫某藥先煎某藥後入種種手續藥鋪既有遺忘之失病家亦有舛錯之處以視西藥之藥水藥精藥粉藥膏藥丸藥丹一得即可服者其勞逸奚止逕庭之判乎故藥物萬萬不可不改良改良云者改官料飲片爲藥水藥精藥粉藥膏藥

丸藥丹也官料飲片既改爲藥水藥精藥粉藥膏藥丸藥丹得富有學識經驗之醫而選用之善其事利其器倘慮其不足與西醫並駕齊驅哉信乎粹華製藥廠之言曰吾國醫藥之頹放始泰東西新學家之誹議非吾醫界治法之不知改良實由於藥物製煉太封故步蓋西藥能博社會之歡迎者在以少勝多取用之便利而西藥之足以制勝者亦罔不由斯斯數語誠確鑿不移鄙人深望製藥廠早日告成創中華未有之觀開藥界紀元之幕由一隅而通行全國西法中用雙方並進果如是醫藥界自無不蒸蒸日上矣顧或謂中藥物改良中醫術亦必盡改良近來醫界中之改良者雖不乏人然固執不通一成不變者亦實繁有徒而況際此米珠薪桂侘傺無聊之輩爲餬口計一知半解醫理卽自命爲醫出而問世若輩詎知改良耶惟余以爲若輩固不知改良然若輩豈果能徼倖成名乎卽間有徼倖成名者亦不過暫時行險久之終不能欺人譬諸雪人肢體非不臃腫也日一出而卽消化矣其歷久

而鄉黨閭里無間言者、大都其人天分人功、兩擅其勝、而又圓轉如環、無膠柱鼓瑟刻舟求劍之爲、宜古宜今、超出尋常萬萬、始足以膺司命之權、不然人同是耳目同是心思、誰肯以寶貴之軀、而冒昧嘗試哉、猶憶嚴平伯之言曰、時醫雖良莠不齊、人民延醫尙可自己甄別、蓋人至疾病時、必擇良醫而求治、此其大較也、所以中醫術改良目的、惟當立醫會醫院以磨礱攻錯、興醫學醫校以研究練習、編輯中西會通諸醫書、以範圍曲成後進、其他則無關緊要、可重可輕焉已矣、若論中藥物改良、爲斷不容止之舉、爲迫不容緩之圖、及此而易轍改絃、則見兎顧犬、猶爲未晚、亡羊補牢、猶爲未遲、儻再因循坐誤、則日復一日、月復一月、年復一年、眞正不及矣、蓋中醫術改良、必賴中藥物改良爲輔、有如築室興其役、須定其基、有如治河獲其源、易尋其委、明眼人諒勿河漢斯言

新年的新語

和縣高思潛

新年新年你又來了嗎吾人歡迎你的聲浪你觸着了嗎去歲裘吉生君說的「去舊生新之預備」那一句話你當然是預備了我現在所具的這個「新」的希望你能夠叫他實現出來嗎

我這個「新」的希望是什麼樣呢讓我慢慢的把他寫在下面

現代的精神是德謨克拉西德謨克拉西的精神是改革是獨立是進取是奮鬭是公開是互助鄙人就希望我們醫界中人都具有這等精神應用於醫學上叫我國醫學有非常的發展

(一)改革　我國醫學從戰國到今日著述上什麼陰陽五行連篇累牘的糾纏得一個不亦樂乎這些話簡直和印度古時人風說希臘古時四液說一樣在歐洲早已把神話革除從實際上着想所以有今日驚人的進步我們要想我國醫學昌明是不能不從事改革的了

(二)獨立　中醫學是國粹裡面的一個所以我們一定要維持他獨立但是能夠獨立有獨立價値的是黃帝時候的醫學因爲黃帝聖明天縱他所說的盡是有經驗的話並且精微廣大的地方很多我們現在唯一的責務就是搜討靈素發明他的微言秘旨拿來樹獨立的根基

(三)進取　天下事沒有一蹴即幾的道理黃帝時候的醫學不能夠登峰造極也是當然的事情但是醫學不進就是退退的就要被進的淘汰我們今日要想我國醫學進步競爭於天演的中間除非是大家抱進取的决心竭力去硏究那才能夠達到目的呢

(四)奮鬬　有兩種魔鬼最會誘人失敗一個是倦心一個是阻力我們要抖擻奮鬬的精神把他戰敗這個改良醫學的大事業才可發展出來呢

(五)公開　我們醫界中有一個大毛病就是自私自秘裘君在去歲報上說的最

痛快所望於今後大家者就是取公開的態度無論有精微的心得或是靈驗的效方必須用種種方法叫人一齊知道日積月累聚少成多醫學就漸漸兒跑到完備的地方了

(六)互助　發展醫學的事業是大的責任是重的不是一個人能彀做到能彀擔任的一定要策合羣力一致進行的那麽醫報是交換知識的機關我們就該當用財力或學力輔助他了醫會是互通聲氣的機關我們就該當創辦他了醫校是製造人才的機關我們就該當提倡他了

我的希望和辦法像上頭所說的雖然不很容易大概也不甚難我於是又從新呼新年道新年新年我最歡迎最能去舊更新的新年你本着德謨克拉西的精神去着實努力把我這個「新」的希望早早的實現出來罷

我再叮嚀囑咐你新年啊你千萬不自棄

我再把他申說一番一種病既是區別中又有區別那麼我們在幾個地方治一種同原因的病要想達治愈的目的是不能率而的混同施治了譬如患瘧疾的誘因是熱自然是用白虎湯了要是在容易受濕的地方夾帶些微濕象出來就要用蒼朮白虎的法子不然是無功的但是這個還在其次最差之毫厘失之千里的就是食瘧保和湯平胃散是食瘧的效方但這是指着普通的說若是在容易受凉的地方就要加發汗藥在容易中寒的地方就要加溫煖藥推之熱地加清凉藥濕地加清利藥瘴地加芳香藥這才藥和病情適合病就容易痊愈倘如不細細審察他的處地只是死執着他的病因我恐怕越消導正氣就越傷邪氣就越熾了

我再舉一個不曉得地理病重要的故事出來做本篇的結束罷俞弁續醫說說聖散子方因東坡先生作序由是天下神之宋末辛未年永嘉瘟疫服此方被害者不可勝紀余閱葉石林避暑錄云宣和間此藥盛行於京師太學生信之尤篤

殺人無數醫頗廢之昔東坡謫居黃州時其地瀕江多卑濕而黃之居人所感者或因中濕而病或因雨水浸淫而得所以服此藥而多效是以通行于世遺禍于無窮也弘治癸丑年吳中疫癘大作吳邑令孫磐令醫人修合聖散子遍施街衢并以其方刊行病者服之十無一生率皆狂躁昏瞀而卒

這就是不曉得地理病重要的害處我們能不引爲前車之鑒嗎

四　分部

我們今日研究中國地理病對於分部的方法應該怎麼樣呢對待說五方說五分說都太簡單了氣類說又嫌散漫了九州說是不適用了我的意見是根據九州說的意思採用今日地理學家分部的方法做經把五方說氣類說拿來做緯

地理學家依天氣的不同種類的各異江河的分佈把中國分成八部一黃河流域二長江流域三珠江流域四滿洲五蒙古六靑海七新疆八西藏我且把這八部的

省分天氣和地勢略略的表說一番

第一部黃河流域　本部處在全國的中間共六省一直隸二山東三河南四山西五陝西六甘肅氣候夏天不甚熱冬天卻冷的很山西的西邊冷的更厲害地勢陝西甘肅山西據黃河上游地多高峻直隸河南在他下游有大平原縱列其中山東一角突出海外甘肅西北半省伸到蒙古青海新疆的中間所以地土多沙雪荒漠天氣也就酷冷異常和內地不同了

第二部長江流域　本部處在黃河流域和珠江流域的中間共七省一江蘇二浙江三安徽四江西五湖南六湖北七四川天氣大抵溫和夏熱不過九十度冬寒不下二十度地勢平坦長江橫貫他的中間因此近水的地方就窪下些只有四川地勢獨高全省山嶺叢錯所以冬日不甚冷夏天就很熱的

第三部珠江流域　本部處在全國的南面共五省一廣東二福建三廣西四貴州

五雲南天氣和煦南邊入熱帶更覺得炎熱異常冬日也是溫暖不容易見冰雪的地勢大半平坦惟貴州廣西多山所以天氣就寒暖無常不能和他省一致

第四部滿洲　本部處在全國的東北方面共三省一奉天二吉林三黑龍江氣候夏天極熱均數在九十度左右冬季最冷甚至到冰點下十度但熱期短寒期長三省都差不多的地勢東北多山西南從奉天到海盡是平地

第五部蒙古　本部處在全國的北方天氣冬天常寒夏季天裏雖然是熱但到了夜間就依然冷了冷熱相差有五十度地都是高原出海面三四千尺有一塊極大的沙漠橫貫在本部中間

第六部靑海　本部處在長江黃河流域的西面天氣是很寒的地勢是多山的長江黃河的來源都在這個地方

第七部新疆　本部處在全國的西方氣候多寒少暑多風少雨地勢高峻天山橫

亙他的中間西北方多大川東南方有沙漠

第八部西藏　本部處在全國的西南方而氣候頂不齊夏秋的時候高地方嚴寒就像冬天一樣山谷中卻又蒸熱如焚空氣乾燥食物不要曝就自己乾了地勢多山南邊有喜馬拉雅山北邊有崑崙山都是世界極大的山所以人說西藏是世界第一高原

五　各部疾病的略說

鄙人年紀幼稚見聞隘陋外而情形大都不知道何況全國的疾病呢不得已且把平日看過的書有關於地理病的思索出來寫在下面充充篇幅罷

第一部　地處在寒帶所以無赤道各種的熱症地勢高燥濕病也是沒有的只是民氣夸悍食麥嗜乳往往不曉得節度因此消化器病就來了天氣寒冷眞傷寒是本部獨有的病別的病大概因寒的也較多地勢既高雨澤又少黃河復常常潰決

丸藥丹也官料飲片既改爲藥水藥精藥粉藥膏藥丸藥丹得富有學識經驗之醫而選用之善其事利其器倘慮其不足與西醫並駕齊驅哉信乎粹華製藥廠之言曰吾國醫藥之頹放貽泰東西新學家之誹議非吾醫界治法之不知改良實由於藥物製煉太封故步蓋西藥能博社會之歡迎者在以少勝多取用之便利而西藥之足以制勝者亦罔不由斯斯數語誠確鑿不移鄙人深望製藥廠早日告成創中華未有之觀開藥界紀元之幕由一隅而通行全國西法中用雙方並進果如是醫藥界自無不蒸蒸日上矣顧或謂中藥物改良中醫術亦必盡改良近來醫界中之改良者雖不乏人然固執不通一成不變者亦實繁有徒而況際此米珠薪桂侘傺無聊之輩爲餬口計一知半解醫理即自命爲醫出而問世若輩詎知改良耶惟余以爲若輩固不知改良然若輩豈果能徼倖成名乎即間有徼倖成名者亦不過暫時行險久之終不能欺人譬諸雪人肢體非不臃腫也日一出而即消化矣其歷久

製造的地方近來已從上海移於長江附近各巨埠了白喉症在浙江和江蘇南方頂占勢力幾乎年年都要流行一次霍亂一症也是幾乎無年無之赤痢瘧疾諸濕熱病在本部已成了夏秋間的流行病惟啊咪吧赤痢只限在上海一隅脚氣病不像第三部盛行又限在江南惟江北有時亦發現本病大約因爲天氣潮濕的原故眞傷寒症在湖南湖北或有之若三江殆屬罕覯浙江的蕭山紹興等縣獨產薑片蟲江蘇的崇明獨產癭症這皆是純粹的地理病

第三部　本部位在熱帶凡赤道熱性傳染病像霍亂鼠疫紅痧疫痧赤痢瘧疾脚氣平安病等病無不有之沿海一帶受他的害比內地更甚廣州香港厦門汕頭等處華洋雜處商務興盛所以花柳病肺癆病也就跟他興盛梧州居民多患膀胱石症雲南爲產生鼠疫的地方貴州和廣東西一部分寒暑不齊山林放瘴旅居的人被他侵襲是不能免的

第四部　本部的疾病和第一部略同牛莊爲本部的巨埠外來傳染病像鼠疫霍亂等症常常見之而前清宣統年間的鼠疫尤爲利害才起的時候在傅家甸後來蔓延到各地方死的人有十餘萬之多閟痧俗名滿洲病就是從本部輸運到各處的

第五部　本部的人民大半以畜牧爲業惟其去來無定食事也就隨之無定所以蒙古的地理病當算消化器病爲最多此外若疫患亦往往而有前年的肺炎性鼠疫就是發生在內蒙綏遠拉薩期地方的

第六部

第七部　上頭二部從來未看見過報告所以就不能臆說了料想這二部旣屬寒帶則疾病屬於寒性的當較多這是可想而知的

第八部　亦和上同惟據某外人言藏中多白喉痺症食滯皮膚以及眼科諸病

六 地理病的原因

地理病有三個原因一天時二地勢三人事前者爲天時的地理病後者爲人事的地理病中間爲純粹的地理病

屬於天時的有三種

(一)光線 窨穴山谷坑內的居民容易發貧血瘰病虛弱等病就因爲光線不足的原故

(二)空氣 常居室內不外出的人酸素吸取減分或阻絕就容易發咳嗽痰飲貧血等病

(三)氣候 可分三種

(A)寒 寒帶的地方居民大抵强壯各病的中間算凍傷和感冒最多風燥隸屬之

(B)溫　溫帶的地方人類生長最良諸病都有呼吸器病尤多濕隸屬之

(C)熱　熱帶地方的人民體質薄弱精神弛緩血液分配不正消化機遲鈍對外因的抵抗力弱容易罹傳染病熱病日射病消化器病泌尿器病

屬於地勢的有二種

(一)山　可分三種

(A)山　山的高處空氣稀薄養氣缺少久居高山的人容易發山病和充血

(B)高原　空氣清淨地質乾燥所以能催進新陳代謝機致奮興作用爲肺癆療養最好的地方惟易罹心臟病精神病

(C)森林　溫寒二帶的森林夏日清凉是避暑最好的地方熱帶森林就不然寄居其中的盡是毒蛇猛獸時常吐出那一種毒厲的氣味人一觸着就要害瘴病咧

(二)水　可分三種

(A)水　不潔地方的水裡面含的病菌和蟲卵極多飲用這水的人容易罹傳染病和寄生虫病若是含有他種雜質更是各種地理病發生的根源

(B)海濱　空氣清潔氣候溫和所以能亢進新陳代謝機致安靜作用爲精神病肺癆病療養適當的地方只是交通便利別地的傳染病容易輸入

(C)低地　空氣濕潤濕熱病最多

屬於人事的有五種

(一)生活　腴地多富瘠土多貧貧人多患流行病風濕骨痛中暑肺病腸胃病富人多患肥胖病消渴病慢性胃病眼病中風陰虛楊梅淋濁等病

(二)飲食　分量太多或太少咀嚼不全時候不正冷熱過度調合失宜像這種種都能妨害消化器叫消化器生病其他食腐敗肉類就發胃腸炎食腐敗穀類

就發麥奴中毒和脚氣病

（三）嗜好　多飲茶酒能夠弛緩胃腑侵害神經易發胃病和腦病若過用雅片烟草就侵害中心神經促人壽命較茶酒更利害了

（四）職業　如漆工易患漆瘡石匠多罹呼吸器病等類

（五）意思　如貴婦人帶下病就多愛老人耳目痺病多愛小兒小兒病就多病的多少是由人意思造成的

七　地理病的診斷和治法

古來關於地理病的診斷和治法有種種的成語臚舉在下面

活潑潑地如盤走珠

神而明之存乎其人

不拘一格

不設成心

以上的話都是療治地理病的主眼我們對於地理病要想診斷明瞭治法效驗這些話就要仔細咀嚼反復思維奉他像金科玉律一般那才能達到目的咧

八　作者的希望

我說到這裡話已完了於是把我草這編的希望寫在下面

(一)醫師對於地理病素有研究臨床上自可不拘成法收治愈的效果人民每年的死亡率定必減少

(二)蒙古青海新疆西藏等處與本部隔絕人民不相往來感情淡薄好像異域一般地理病學家倘出發該處實地研究對於該處人民的感情自必融洽庶乎合五族爲一家的話在精神上能夠實現出來

(三)外國赤道病學研究家所到的地方就是彼國勢力所到的地方我遠祖黃帝

是地理病學創始的人所以史書上說那時候的土地「東至於海西至於空桐南至於江北逐葷粥」但這必須政府有能力爲醫家後盾是不能全然責備我們醫家的

（四）鄙人最後的希望就是讀我這篇的人受了我的影響去實力研究地理病有了心得就送到紹興報上和大家研究請一個著名學者用科學的系統編出一部完備的中國地理病學出來叫我們都有個方針那就是我們的幸福了

我這一篇紕繆百出訾不勝訾我本來是不願出醜的但我既抱這四個希望若默而不言這希望怎能夠達到呢韓愈說「莫爲之前雖美弗彰」胡適說「自古成功在嘗試」我本着這兩句話所以就不揣鄙陋冒昧發表了

中國地理病學終

〔一〕告乳汁自流之母　乳汁時常自流不知者以爲乳母氣血壯盛滿而溢出多不介意不知乳汁自流大耗氣血實亦病也可治而愈治之之法當分熱溢虛溢二種熱溢者其乳氣必極臭其乳汁必濃濁再察母體必有熱象可證虛溢者其乳氣亦腥淡其乳汁亦清薄再察乳母亦必有虛證可參兒飲熱乳遺染熱證兒飲虛乳兒難長育如遇此等乳汁皆當調治乳母爲要若不爲意而忽之非但小兒必有疾病之患即乳母異日亦必有血枯經閉之慮可不畏哉若因熱而溢者當清胃熱爲主以乳汁爲陽明氣血所化且乳房本爲胃經所過故治熱溢者不可不先清胃熱如人參白虎湯或玉女煎之類但石膏宜煨用不可生用胃熱一清乳自不流虛溢者法當大補氣血爲主但使氣血壯盛乳汁自有收攝之力如人參養榮或十全八珍遂母體之宜而調補之乳自收矣

〔二〕告乳汁不行之母　乳汁不行當審其婦之虛實虛者宜補實者宜通每見世

俗乳母無乳概用姜蠶通草王不留行等强逼之法逼之不下遂諉於命豈知乳汁由於氣血所化耶氣血衰而强逼之何異竭澤捕魚不仁甚矣如因乳母氣血衰弱而乳汁不行者當用十全八珍或六味地黄滋水養肝之法補而行之乳汁自多若果氣血無恙但因氣脈壅塞或初產乳道未通不妨照前法用通草留行之劑而暫用之既通之後即停其藥不宜過通以傷母元

有等氣血壯盛之婦乳汁過多兒不勝食以致乳汁內瘀逆於肉裡乳房沿皮潰爛兒吮其乳痛不可言予舅嫂曾患此症百治無效必待小兒斷乳之後乳汁下行方免此苦後又患此自新產七日後爛起已爛至八個月予遂擬免懷湯法用桃仁二錢紅花一錢川芎二錢歸尾三錢以破瘀用淮牛膝三錢使之趨血下行再加神麯二錢炒麥芽三錢以消乳一劑痛止脹消再劑全愈更不用第三劑愈後其乳汁並不缺乏適敷小兒日用之乳所謂有病則病受之也

附兎懷湯　治乳多食少

赤芍　當歸　紅花　牛膝　水煎服

瘡瘍陰陽論

谿上江子卿

瘡瘍最要分別陰陽陰陽不分無從著手動手卽錯或謂陰陽分于氣血也不知氣血亦分陰陽之一端而不可執之以槩定陰陽也蓋瘡瘍有陰症有陽症有陰熱陰寒有陽熱陽寒有陰滯陽滯寒滯有陰陷陽陷有先陰變陽有先陽變陰名各不同也病不同而何以辨之陽症必熱陰症必寒陽症必實陰症必虛陽症之形必高突而腫起陰症之形必低平而陷下陽症之色必純紅陰症之色必帶黑陽症之初起必疼陰症初起必癢陽症之潰爛必多其膿陰症之潰爛必多其血陽症之收口必輕爽陰症之收口必沉重陰熱者夜重而日輕陽熱者夜輕而晝重陰熱者飲溫湯而作嘔陽寒者飲冷水而欲吐陰滯者色紫黑而不變陽滯者色微紅而不化陰陷

者色黯黑而不起陽陷者色紅黄而不起先陽變陰者始突而不平初害痛而後害癢也先陰後陽者初平而潰始患熱而後惡寒也陽中之陰者似熱而非熱雖腫實虛若黑而非淡欲痛而無膿卽浮而復消外盛而內腐也陰中之陽者似冷而非冷雖虛而實腫雖淡而似赤若燥而熱痛旣平而實突外淺而內横也陽變陰其人多肥陰變陽其人多瘦陽變陰者服凉藥之過也陰變陽者服熱藥之驟也陽變陰者多死陰變陽者多生以此消息之萬不失一苟以氣血分陰陽或以癰爲陽疽爲陰未爲通論葢癰疽各有陰陽必氣兼補而佐之消毒始能奏功甚速倘執陽病是氣而不敢用補氣之藥毋論未潰之前火毒不能遽散卽已潰之後肌肉何能驟生單用一味補血無濟於事也必補氣以生血則氣兩旺氣得而流通亦血得氣而充足何懼火毒之不散哉倘執陰病是血熱而不敢用補氣之味尤爲不可總之氣血不可失治而瘡瘍必當兼用之也惟是陰陽之症不可不分知是陽症可少用金銀花

化毒之品而輕佐之補氣血之味自然陰變爲陽而無陷滯之虞陽變陰而有生化之妙也若不明陰陽不分寒熱者悞人多多矣

瘡瘍用金銀花論

慈谿江子卿

瘡瘍必用金銀花者以金銀花可以消火毒也然毒實不同有陰毒陽毒之分其毒之至者皆火熱之極也金銀花最能消火熱之毒而又不耗氣血故消火毒之藥必用金銀花也以金銀花可以奪命不分陰陽皆可治之蓋此藥爲純補之味而又善消火毒無奈世人以其消毒去火而不肯多用遂至無功而且輕變重而重變死也若能多用何不可奪命於須臾起死於頃刻哉誠以金銀花少用則力單多用則力厚而功巨也故瘡瘍一門舍此味無第二品也所以瘡瘍初起必用金銀花可以止痛瘡瘍潰膿必用金銀花可以去眩瘡瘍收口必用金銀花可以起陷然此猶補陽症之瘡瘍也若陰症初生背必如山之重服金銀花而背輕矣陰症潰膿心如火焚

必服金銀花而心凉矣陰症收口瘡如刀割必服金銀花而皮癢矣然此猶陰症而無大變也苟痛癢之未知昏憒之罔察內可洞其肺肝外可窺其皮骨飲之而不欲食之而不知惟金銀花與同人參大劑治之亦可以奪命而返魂也誰謂金銀花乃小補之物哉而世人棄之者因識其小而忘其大是以他藥可以少用而金銀花必須多用也知金銀花之功力若此又何患哉

報駁左肝右脾解者書

鹽山張錫純

閱歲底月報有褚君淵明駁鄙人左肝右脾之解謂引證之四條皆不足憑第一條駁日繞地而行之說謂非日繞地乃地繞日是篤信西人之說也若以西人之說爲眞可信鄙人將有所疑問若果能切實明晰答此疑問以後三條鄙人必詳細答復若不能答此疑問是鄙人之引證皆對所駁者原係妄駁其餘諸條亦無暇再答復矣

西人謂地球運動有二種一以南北極爲軸每晝夜旋轉一次謂之自轉一以太陽爲中心而自循軌道進行一年繞日一周謂之公轉

西人又謂日輪之大其直徑八十六萬英里大於地球百三十五萬五千倍有奇距地約九千二百八十九萬七千英里

北極爲不動之恒星中西所共認也南行二百里測北極卽低一度北行二百里測北極卽高一度人之所共知也乃西人又謂日亦恒星不動地繞之而行將平繞之乎則或在日南或在日北其南北相距之點當爲萬八千六百六十五萬四千英里（數爲日距地二倍加日徑）將斜繞之乎則或斜而上或斜而下其上下斜距之點亦應如前數夫地而相距二百華里視北極卽差一度而地球自行一萬八千六百六十五萬四千英里（一英里約爲華里之三倍）人在地之一處望北極者其終歲高低之度竟無少差此何故也且地當繞日而南之時人在地上望北極必爲日輪

所隔卽偏上偏下不至正隔而北極之光亦必爲日光所奪何以居赤道北者終歲之夜無不見北極乎鄙人嘗南游漢皋遇英人之知天文者曾問及此事彼竟無言回答是知日繞而行原屬鐵案至西人地繞日之說原係夢語褚君又欲向夢中說夢耶葢鄙人生平志願不但欲振興吾中華醫學俾大放光明於全球之上且欲將西人天文家背謬之論一一表出各設疑問以問執無忌妄談之口也且鄙人左肝右脾之解原節錄拙著衷中參西錄之文其前原有爲友人劉仲友治的病案在（一未俱錄）按左肝右脾之理疏方卽隨手奏效此皆確有實驗豈徒托空談者哉

霍亂與痙症論

鎭江楊燧熙

夫足太陰所至厥氣上逆則民病霍亂（或爲腫脹）其位居中其色爲黃其應在濕其性喜燥掌中樞司清濁倘濕甚（或熱甚或寒凝）滯升降淸反下濁反上寒伏熱熱伏寒寒化火火化寒虛中實實中虛或肝鬱或食積等成否象反象變象治之法

必求因化其邪升其清宣其濁逆自平而揮霍撩亂之斯疫乃已也蓋轉筋者切忌入腹治以鷄矢白散（內容鷄屎白八錢吉安烏梅三錢去核木瓜三錢貫仲三錢吳萸七分井河水煎按此方不僅治轉筋凡霍亂利不止者治以此方爲最善寒症熱症皆宜燧得師傳救人甚夥如同志者預合藥末隨手施送則造福無量矣）轉者反戾也良由熱爍於筋筋被刺戟則攣瘈而痛世人以爲寒客於筋者誤也寒主收引然止爲厥逆禁固屈伸不利安得爲轉也轉者動也陽主動陰主靜熱症明矣俗云轉筋火之稱言之不謬夫轉筋多由熱甚霍亂吐瀉所致脾胃兩衰則肝木自盛而熱灼於筋故轉也此時已風自火出而有勝濕奪津之勢雖有肢冷之寒必有目赤唇紅齒干口渴渴欲凉飲脘腹捫之灼手爪甲紫赤或青吐瀉之色青綠或醬色或金黃甚則黑色或白漿等吐出酸穢瀉下惡臭令人不堪觸鼻小水赤少覺渴之眞熱勿以肢凉而投姜附爲無禁常見暑熱者服此卽斃可不愼哉且肝主筋上

應風木肝病生風致成轉筋轉筋不渴者未之有也夫諸熱瞀瘈諸逆衝上諸躁狂越皆屬於火諸轉反戾水液渾濁諸嘔吐酸暴注下迫皆屬於熱諸病水液澄澈清冷皆屬於寒此經旨之大概也然診斷權衡舉隅三反活法在心領神會耳至脉大可治微細不可治脈微遲氣息劣口不欲言神敗不支音微鼻煽肢冰不轉者不可治脈代可治脉滑數可治脈氣口弦滑乃膈有宿食雖吐猶當以鹽湯鵝翎探吐脈結促或隱伏或洪大治法應手亦有生哉脈長爲陽明本病脉微細欲絕少氣不語舌卷囊縮方爲不治霍亂之後陽氣陰液皆脫遺溺氣怯兼喘或膏汗如珠或躁欲入水或四肢不收舌卷囊縮皆爲死候夫乾霍亂俗名攪腸沙爲五亂之一忽然心腹絞刺作痛欲吐不吐欲利不利邪無出路須臾即斃命以鹽湯大吐之（邪有入必有出）吐中卽有發散之意主以五苓散傷寒論云瘡家不可發汗汗出則痙金匱言新產血虛故令病痙知痙由血不養筋故也然血虛陽旺即痙風寒濕鬱過亦

痙自喻嘉言陳修園於痙症頗有發明惟案傷寒太陽經症治有汗之柔痙主桂枝加括蔞治無汗之剛痙主麻黃加葛根雜病用之多不效何耶修園謂剛痙柔痙皆傷寒之兼見非痙之正氣其證似是而未能實指其所以然也愚謂傷寒爲冬月正病陰陽之氣不交慘慄肅殺病爲無形之風寒著人營衛而致痙治療尚不難也若東南卑濕之地長夏溽暑之時每多見雜病之痙邪不獨在無形之風寒抑且在無形之伏熱或肝陽胃熱等總總不一熱極生風風甚則然痙有內風外風之別其人營血本虧而或濕邪復浸潰腐變肌腠阻窒而不通雖服發表重劑點汗全無豈獨血虧筋燥已耶陳氏淺註云濕者是推其未成痙之前豈知濕食成痙濕化爲熱且爲痙之最深者乎傷寒則痙之無汗惡寒正同麻黃湯證治以麻葛汗竟不行非如因濕而濕痙阻營衛交通之路也客歲長夏劉友人歿於痙自後潛心研究方以當歸四逆爲最良（當歸　桂枝　芍藥　細辛　甘草　木通　大棗）此治陽虛濕

痙若陰虛熱痙以大小定風爲主後見陳道人幼幼集成亦以此治小兒之痙蓋方中細辛木通之力勝濕遠過葛根也雖然臨症之圓機活法必待仝志研究而行於病者不無小補云爾

肝左肺右說證 戊申年上海醫報

周小農

肝左肺右之說見於四千餘年之古簡註家既未得經義剖解生理學亦泥於形迹遂令廣大精微之素靈棄同覆瓿此淺學膚見之誤也憶曩從武進張聿青師讀經之餘以左肝右肺之義請益焉師曰肝生於左之生音甥起也動出也謂肝主生升之氣動出於左也註家解作音甡謂肝育於左非也肺藏於右之藏音[illegible]潛藏也謂肝主肅降之氣潛藏於右也註家解作音臟謂肺位於右亦非也誠以經義深奧左肺右肺非形位置乃左升右降之義也讀者因陋就簡焉有不誤者耶余自離師門閱歷十餘年益覺經義躍躍信而有徵嘗見有鬱悒之人脇脘攻痛熱氣上衝於嗌

作辣味或與辛通理氣之藥而罔效余作肝升太過膽汁上泛治以苦寒清肝而火平痛止古謂上升之氣自肝而出信不誣也又見有胸悶微咳氣短不可以行鼻塞大便艱難或與疎散潤腸而不效余作右降不及氣管窒塞治以開降肺氣而胸寬鼻通便亦暢行葉氏所謂肺鬱氣痺信有之也左升右降理與病符若茲則盈廷訟息矣固不必責剖解家不知髓生於腎筋原於肝而更以升降之理難之也

上海醫報通行既少且不續刊故重錄於右藉質通方

癰疽論

鎭江楊燧熙

夫世人在社會之上而欲謀健康之幸福者必飲食節之起居愼之嗜慾除之六淫避之七情制之四氣排之六慾遠之（耳聽眼觀鼻聞舌貪心帷意幄）方可樂叙天年否則焉有不病哉倘發于內者爲咳嗽痰喘腫脹虛癆鼓膈等發於外者爲癰疽發背對口疔瘡夫癰者壅塞也紅腫疼痛也陽症也其發暴屬於六腑其原因稟於

陽分積陽爲天陽氣輕淸易舉而上浮故焮腫成膿脫腐收歛較易於疽未傷筋而蝕骨治法稍易此癰之大概也疽者阻結也慢腫無頭不痛也陰症也屬於五臟其發緩其原因稟於陰分積陰爲地陰血重濁易降而下沈故難腫難膿難腐難歛傷筋蝕骨最爲難治此疽之大略也在年壯氣盛投藥相宜者則順年老及幼孩氣弱投劑不相宜者則險總之正不勝邪邪毒內陷則更危矣經以諸瘡痛癢皆屬心火火灼津傷絡道阻而血液壅臟氣虛而腑氣實六淫每有所侵七情乘之四氣感之六欲隨之此癰疽之媒介世人最易忽也乃營氣不從逆於肉裡致生癰腫膏粱之變足生大疽疽重而癰輕人皆知之然有陰陽叅半虛實夾雜寒熱表裡各殊症同性異施法種種如盤走珠醫之用方如將之用兵貴在平亂而已然誠於中者必形於外也今有湘鄉劉叔純君家人因此症而斃者三人故作此專爲研究之資料且又不得不感動於中也

再答竹餘祥君論鬼病

紹興陳守眞

足下示精神學治精神病之說以解釋吾所論之鬼病欽佩無似惟所答覆者終不免有所疑惑決不肯以鬼病而誤作精神病也蓋誠如君言鄙人欲啓後人之入治法門耳故研究此鬼病一門務當窮其理而在古書之外求之矣但足下以精神療法原意證之自宜受教然所云治之精神病與吾所論之鬼病大有分別因此又分析十號各條述之再請高明教正

第一條　吾自與君研究鬼病以來其最大之問題卽有鬼與否一節吾係主張有鬼者也故謂靑年子女因邪而動慾念淫鬼攝伏其間遂患鬼病君係主張鬼爲人之幻影無其物而有其名不能病人者也並謂吾所論之鬼病全屬精神作用故精神學可治精神病此一條之宗旨之不相同處爲吾與君所應研究之第一問題

第二條　人之靈魂脫離軀殼則爲鬼故死後之靈魂卽鬼也此佛敎之所以有涅

槃輪迴天堂地獄之名基督教之所以有末日審判往生天國之說（吾所論之鬼病：即惡鬼誘人作惡所致之病：）苟云人死氣散則君所研究之精神學亦決不能有達到本期中所答覆第四條之結果蓋如黃君云「人之精神附於形體未有形體已亡而精神尚在者……（下略）」是可知精神之不能印象於天地間吾所論之鬼病確係鬼物之爲害也、

第三條　魂魄精神皆係名詞與鬼病無關不必斷斷論之百合病等爲醫藥所可治療者古書載之極詳催眠學亦可治之義君先得惟與吾所論之鬼病大異故不深究蓋吾所論之鬼病未聞有爲醫藥所治療者也

第四條　此與第二條矛盾蓋人死氣散不能印象如天地間人之留影於照相片係光線作用使然苟稱之曰精神作用則吾人視日常所用之鏡時鏡內之人畢肖於吾亦可謂吾之精神印象於鏡中乎此催眠學之暗示即靈魂之顯現也故徵諸

史乘如朱公及左氏之言鬼者極多未有持極的武斷如君而謂其必無者也

第五條 同以上各條

第六條 貴處馬某之妻所患之病爲心病非鬼病也蓋馬某出外經商其妻想念不止腦神經過勞遂起是症用精神學或可治之君之精神學高明未識一試技否

（餘見下條）

第七條 大作於前條中有「精神敏銳者言性情狡滑之人精神愚鈍者言性情忠厚之人忠厚者精神沉靜易於趨向」等說吾非惟不解幷爲世上人代抱不平蓋精神敏銳之人腦力充足專力於學業上則學業必大進即古今之有爲者也否則聰明誤用亦將流而爲盜賊乞丐不能以狡滑名之至於精神愚鈍之人腦力不足苟能勉力爲之亦可有爲卽所謂困而知之者是其性情雖忠厚沉靜易於趨向然思念美女之說不可執一而論蓋老年人之性情最忠厚最沉靜能趨向於美女

子乎此屈斷性情忠厚之老年人矣

第八條　我國因習慣使然故想思等病亦誤作鬼病

第九條　君聞令業師關國人信仰鬼神之愚以及到貴縣收繭之外國人非笑人之談鬼神遂以爲無鬼是即足下主張無鬼神之主腦然鄙人初入紹興越材中校肄業時（該校係耶穌新教所創設校長爲美國人）其中不論中外教師或信道者或不信道者無一人不謂天地間之事事物物有非人力所能造成者（此時鄙人尚未信道）及後赴寧波毓才公學肄業（該校係法國人耶穌舊教所創設）中外教師熙熙一堂皆主張天地間大造實有之說（此時之先鄙人已在紹興天主堂領過洗禮信仰舊教）紹興天主堂之總司鐸雷鳴遠神父係比利時人每於懇切祈禱之後必能得極好之事實（屢載於天津益世主日報）總之無論何國人凡有宗教思想者無不信仰其主與彼魔決戰冀得益其靈魂貴縣來收繭之外國人

或因聞牛鬼蛇神之說而非笑之則以不信鬼神而論之又誤矣

第十條　研究精神學之自信力雖深然僅在費去七八元之講義中而欲得玄機妙悟遽可以醫治鬼病者未之聞也

第十一條　精神病或以藥物或取適當之營養以及君所研究之精神學均能治之吾在十八號星刊上之心病小言不過爲悲憂惱怒者作大解脫不足論也承謬獎以眞有見地一語何以克當

第十二條　君初時因忽略以致將拙著之正意漏下一節今雖已補評之然吾意君於其時恐又因迫於郵傳忽忽然而忽略一過又看錯矣蓋吾所云「(上略)……

……不若人人自省頓品勵行抑制淫慾勿爲鬼所誘則鬼病不生彼鬼將不得逞其技矣」此數語對青年人未患鬼病者而言未患病之青年神經充足正可以頓品勵行專心向正以成全人此節爲吾論鬼病以勸導青年人之本意足下强詞奪理

於此益見請細玩之再論可也

第十三條　鄙人在學生時代讀「辨護眞教課本」第一冊論靈蹟篇知「催眠術又名生磁術爲默斯梅所創」有講義行世與否當詢諸研究催眠術者葢此術新傳諸吾國國人知之者極如鳳毛麟角不可多得君能專心研究爲醫藥界開一光線賴是術以醫治忠厚人所患之想思病惟吾所信仰之救世主能治療鬼病不能渾合於精神作用君苟欲明是理請向上海土山灣徐滙印書館購「古史參箴」一書以觀之自知吾言之非謬也

刊印醫書之通函一　吳傑三

敬啓者張壽頤先生學問淵深經驗宏富於民國二年在黃牆中醫學校當編輯主任摘舊籍之精華準歷來之經驗編輯講義十餘種實能啓迪後生同趨覺路不知此講義稿可曾印出以期流通否深爲渴念而壽頤先生有體仁堂時賢醫案類編

體仁堂集古方論體仁堂習醫隨筆近閱月報中有中風斠詮張君之書均皆發前人之未發淘澄渣滓提摘精英可爲後學師範裘吉生先生熱心濟世搜刻孤本遺著張君所著之講義等書不可不刋印流傳以免後學庸愚之輩以誤蒼生聊呈拙筆俚言海內諸公有道同志合否

刋印醫書之通函二　前人

敬詢者溫病之書葉天士創之於前而薛一瓢王孟英吳鞠通繼起於後賡唱疊和漸成一種派別吳氏溫病條辨久已流通海內而時下之談醫者莫不家有一編觀書中大旨以三焦分篇蓋欲脫離傷寒六經之範圍然三焦界限斷難劃清遂多模糊影響之弊揚州葉子雨先生醫學精深晚年批註溫病條辨哲嗣葉仲經將此稿已寄社中惟望早期出版而葉氏又著傷寒正義難經正義脈說等書均皆先生佳作亦望陸續刋印出售溫病書葉薛吳王而外聞有程觀泉章實齋溫病醫書定名

爲何不知何處覓購均祈諸道友指敎是幸

致周小農函

張錫純

小農仁兄雅鑑　惠賜朱柏廬先生治家格言註疏弘富精純洵爲有關風化文字謝謝圖書館卽與敝院同院宇弟持　華函詢其主任將贈書之籍細查未見有我兄名字且不知所贈何書伊託弟函達乞將原贈之書名及贈書者姓字示知爲盼再者拙著第五卷三十六頁第二行汗解二字下原有（故於汗出上特加一却字言非發其汗而却由汗解）共二十字竟遺去近始閱出故未列於正誤表中然此二十字爲闡發經文之言甚爲緊要印刷局竟粗心遺去致經文闡發未能透徹兄閱至此乞多費　淸神自爲添補方好再者弟雖生長直省然於醫界中通聲氣者甚寥寥近因紹報介紹南方諸大雅致書於弟者甚多弟竊喜不孤有鄰均可結爲振興醫學之伴侶遂寄函張相宸兄向裘吉生君介紹入社此時猶未收到證

書想裘君亦無不慨允矣耑此敬覆卽請

大安

前人

致裘吉生函

吉生仁兄台鑒拙著榮登報章特加　奬譽弟無任感激至所送醫書二部曲曲者原不足道及復顯登期報申謝轉增弟愧恨耳今復寄呈答問稿三則篇幅冗長未免雜沓實深感我

兄熱心醫界登高一呼同氣相應中華醫學漸放光明而弟亦欣得依日月之末光以略貢芻蕘遂不覺心重語長也蓋自西醫日盛以來中醫幾無立足之地斯固當路者之不能提倡亦吾儕之不能發憤也弟目擊心傷反躬自勵綜彙中書兼及西譯晝夜研究者已三十年寸衷偶有悟會仍不能掬示同胞孰知我

兄赤幟早張江表良朋介紹忽得知聞弟之欣喜當何如耶今新歲伊始

兄當勉之又勉加以羣策羣力共襄盛舉奪纛而舞應或在目前也再者三版衷中參西錄仍有錯字因印刷時未暇自校對故也書成後細閱一徧因造正誤詳表附後閱時若有文理不順處查其表自知外有定報單一紙乞按單將滙票查收耑此敬達順頌

著安並賀　年禧及　同社均禧

記某醫校之內容

閔蒼生

醫雖小道其術可通神聖古人良醫等良相有以也然而一般無識之徒草菅人命敝屣視之所以愈趨愈下一落千丈幾有不可收拾之勢自歐風東漸以來則趨炎附熱抑中揚西舍其本而逐其末中醫墮落幾將代興雖有熱心愛國之士開設醫院創辦學校然而其不爲投機事業爲斂錢計者亦幾希矣即如某醫學校其中黑幕重重疊疊竟有揭不勝揭之概某也醫學界之學生也風塵僕僕山川跋涉負笈

來滬固以求醫藥學識而來也何如竟有夢想所不及者玆略陳一二庶求學者知所適從矣總主任果爲滬上名醫然而號稱校長者吾不知其爲何許人時雨春風吾等自嗟命薄自不能領略即校長之芝範亦未嘗一覩最可笑者則招生廣告中每發現一絕不相關之某巨公公固負碩望吾等不遠千里望風來歸者亦未始非某巨公之力也名爲醫校當如何清潔如何衛生爲衛生家先導固不待言而該校非但無衛生可言且有種種於衛生極有妨礙者在也即以飲食一項言之水則半生半熟一勺之水塵埃盈寸虫豸等毒時有所見今庚米價昂貴校中即將平糶次米相混所以粥不粥而飯不飯矣雖屢起吃飯風潮而諸職員則以飯盌故皆取媚於主任而漠然置之宿舍則白晝如同黑夜所以皆目爲監牢也另外雖有三五間光線透明則爲學生份子之强有力者所佔據如永久葬身者然所謂自修室洗澡室體操場皆有其名而無其實且膳堂亦無一定地甚至宿舍內亦可用膳者費用

則視乎勢力之强弱唇舌之能否而定教員則有垂尾者有抽阿芙蓉者其薪每月不過二十番校役二人如爲少數學生所雇用一切規則皆取放任主義所以有嗜老酒者有叉麻雀者有打撲克者有推牌九者奇形怪狀何所不有有時爲監學所見則以一笑置之教授課程本無一定惟教員之喜歡爲取舍也校中亦無校醫學生有病當自延醫服藥嗚呼學生嗚呼學生爲該校之學生良苦矣我草是稿並非子虛烏有有意毀謗名譽要亦不得意也　先生乃當今之名醫也辦醫報已卓有成績　先生如不憚煩勞再添辦學校一所醫院即爲實習之場吾恐四方來遊者惟恐或後不數年間濟濟名醫盡出先生之門豈不快哉豈不快哉先生再從而擴充之廣大之取人之長舍己之短先生自不難執世界之牛耳也乎以中醫垂今已四千餘年矣種種學說遠勝兩洋斷非外人所能夢見者也小子胡芻未識高明以爲然否此請　吉生先生台電

中華民國十年一月二十日出版

紹興醫藥學報第十一卷第一號

（原一百十七期）

編輯者 紹興裘慶元吉生

發行者 紹興醫藥學報社

印刷者 紹興印刷局

分售處 各省各書坊

歡迎轉載

紹興醫藥學報 第十一卷第一號

報價表

新報	全年	半年	一月	代派或一人獨定十份者八折五十份七折郵票抵洋九扣算空函恕復
册數	十二册	六册	一册	
定價	一元二	六角半	一角二	
舊報	一至十三期	十四至十七期	十八至四十四期	四十五至百十六期
定價	五角	三角	八角	每期一角
郵費	中國 加一成	日本台灣 加二成	南洋各埠 加三成	

廣告價表

等第	地位	一期	六期	十二期
特等	底面全頁	十元	五十四元	一百元
上等	正文前全頁	八元	四十三元	八十元
普通	正文後全頁	六元	三十二元	六十元
注意	所稱全頁即中國式之一單面外國式之一配奇如登半頁照表減半算			

本社啟事

近日屢接外埠閱報者來函謂向各地代派處滙款預定之敝報往往有未向到命敝社查催且竟有向敝社補報者敝社因閱者並非直接函定無從查補故惟有登報佈告代派處遇有前項補報情事應請照補並按期送達切勿遺失至閱者應向原定處查追庶不致誤再餘姚衛生公會係離敝社約二百里機關不同與敝社極無關係該會代派敝社書報亦與各地代派處同例如有付欵購書不到亦當直接向該會查追爲要

本社謹啓

本社星期增刊廣告

△本刊再版彙訂成册

一　本刊發行以來各埠函請補寄第一號起全份者日多一日無如初次印出之數早經無存以致難以應命實屬拋欵近又蒙各埠函囑再版爲此擬將自第一號起如數再版彙訂成冊計兩大厚本共有四十餘萬言定價大洋一元陽歷一月發行凡在出版前預購及以前會經函訂者均六折外埠加郵費七分五厘因紙本重大故較原定價不得不酌加也購者諒之

二　△本刊再版招登廣告

本刊自第一號起至五十號止全年擬印再版凡刊內原有廣告惠登者如願再登請於陽歷十二月前函來通知俾可照登價照原登之數減收一半以答高誼此次再版印數較多又彙訂成冊廣告效力永久不失幸毋忽之

現欵酬答代派星刊者

△去年一位今年更要推廣

本社啓

本社爲推廣銷數兼助代派諸公興會故凡月報代銷最多數第一至第三位均將各處贈書並社中書籍酬答均於歷年報端宣布何人得何書去年星期增刊銷數三倍於月報皆是代派諸翁的力查一人代派上百份者七處吉林賀初善君派至一百零五份特將助欵中劃出二十元現款酬答賀君先函通答或滙金或收入今年報資至今年銷數更求各處代派格外推廣已由本社主任特助五十元擬酬代派最多數者一位現洋二十元餘三十元分酬次多數者三位如最多數者同數有了兩位再由社中他友籌助二十元以酬之凡四方同志幸祈踴躍將事如不在多數得不到酬亦有照章相當利益倘在多數得酬之列雖所定報紙送人亦是有趣

中華民國郵政局特准掛號認爲新聞紙類

紹興醫藥學報

第十一卷第二號

本社啓事一

(○徵求八卷九卷舊報從重酬答)

閱報諸君 如存有本社八卷九卷舊報 可以割愛見惠 郵寄社中 本社當以社中出版書籍 五元定價之數相酬 應用何書 任憑選擇 決不食言

本社啓事二

◎代派各報

本社代派武昌中西醫學雜誌 預定全年(十年份)十二册 計大洋一元 郵寄加一角二分 又補購北京通俗醫事月刊 全年(九年份)計大洋一元 郵力一角二分

百期紀念增刊已再版

本報爲從多數閱者之要求改中國裝訂內各門均銜接出版俾刊完各種可以一一彙訂成册去年月報未完者今年首先接排無誤惟其中多接自百期紀念增刊故閱者屢次催印該書再版現在已在發行每册定價仍五角加郵力五分

藥醫學報社啓

紹興醫藥學報

第十一卷二號

紹興醫藥學報

第十一卷第二號

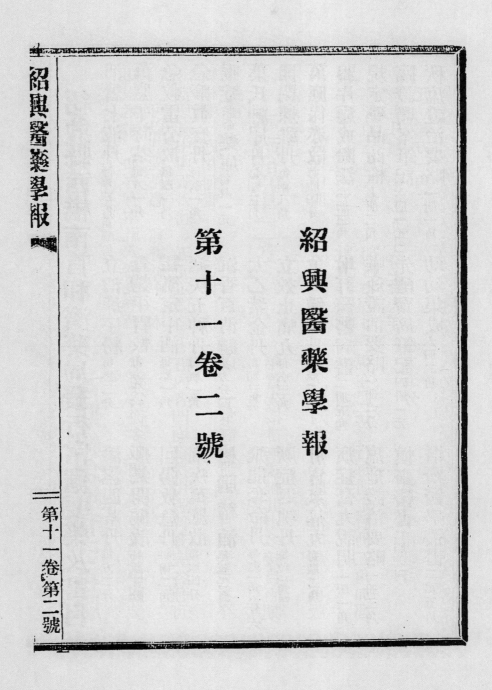

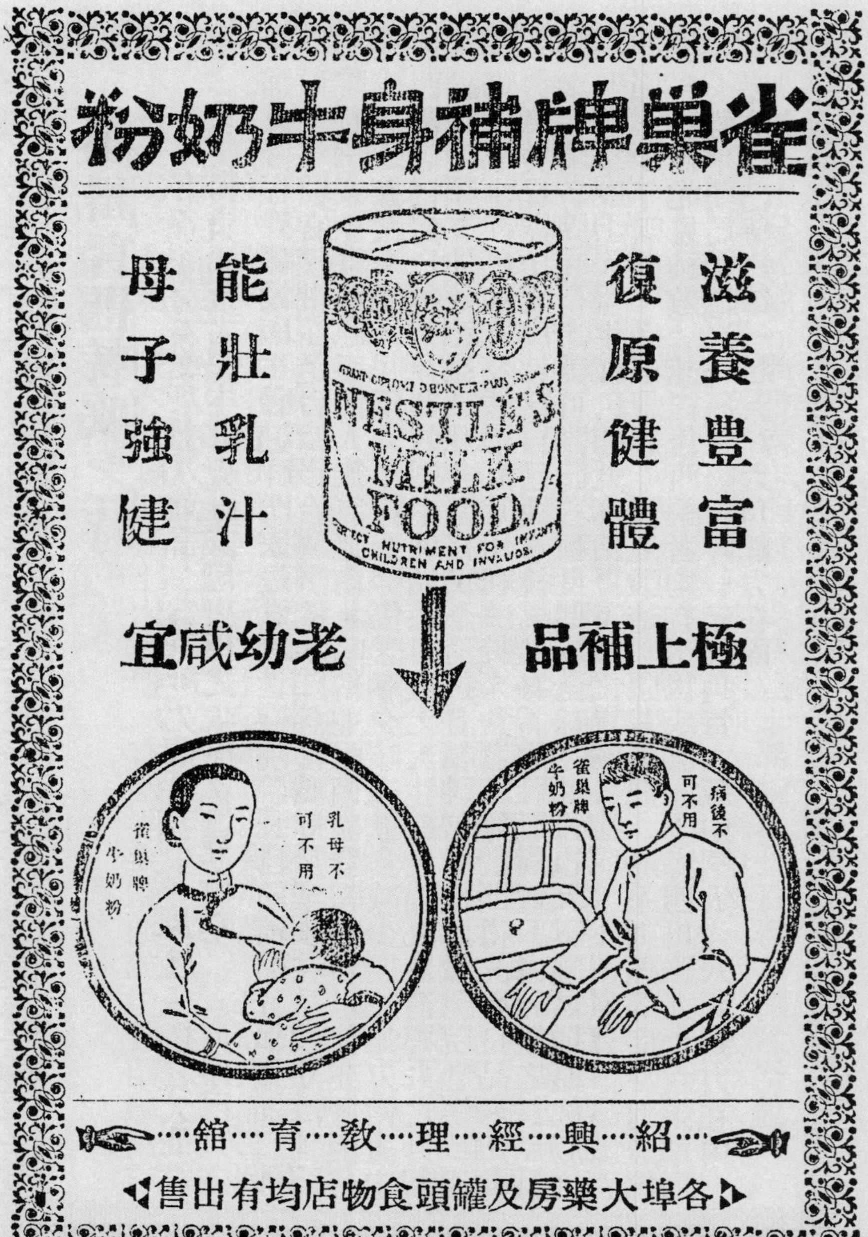
雀巢牌補身牛奶粉
滋養豐富
復原健體
能壯乳汁
母子強健
NESTLE'S
MILK
FOOD
PERFECT NUTRIMENT FOR INFANTS
CHILDREN AND INVALIDS.
極上補品
老幼咸宜
乳母不可不用
雀巢牌牛奶粉
病後不可不用
雀巢牌牛奶粉
紹興經理教育館
各埠大藥房及罐頭食物店均有出售

答中華全國醫藥衛生協會惠函諸公

各處會員諸公鑒來函敬悉敝社已將貴會章程遵約登出去年十二號報中至各會員履歷亦當按期接載至照章請裘吉生君先將伊之家藏醫藥書籍目錄陸續宣佈一節亦與裘君商定照辦特此敬答諸希　愛照不宣

紹興醫藥學報社啓

紹興醫藥學報第十一卷第二號（原一百十八期）目次

論文

學術

(二)藥物研究錄(續一百十六期)

向本社刊登廣告之利益

一本報係載全國醫家互相討論之學術故月刊星刊均是前後接續可以裝訂成書所登廣告效力亦永遠存在

一本報爲全國病家顧問之機關故凡閱報之人皆爲急欲求藥之人登藥物廣告於本報其效力自大

一本報辦理月刊逾十年因四處來稿過多故增加星刊全國信仰無待本報之自誇所登廣告亦易取人信

一本報銷路不限於一區域如各省各鄉及南洋各埠台灣等處皆到廣告效力亦自普及

一本報銷路又不限于一社會平常記載學術之報章皆限於一個範圍人之購閱如載教育者商業人不看載商學者教育界人不看本報爲講究衛生及對病者謀治法人人有防病或一時不豫者故看本報之人不限定一社會廣告之效所以亦能及各社會

一本報月刊一月一出星刊一禮拜一出篇幅文字均極簡明定價極廉不多費閱者之光陰與經濟故人多歡迎登入廣告同爲人所歡迎可知

一以上所述如是而本社廣告何以不多於他報章此亦當說明因本報爲謀病者之福利與誘導普通人之衛生智識凡未得本社所信爲有益無害之藥品卽出重貲委登廣告本報亦不肯因自得小利而貽害大衆也

平民的醫學

和縣高思潛

世界是由人類組成的人類是一律平等的這一律平等的人類既是組成世界的原子那麼世界就該當以這一律平等的人類做單位了因此生出一個定律來就是無論什麼學術都是替這一律平等的人類謀公同的幸福凡不依這個定律的學術就是貴族是不合乎學術原理的

這一律平等的人類一句話用省語把他翻譯出來就是平民現在發揮這種平民主義最精確的學說能夠表示當代的精神就是德謨克拉西德謨克拉西的主義是人道主義爲一般人類謀幸福的

醫爲仁術是中西人士所共認的因爲地理的關係就分出中西來又因爲主客的關係就此亦一是非彼亦一是非的相持不下古人說「辨朝夕者視北斗」醫學既是仁術既是爲人類謀幸福我們何妨拿德謨克拉西來折衷他合着古人的「徵

諸庶民」一句話呢

日本烟雨樓主人噫醫弊說「甚哉病院待患者之遥弊我不忍言之蓋以今日之情勢貧者殆不能入設備完全之病院中享安全之治療而現今醫學之研究惟爲治富者疾病之目的不亦可慨之甚歟」和田啓十郎醫界之鐵椎更進一步說「然貧病之不能入院尚非今日最大憾事以余輩所見則即有熱心濟世之西醫徒步以赴病家不雇看護婦不索入院費不計診金病人自在家中療養免諸種費用而其外治的手段如水囊冰枕濕布吸入洗滌溫浴罨法塗布按摩電氣等兼服牛乳肉汁雞卵山米都司乳餅等滋養食更命以施用內外數種藥劑如斯煩雜耗費之治法亦甚不適於貧者余故曰現代之醫學已不適於貧民尚何責病院之專爲富者所用爲」這是西醫的大概情形

我們中國的醫學雖然是有些腐敗的地方但是總不像西醫的目的專爲富人設

的例如醫師不計診金病人自在家中療養不須看護婦不須病院是不消講的了外治的方法也沒有種種煩雜的耗費內服的藥劑每服不過數百文遇見貴種的藥品總要想出方法來用別的藥品替代他還要和他有一樣的功用這樣的療治法就是極貧的人都能辦到至於單方一味立起沈疴雖一錢還用不着花費呢這是中醫的大概情形

由前之所說西醫不適於貧人顯而易見由後之所說中醫之適於貧人又顯而易見試問世界平等的人類是富人多還是貧人多呢醫學應用的原理是專治富人還是兼治貧人呢德謨克拉西人道的主義是爲一部的謀幸福還是爲一般的謀幸福呢若是人類貧人多醫學兼治貧人德謨克拉西是爲一般的謀幸福那麼我們中華民國的醫學就符合醫學的原理能夠發揮德謨克拉西的主義完全帶着平民的色彩了

忠告世醫

古黔王蘭遠

曲禮醫不三世不服其藥此古人愼疾之意非經三世之硏究毒藥不毒藥之治病多乖錯而傷人降及後世以高深微奧之醫學視爲一人私家之衣鉢其執世傳經驗之方治簡單之病而登人於壽域者固多其執世傳經驗之方治合併之病而送人於枉死城中者亦復不少鄙人舊歲遄歸調查敝省各地前舊二年所患霍亂秋瘟被庸醫世醫誤治傷生實繁有徒不僅絕人宗嗣使斯人寶貴生命不能在殺那世界享春秋之樂妻孥之奉醫者誤人清夜捫心安乎否乎其甚者守此私家衣鉢診暇之餘或鴉片癖深或樗蒲與豪並不悉心研究一日所治疾病合乎古法宜乎病情與否人之生也我之功病之革也人之命律以殺人抵命將庸醫之身碎如粉虀恐難償此害人之罪陽律既邀倖逃而陰律必遭天譴當此醫學開放時代西醫漸入內地施醫給藥已得社會中貧窮人之信仰雖其藥多與吾華體質不合而其

具慈祥不畏難施丹藥不吝財聞有疫疾發生之地而西醫結隊連輩偕往送診加以臨時考驗病情病因徵闡標本事過之後傳示社會以爲後來發生斯疫補助以覘吾華內地醫生病之萌也莫明眞相人之死也雖查夭亡醫生固陳腐之談病家諉厄運之刼夫庸醫而造孽社會吾無責焉矣然世醫也吾願剷除閥閱已過之榮譽痛絕依賴蔭下之思想我祖我宗果有先時經驗方藥不合今時病因竭力勤求方書廣求中外治法補祖若宗缺陷免自誤誤人況西醫致力血清療法使人血含免疫質不受外邪之侵適合古人上醫不治已病治未病之旨而吾世醫猶敝帚自珍甕居自喜如某也幾世醫某也幾十世醫忘却孟軻君子之澤五世而斬之言倘使張姓以醫名世無論仲聖之後裔與否而曰吾百世醫吾百十世醫津津號召人前不成爲破天荒之笑柄乎如不以鄙言爲嫉妒願世醫植基學問始

勸各鄉鎭施種牛痘說

慈谿江子卿

古無所謂種痘也亦無天花之患說者謂漢伏波將軍馬援征交阯時得染此症後即遍地流傳人遂目之曰虜瘡嗣是千百年來凡幼孩必發天花無一能免者至近世而醫者有種痘之法種之而發其患較輕人皆樂從岐黃家遂增出痘科一項字典痘字下註神痘法凡痘汁納鼻呼吸即出意者即種痘之濫觴歟余雖不習醫然暇時喜披覽醫書知論痘首推錢仲陽陳文中二家錢用寒涼陳用溫熱朱丹溪祖錢非陳以犀角地黃湯爲主世皆宗之厥後萬氏魏氏費氏胡氏奈氏管氏翁氏翟氏聶氏代有傳人徐靈胎先生愼疾芻言謂痘爲小兒之所必不免非惡疾也天氣溫和之時死者絕少若大寒大熱其元氣虛而稠密者間或不治其始欲透發其後欲漿滿皆賴精血爲之乃時下庸醫當未發以前用大黃石膏數兩以遏其生發之機而敗其元氣既而用蚯蚓數十蠐螬數個及一切大寒大毒之品如蜈蚣蝎子鷄頭猪尾之類又地丁銀花等粗糲之品數兩煎汁而灌之增其毒而倒其胃此等惡

物卽令醫者自服之亦且胃絕腸裂而死況孩提乎大聲疾呼可謂至矣而其所箸洄溪醫案則謂沈冠雲之女痘密黑陷而無漿醫者束手余曰姑以補托之法進之用地黃歸身黃芪人參等藥聞者咸笑後一服而漿來明日以參貴停服余謂精力不充毒發未盡必生痘瘍後果臂灣生二毒治之而安余長孫女種痘點密而色深痘醫束手余用淸發之藥幷令時含紫雪丹未幾赤色稍衰將就寢往視忽變灰白色而咬牙余曰症變虛寒矣此所謂亢害承制也卽用人參鹿茸等藥托之三鼓而瘡色復紅形漸高起仍用淸火養血之方而漿成可見痘爲人之生死關頭旣不可成見自膠亦不可稍爲疎忽凡爲父母者能不於此加之意乎顧種痘較時行之天花善矣然小孩旣不免困苦父母又須時刻隄防夜不得眠晝不得食必至漿回痂脫始得安心尤或慮其滿面裝花外觀不雅自泰西牛痘之法傳至中華而施種隨心萬無一失雖古稱醫中之聖當亦望而卻步甘拜下風矣西醫之言曰種痘之益

人所共知然必知之眞擇之審乃可種之用人痘漿不如用牛痘漿之爲妙蓋人痘漿遇有疔毒痲瘋等症或小孩氣體不佳者種之反受害不淺故莫妙於取之牛身然牛身之漿其力微嫌暴裂小孩不免有寒熱不舒之病莫如用牛漿傳種於人後取所發之漿轉種他孩種時以小刀輕輕刮之不可多見血血多則漿必浮起其性不能傳入微絲血管中種後三四日即起小粒五六日上漿色白略藍七八日清漿起泡其毒盡發於肌表現紅暈一圈十日發齊紅暈處略腫十一日後紅暈漸退漿漸轉黃硬十四日結紫痂至二十三日而脫落惟留一痕白色終身不消其便易蓋有如此者嘗謂泰西醫法雖極精微用以醫華人或不奏效惟收生及種痘之法百發百中千萬人中無一二人僨事者中國收生向以穩婆從事心粗手硬時或有性命之虞然以男女之嫌禮宜謹避苟不至萬無生理斷不肯延及西醫種痘則已海內風行凡在省會之區及通商各口岸無不設有施種牛痘局以惠貧孩獨僻壤窮

鄉經費難籌設局未能遍及茅檐蔀屋小孩之爲天花所厄者每年多若恒河之沙上月下旬鄙人壓線稍閒渡浦旋里聞有一事實足慘目傷心一鄉農貧不聊生生有一孩無力延醫種痘不知悞聽何人之說取他孩痘痂入粥中餧之謂與種痘無別未幾毒性大發孩卽滿身潰爛而殤又某姓家一孩亦以此法試之雖未夭殤而亦瀕死者數次愈後疤痕滿面如菽如珠噫使有人施種牛痘何致若斯鄙意此刻各處城鄉皆有善堂之設施醫給藥掩骼埋露善舉良多所費不非何不稍爲節省移作施種牛痘之資況牛痘苗其價甚廉上品者每管需洋銀半圓可種三四孩種法亦極便捷但使習之數月卽可出而救人人亦何憚而不樂於爲此耶因抒鄙見於報首以勸世之保赤心誠者

說深呼吸之利弊

無錫周逢儒

脾肺疾者行深呼吸法固爲不醫良藥也然爲深呼吸者吸則盡力吸氣至無可再

吸爲止呼亦如之然肺爲一身華蓋嬌嫩之臟也在諸臟中爲最弱況患肺疾者其肺必尤弱不知竭力呼吸則肺絡弛張收束行之不善肺更傷矣益未必得弊則隨之吾可斷言者也譬之吾人力不勝任之事强欲爲之鮮不覆餗隕越患肺疾者深呼吸亦然如循序行之吸僅使養氣充滿肺中呼僅使炭氣傾出肺外則何害之深呼吸者實弭肺疾之良藥也苟誤斯旨而盡力呼吸則害不勝言吾故曰深呼吸不可驟爲積漸加深長可也

說運動會之弊

前人

人之所以輔助身體成長發達者舍飲食起居外固莫善於運動矣夫運動發源於歐西諸邦其通行之技有競走跳高等法吾國於淸季卽已仿行至今各省學校皆有謀國民體力之進步皆設集運動會法良意美然一屆比賽時凡與賽者皆奮不顧身以期奪得錦標其危險與否不暇顧也一時疎忽輕則受傷重則危及身命卽

其父母視學校運動爲有益不期其子過度負傷危及其生命也余嘗聞友言上海有人在某校因競走過急傷及肺絡嘔血不數月而亡雖得錦標榮亦暫焉有跳高跌仆傷足失治遂成殘疾者有跌傷脊骨遂至不能仰視者種種因出軌而致殘傷他處諒亦有此夫運動之宗旨在發育人完全之體質强種强國之要圖也而今適反其結果雖有一二成績斐然之處亦不多覯此皆運動過於劇烈之弊也若徒手及柔軟不烈之體操吾國固有之八段錦易筋經等人人可爲久亦有益無甚弊害者也（其中亦有不順生理之處如以手叉腰首向後仰習此者皆竭力爲之不知已大背生理之道矣爲之者猶云久習則自能非强爲然人之手五指惟可握物不聞習練之久卽能反其背向也四肢皆然）故運動能順其生理爲之不甚劇烈則能受益否則害不旋踵而至矣

說市行藥劑統治之害　　前人

木入水則浮石入水則沈鳥雙翼而凌雲獸四足而走野舉凡飛潛動植等物皆有其性及其體用不能稍假借者也千之萬之其理皆若是也吾國藥物之多無慮萬計然其性旣不同故其用亦各別雖相使得宜亦止能治病之一端斷無不論其寒熱虛實能治病之全體今吾國市上有以中藥成方製爲丸散發售名目繁多如患痛則不計其頭脘腰足之別而進以止痛丸亦有何效乎夫西醫所至之地他國皆翕然從之至吾國信者雖多然其治亦不盡驗因其藥金石爲多性質剛烈治法簡而少變化見肝之病卽治其肝法雖直捷而不細審病之由寒熱虛實故其治簡單病易治複雜病難中國醫學發明最早如內經一書論治審病之說居多精微深邃學者研幾之則治病之奧諦思過半矣然藥物之性寒熱溫涼各適其宜病有萬變對症處方其效乃著彼以一丸散而治天下諸病不論其對症否乎（故醫士臨診處方佐以丸散等則可若僅以丸散予人當察其宜否）吾國醫藥界處天演之潮

流中能維持不墜者賴有精密之診治及繁複之調劑而已然較之往昔反不及者拘於墟也今吾國醫藥界不乏好學深思之士苟欲發揮吾國光於世界首當不履西人之轍以簡單之方藥予人不審其病因失信仰於國人如屬牟利固無論已否則不當以補腦補血止咳止痛等丸誑人以失吾國醫藥之功效遜於西人則使中藥極效之方製成丸散亦不能盡人服之皆驗也當隨症治之庶幾吾國藥物之功用震耀於世界使西人歎服中學之精確有實驗者在也

種牛痘的要件

裘吉生

牛痘的風行就是鼻苗舊法的減少這是存保赤之心者同爲樂觀而且也是各善堂施種勸種的功勞和成績但則極好的事一經中國人手沒有不壞不是鄙人奉承外國有意暴我國自已短處在本題外別的不說我就獨是種牛痘的弊短略寫在下

(一)未種前不審兒體有沒有各種病

(二)將種時不消毒並取人漿不選佳苗

(三)種後不防護不考驗

右第一項爲現在行政官廳沒有將種痘醫生加以取締差不多仍是從前種鼻苗的土醫並毫無知識的西醫醫院做過助手一般赶的所以不管三七廿一見人就種往往因種痘致已患的病疾發生劇烈弄到不救至於第二項容易將此孩的隱病移害到他孩影響極大因種痘而傳染白喉梅毒等小兒鄙人年年看到幾個的這是善堂請醫生多是每年種多少痘包定辛俸醫生限於資本和工夫的害處第三第四兩項原因是同的結果更加厲害所以種痘的孩必經診斷沒有他病方可下種一切用具並孩體種痘一部份必經消毒選佳苗不取人漿種後用藥紗包臂防護擦破在七日後再行一次考驗痘漿發足沒有這都是種痘的要件

赭石解（續前）

直隸鹽山張錫純

拙著醫學衷中參西錄有醴泉飲方治虛勞發熱或喘或嗽脉數而弱方用生山藥一兩大生地五錢人參玄參天冬各四錢生赭石牛蒡子各三錢甘草二錢初製此方時原無赭石有丹參三錢以運化人參之補力用之多效後治一少婦信水數月不行時作寒熱乾嗽連連且兼喘逆胸膈滿悶不思飲食脉數幾至七至治以有丹參原方不效遂以赭石易丹參一劑嗽與喘皆愈强半胸次開通即能飲食又服數劑脈亦和緩共服二十劑諸病全愈後凡治婦女月閉血枯寖至勞嗽或兼滿悶者皆先投以此湯俾其飲食增加身體强壯經水自通間有瘀血暗阻經道或顯有癥瘕可徵者繼服拙擬理衝湯丸（皆在衷中參西錄第八卷）以消融之則婦女無難治之病矣

瀋陽商家子婁順田年二十二虛勞咳嗽甚形羸弱脉數八至按之即無細詢之自

言曾眠熱炕之上晨起覺心中發熱從此食後即吐出夜間咳嗽甚劇不能安寢因二十餘日寢食俱廢遂覺精神恍惚不能支持愚聞之知脉象雖危仍係新證若久病至此誠難挽回矣遂投以醴泉飲為其嘔吐將赭石改用一兩一劑吐即止可以進食嗽亦見愈從前五六日未大便至此大便亦通下如此加減服之三日後脈數亦見愈然猶六至餘心中猶覺發熱遂將玄參生地皆改用六錢又每日於午時用白蔗糖沖水送服阿斯必林七厘許數日諸病皆愈脉亦復常

瀋陽蘇惠堂年三十許勞嗽二年不愈動則作喘飲食減少更醫十餘人服藥數百劑分毫無效羸弱轉甚其姊丈李生在京師見衷中參西錄大加賞異急郵函俾其來院診治其脈數六至雖細弱仍有根柢知其可治自言上焦恒覺發熱大便四五日一行時或乾燥遂投以醴泉飲為其便遲而燥赭石改用六錢又加鷄內金二錢恐其病久臟腑經絡多瘀滯也數劑後飯量加增心中仍有熱時大便已不燥間日

一行遂去赭石二錢加知母三錢俾於晚間服湯藥後用白蔗糖水送服阿斯必林四分五之一（每五合中量二分六厘四毫）得微汗後令於日間服之不使出汗數日不覺發熱脉亦復常惟咳嗽未能全愈又用幾阿蘇六分薄荷冰四分和以菉豆粉爲丸梧桐子大每服三丸日兩次湯藥仍照方服之五六日後咳嗽亦愈身體從此康健

人參可以救氣分之脫至氣欲上脫者但用人參轉有助氣上升之弊必與赭石並用方能引氣歸原更能引人參補益之力下行直至湧泉友人毛仙閣次男媳勞心之後兼以傷心忽喘逆大作廹促異常仙閣知醫自治以補斂元氣之藥覺胸中窒礙不能容受更他醫以爲外感投以小青龍湯喘益甚延愚診視其脉浮而微數按之卽無知爲陰陽兩虛之證蓋陽虛則元氣不能自攝陰虛而肝腎又不能納氣故其喘若是之劇也遂用赭石龍骨牡蠣萸肉各六錢野台參白芍各四錢山藥芡實

各五錢稣子二錢惟蘇子炒熟餘皆生用（方載衷中參西錄第二卷名參赭鎮氣湯）煎服後未及覆杯病人曰吾有命矣詢之曰從前呼吸惟在喉間今則轉落丹田矣果一劑病愈強半又服數劑全愈後用此方治內傷之喘愈者不勝紀

參赭並用不但能納氣歸原也設如逆氣上干塡塞胸臆或兼嘔吐其證之上盛下虛者皆可參赭並用以治之友人毛仙閣治一婦人胸次鬱結飲食至胃不能下行時作嘔吐其脈浮而不任重按仙閣用赭石細末六錢濃煎人參湯送下須臾腹中如爆竹之聲胸次胃中俱覺通豁從此飲食如常傳爲異事

又友人高夷清曾治一人上焦滿悶不能飲食胸中常覺有物窒塞醫者用大黄蔞實陷胸之品十餘劑轉覺胸中積滿上至咽喉飲水一口即溢出夷清用赭石二兩人參六錢俾煎服頓覺窒塞之物降至下焦又加當歸肉蓯蓉再服一劑降下瘀滯之物若干病若失

內經謂陽明厥逆喘咳身熱善驚衄嘔血黃坤載衍內經之旨謂血之失于便溺者太陰之不升也亡於吐衄者陽明之不降也是誠深明內經者也蓋陽明胃氣以息息下降爲順時或不降則必壅滯轉而上逆上逆之極血卽隨之上升而吐衄作矣治吐衄之證當以降胃爲主而降胃之藥實以赭石爲最效然胃之所以不降有因熱者宜降之以赭石而以蔞仁白芍諸藥佐之其熱而兼虛者可兼佐以人參有因涼者宜降以赭石而以乾薑白芍諸藥佐之（因涼猶用白芍者防乾薑之熱侵肝胆也然吐衄之證由於胃氣涼而不降者甚少）其涼而兼虛者可兼佐以白朮有因下焦虛損衝氣不攝上衝胃氣不降者宜降以赭石而以生山藥生芡實諸藥佐之有因胃氣不降致胃中血管破裂其證久不愈者宜降以赭石而以龍骨牡蠣（一皆不用煅）三七諸藥佐之（諸方及所治之案皆詳在於衷中參西錄因繁不勝錄）無論吐衄之證種種病因不同疏方皆以赭石爲主而隨證制宜佐以相當之

藥品吐衄未有不愈者也

傷寒下早成結胸瘟疫未下亦可成結胸所謂結胸者乃外感之邪與胸中痰涎互相凝結滯塞氣道幾難呼吸也仲景有大陷胸湯丸原爲治此證良方然因二方中皆有甘遂醫者不敢輕用病家亦不敢輕服一旦利氣理痰之藥又皆無效故恒至束手無策向遇此等證俾用新炒蔞仁四兩搗碎煮湯服之恒能奏效後擬得一方用赭石蔞仁各二兩蘇子六錢（方載於衷中參西錄第六卷名盪胸湯）用之代大陷胸湯丸屢試皆能奏效若其結在胃口心下滿悶按之作疼者係小陷胸湯證又可將方中分量減半以代小陷胸湯其功效較小陷胸湯尤捷自擬此方以來救人多矣至寒溫之證已傳陽明之府却無大熱惟上焦痰涎壅滯下焦大便不通者亦可投以此方（分量亦宜斟酌少用）上清其痰下通其便誠一舉兩得之方也

至寒溫之證不至結胸及心下滿悶惟逆氣挾胃熱上衝不能飲食並不能受藥者

宜赭石與清熱之藥並用曾治奉天大東關安家靴舖安顯之夫人年四十餘臨產雙生異常勞頓惡心嘔吐數日不能飲食服藥亦恒嘔吐精神昏憒形勢垂危羣醫辭不治延愚診視其脈洪實面有火色舌苔黃厚知係產後瘟病其嘔若是者陽明府熱已實胃氣因熱而上逆也遂俾用玄參兩半赭石一兩同煎服一劑即熱退嘔止可以受食繼用玄參白芍連翹以清其餘熱病遂全愈至放胆用玄參而無所顧忌者以玄參原宜於產乳本經有明文也

野莧菜根對於霍亂之功效

和縣高思潛

當前清光緒二十八年秋季吾鄉盛行霍亂初而腹中痠痛嘔吐且瀉繼則腿腓筋轉手脚色紫大肉盡消眼球深陷終遂四末厥冷周身出冷汗以至於不救罹此症死者不計其數後有人傳一方用野莧菜根擣汁冲水和服雖奄奄一息者亦可得慶重生考李時珍本草綱目云莧甘冷利赤莧主赤痢射工沙虱紫莧殺蟲毒六莧

並利大小腸治初痢而不及霍亂嘗細繹之野莧確有治霍亂之功效特古人未明言耳查霍亂之原因爲虎列拉桿菌繁殖腸內所致其誘因則爲濕熱侵襲致人身抵抗力減少故病毒得以猖狂赤紫莧既能主赤痢射工沙虱而六莧又同治初痢則野莧亦有同等之功效可知諸書又以野莧紫莧療蜈蚣蜂蠆諸蛇螫傷是野莧之唯一功效在殺蟲解毒以野莧治霍亂者殺其菌而解其毒治霍亂之原因也野莧之性味爲甘冷而利大有滌熱利濕之能剷除原因而外又能兼療誘因一藥而兩治誠霍亂之對症良方也

琥珀

紹興陳守眞

閒嘗考張華博物志有「松柏脂入地千年化爲茯苓茯苓化爲琥珀」之說知琥珀一物實爲邃古時代松柏科植物之樹脂埋入地中經久而化成之有機鑛物也其形作團塊狀稜角皆鈍或包昆蟲及木片於中色黃微透明有一種香氣多產於印

度南海等處黃而明瑩者名蠟珀現深紅色者名血珀硬度二至二·五比重一若用毛絨摩擦之則發電能吸收紙片等物故在科學未曾昌明時代因琥珀一經摩擦有拾芥之能誤以爲有神迨十六世紀英人紀爾伯發明摩擦發電之說此理遂明蓋物體無不含有電氣一旦摩擦而激起之則其作用頓顯不獨琥珀然也且琥珀之性質善於引電與草芥所發之電氣不同異類之電氣相吸故能拾草芥矣

梅

前人

青梅味甚酸苦食之有害於胃經營養之功內經云「味過於酸肝氣以津」又云「酸走筋筋病無多食酸」故發育未足之童子不宜妄啖也以鹽淹曝乾後上霜者名曰白梅氣味酸鹹平無毒取半黃梅之實以烟薰之則成烏梅氣味酸溫平澁無毒入藥有瀉性花多冒雪而開不懼寒氣惟推帶綠色之綠萼梅爲貴重品因其生甘液汁使人能清神思耳

豌豆　前人

考豌豆含蛋白質甚富每百斤中約可二十四斤多食使肺氣增長故古人有多食發氣病一語然無論何種豆類磨之成粉皆不發酵堪可作餅食惟所缺者油脂耳若與肉類同食則合併得法利益更可較大矣

鈎橘核　山東諸城王肖舫

味苦開性甚大善開肝經鬱結之氣爲治疝疼上品此藥木植叢生有刺色靑氣臭其果形如核桃熟則色黃氣臭舊名臭橘載在本草從新內敝縣鄉民每種於園邊以作籬障乃易生之物須七八年後方能結果其核形如橘核用時微炒黃色取三錢研細末黃酒溫沖微汗極效凡乳症痰核瘰癧宜用橘核者代用此藥有事半功倍之效果

沂防風　前人

乃沂山内所產之防風性味功能遜於青州防風然比他處所產者較優現今運往外省者沂防風居半數臨症時須加倍用蓋沂山自登州沂州至青州雲門山皆是一支山脈故沂山防風與青州雲門山所產者性味功能相近因此藥是本省所產故攷覈詳細以告海内同志

金枸杞 前人

又名枸果色黃味甘性微溫大如指頂確能滋陰延年乃滋補肝腎聖藥黃潤少核補虛起痿明目生精血便滑者勿用此藥木植可成樹每年春秋結果二次秋果勝於春果因其得金氣最全也另有一種野枸杞味苦色紅而小形如棗核葉少而尖亦少核秋後方結果半草半木蔓生於阡邊墓田治療功能遠不及金枸杞也此二種敝邑均有故能考其優劣以供社會之選擇焉

沙裏狗 前人

形如小蜘蛛色黑大肚前生二箝生於河灘沙中三四月之間向沙中尋捉陰乾微焙研末性寒消毒具有殺菌力善治小兒口瘡加煆人中白冰片黃柏各少許無論紅白口瘡靈驗非常屢效

柳果

前人

又名柳孩生於隨河柳之葉上（即觀音柳又名檉柳）四月間採取最能發表痲疹性溫透毒其果內生一小蟲採時蟲已走有蟲孔者無效

乳香沒藥

馬叔循

乳香沒藥辛溫無毒因其黏滯難碎故入丸散必去其油而王洪緒全生集乃謂其毒在油將此二味作爲治瘡定痛生肌之要藥不知痛非一端有瘀滯寒凝者以辛溫散之誠有功效若因虛因熱便非所宜肌之不生者或膿腐堵塞或火毒未清或體氣虧弱乳沒既無去腐之能且有動火之害用於弱質耗散眞元

牛痘餘論

慈谿新安江子卿

痘有眞僞論

引種牛痘先辨明經絡氣血而後隨嬰孩之大小定穴每臂約種八穴或十穴（西人不拘穴道祇種兩粒三粒）至第五日痘形見於種處如粟粒紅勻第八九日身發潮熱頂起白光根盤紅線圍繞第十二日漿足熱退而結痂色如寶石翳如螺螄內有小疤此爲眞痘斷無重出之患若假痘種下即現痘形尖頂斜脚狀如疥瘡出來便灌黃漿結痂如麩且欲潰爛最難收功此乃先天之毒未發後天之火先來若非復種一遇天花必非輕證總在臨時視其眞僞可耳

餘氣論

痘發餘氣非僅醫誤抑爲父母者隨兒嗜好多吃生冷姜辣使毒欲達而不達爲害不少痘出起漿灌膿之際依期調理務使痘粒齊集圓潤透綻結痂堅凸庶無餘氣

之患如不愼飲食擦傷痘粒漿不能達以致內毒留貯衝攻激烈必患瘰癧瘡癰等證若漿足欲回之時早服淸火解毒之劑反致熱毒蘊結不化發爲諸瘡多有遺患宜服加味連翹飲以治之餘氣始除

痘形宜辨論

鼻苗由氣分先發熱後見點分五形尖紅細小由心經大點稀疎由肺經稠密周身由脾毒肝木多肢頂多凹維有腎經無痘粒足痛腰疼斑滿身牛痘入血分先見點後發熱有五種尖紅細小屬血宮（此乃血至氣不至宜涼血加味四物湯）大點稀疎氣分充（此乃氣至血不至宜抑氣歸芎四君湯）灰白平塌是毒滯（此乃濕阻毒伏宜服解毒湯）肺肝火重腋腫紅（此乃鬱熱宜透泄）全賴命門盡透泄圓潤紅活奏神功則引種牛痘痘形亦不可不辨也

種痘不出論

痘賴氣領血載引毒以達外不藥自愈亦有氣弱而不出血虛而不出感冒發熱而不出者如氣弱下陷而不達宜加味補中益氣湯血虛筋脈不舒宜當歸補血湯感冒風寒發熱宜羌活湯然亦有胎毒深伏引泄不出者則非藥餌所治姑俟復種也

刀宜煉製論

引種牛痘所用之刀概以鋼鉄務須製過則毒可解方用大黃黃芩黃連各一錢靈磁石二錢以水合而煎之無貽害矣此邱趙兩師傳授之法後學者自當依法煉之即凡鉄器挑痧等針亦須俱照此法製之

解惑論

世之不信牛痘者恐遇天行時氣傳染重出也余隨趙蘭亭師見其所種及余親手所種並無重出之人又或有似是而非者天痘後有水痘牛痘後亦有小痘（頂尖漿清名爲小痘）小痘一出延醫診治必歸咎牛痘以爲牛痘傳染此說易於惑人

殊不知鼻苗後亦有之其形如水晶其醫如紙薄與天痘迥別切不可誤聽其言致至簡至易之方不行於世也

陸九芝丹痧斑瘖篇書後

嘉定張山雷

痧與瘖瘖其形相類痧亦謂之痲亦謂之瘖蓋方言不同其實則一成點高起捫之有跡疏者敷布如散沙密者攢簇如沙土故以痧子為名象形之義也瘖之與瘖其形近似但瘖屬血熱其色紅赤較痧子尤為鮮艷故曰紅瘖瘖屬溼邪色如水晶若白如堊土則敗徵也故曰白瘖此三者皆肺家之鬱邪惟痧為時行之厲氣輒至傳染成疫而瘖瘖皆時病中之壞症必其先用藥不當歷久而肺邪未清內無泄化之路然後發見於肌表一如肺有鬱熱不知清解其熱而但與疏泄透表則發紅瘖肺有溼痰不知泄化其痰而但與升散發汗則為白瘖故瘖瘖之見常在身熱不解十餘[illegible]或二十餘日之後從未有惡寒發熱一二三日而即發瘖瘖如痧子者所以瘖瘖

二者雖非絕症而正虛邪盛措手亦復不易且恒有疹瘖既見而大命隨傾者非醫者誤治之壞病而何苟能早淸其熱早化其痰而不徒從事於表藥則必無疹瘖可斷言也）若丹之與斑則無形而有色視之可見捫之無痕其狀亦復相類惟斑是胃家之鬱熱必熱病傳入陽明遲之又久內無泄導之法而仍服表藥乃以胃家熱鬱之象透達肌膚小如蚊嚙大如豆點尤大者則如雲霞成片而悉與膚平毫不高起輕者色紅重者色紫尤重者則爲藍爲黑而胃府已爛不可救矣亦有中氣已虛頻服表散而浮陽外泄則斑色隱隱淡紅古人所謂陰斑亦多是誤治之壞病而丹之形色雖與斑相似爲病亦屬血熱然卻與陽明胃熱之發斑毫不相涉斑之發也恒在熱甚昏狂悶瞀迷惘之中而丹之發也不過肌膚之色泛作赤霞片片而其人無寒無熱不癢不疼眠食如常豈得與胃熱發斑之大證混作一例（頤嘗見一壯年人夏月閒諸無所苦但肌膚片片如紅霞大者如掌小亦如錢肌理如常不燥不

熱全無痛癢授以凉血清熱如丹皮梔子玄參鮮地等物三四服而膚色復故此卽丹也字亦作㾮）惟古書恒有丹疹連舉之文則已混疹於丹又有以痧疹瘄疹連類言之者則又混疹於瘄而近人又有爛喉㾮痧輯要等書盛行於時又以無形之㾮與有形之痧淆亂爲一遂致㾮疹瘄痧是一是二不易辨別究之症情病狀皎然不同斷不容渾淆不清疑誤後學（巢氏病源三十一卷論丹候謂丹者人身體忽然焮赤如丹塗之狀故謂之丹則有色無形已可想見而別立一門不與傷寒斑瘡幷爲一類則丹與斑截然不同又其明證）九芝此論謂丹與斑皆與膚平而成片痧與疹皆高於膚而成點其說甚是而又謂丹與痧類斑與疹類殊是未允若治療之法痧則全係感觸之邪故始宜輕揚升發（止宜辛凉如荆蒡蟬蛻桑叶蒺藜之屬不可辛溫見點而面鼻未透可用葛根三四分亦不可重用古人治瘄以升麻葛根爲主劑今宜審愼）其繼卽須清解必不可升柴太過致成喘脫疹則肺熱泄于

肌表宜清肺火更不可升散痞則肺滯未化而肺氣已虛宜清養肺胃參以化滯不可發散亦不可涼潤斑則胃家一團毒火惟有大劑清胃古法多有以升麻葛根作透斑計者今則竟如鴆毒萬不可用九芝所言尚嫌粗率未盡熨貼至其所謂有是者脘必悶齊與不齊以脘悶之解與未解爲辨有是者熱必壯解與不解以汗出之透與不透爲辨則全爲痧之一證而言最爲精警而丹疹與斑殊不可一槪而論蓋痧是感觸之時邪閉結於肺胃之間所以胸脘無不滿悶而本爲外來之邪則惟有疏通肌表驅之透泄於外而其毒乃解取汗宜也然亦不可大汗淋漓重傷津液必多變幻若疹之與斑本非新感之邪又何得以透汗爲必要之訣耶　頤又按治痧之法先宜疏散繼則清涼古今名賢無不持此主旨凡有發泄未透而胸脘痞塞者萬不可早投寒涼過而鬱之致令邪無出路必爲喘急閉塞不可救藥惟近數年來爛喉痧疫盛行闔門傳染變幻極速一二日間痧子尚未透達而喉爛不堪已成不

治則其勢汹湧一朝病發內熱如焚不及待解表透泄而已燎原莫遏治此者苟非於大劑涼解中参入荆蒡等物多不可救若必執定次序俟其表解痧透之後再授清涼病勢萬不能待此時邪癘氣之急於星火者必不能拘守恒法亦不可不知之圓機也　又西法有治喉痧之血清皮下注射其效甚捷蓋病勢孔急湯藥入胃猶嫌其不能速達病所而注射之法卽從血絡中以解其毒洵是捷徑此西醫之長可以輔中醫藥力之不逮治療重症尤不可缺頣已驗之屢矣

陸九芝論老年治法篇書後　前人

中年以後大氣漸衰秋冬之季恒多畏寒喜暖老翁曝背習慣爲常此俗情之所以偏喜溫補也抑知年之高者陽氣固衰而陰血津液亦無一不隨之以俱衰無陰則陽無以化但知補陽非惟孤陽不當偏補卽曰補陽而陽氣果能自旺則陽之亢者適足以爍其既耗之陰試問老年人血液幾何而堪此洪爐鼓鑄鎮日煎熬乎自明

季以來張介賓書盛行於世溫補二字幾成醫家秘授對於壯者尙多以此爲獻媚之計更何論乎老年之本自畏冷此全鹿丸等所以通都大邑無不利市三倍而龐眉皓首者服之非惟不能春回黍谷抑且幷其垂竭之津液灼鑠盡絕譬如燈火不爲盞中添油而但爲燈芯助燄炎炎者滅寧不翹足可待靈胎所論曲盡情狀巳隱隱爲老人添海屋之籌至九芝而更勘進一步見得陽虛之候無非陰竭之候正惟其陰液漸耗所以陽氣失其憑依而亦呈不足之象蓋陽無陰而不生亦猶火無薪而不烈燈無膏而不明然則高年畏寒喜暖之時果宜助其陽以灼其陰抑宜毓其陰以生其陽其理亦可不辨而自明矣九芝推重延壽丹一方養陰而不失於滋膩淸靈可喜洵是良方頤謂繆仲醇廣筆記之集靈膏魏玉璜續名醫類案之一貫煎二方亦皆流動活潑高年之服食良法也無如舉世滔滔尙多偏嗜溫燥而近則歐風東漸西藥大行通商口岸之所謂補血補精補腦補腎者丸子藥汁層出不已服

之者無不精神驟長骨節輕靈因而嗜痂成癖之人所在多有而鄙人寓滬多年所見驟吐狂血及氣血上冲陡爲血冲腦之昏厥暴仆者亦復所在多有試一扣其致病之源大率皆向之服新藥而精神驟長骨節輕靈者也是乃西醫之所謂興奮劑提神劑取快一時奏效奇捷俗人無識樂此不疲譬猶火上加薪那不烘烘烈烈無如揠苗助長害卽隨之則又較之向來溫補二字呈功尤速而壁壘一新別開生面者善養生家其可不愼之又愼也耶

傷寒論非專治冬傷於寒之病說

山　雷

傷寒者古人四時外感之通稱也素問謂熱病者皆傷寒之類又謂人之傷於寒也則爲熱病又謂人傷於寒而傳爲熱又謂凡病傷寒而成溫者先夏至日爲病溫後夏至日爲病暑（此言溫熱之病亦因傷於寒邪而成若病在夏至之先則爲溫病病在夏至之後則爲暑病就病作之時而定病名本文極爲明析）可知熱病溫病

暑病古人無不謂之傷寒而難經又謂傷寒有五則明明將風寒溼熱溫病包涵其中蓋在天之風火暑溼燥寒其氣固自各別而人之感而爲病者其始多因於冒風受冷其邪卽從皮毛而入試觀四時感症當其發病之初凜寒畏冷者十人而九此卽總名傷寒之本旨夫豈限於冬令而言仲聖著爲專論而後之注家每謂此是冬傷於寒之正法非三時所得通用然試讀本論全部何嘗有一冬字明文（冬時嚴寒君子固密則不傷於寒云云在傷寒例篇中非仲景手筆且篇中文義駁雜有極鄙俚淺率者恐并非王叔和之作）而仲聖所錄百十三方其宜用於冬令寒邪爲病而不宜於春夏秋者惟麻黃桂枝二類若三陰篇中四逆通脉諸方則爲寒入陰經而設其證亦三時所恒有不得以其姜附而謂必於冬月用之若其芩連白虎承氣瀉心諸方固無一而非治溫熱病之主劑其證又爲四時所恒有則固夫人能知之而能言之而傷寒例篇中必謂冬令嚴寒君子固密不傷於寒何其言其偏而識

之鄙耶要知魏晉六朝隋唐五季以逮宋金元明固無人不知仲師本論爲通治四時而設獨至康雍以降别創溫熱之論而傳足傳手六經三焦妄生畛域遂致後人之讀其書者誤信首先創議之人大名炫赫無不一例盲從乃使世人之病溫熱者皆不得一嘗仲聖方藥以日卽於危殆何莫非妄分溫熱傷寒爲兩事者有以殺之嗚呼自葉香巖溫熱一論盛行於時而後賢繼起互有發明間亦可以少補仲師本論所未備而初不料首先提倡之葉老及首先著書之鞠通屏絶仲師成法謬製新方滋膩戀邪有百害而無一利舉世不察相沿成俗誤盡蒼生而終其身不一覺悟則香巖一人實爲溫熱病中功之首而罪之魁然究其貽禍之源皆由於誤認傷寒論一書爲專治冬傷於寒之一念有以成此厲階而殺人遂不可勝數是誠二百年之浩刼也哀哉

中華全國醫藥衛生協會會員錄一

何炳元字廉臣別署印巖浙江紹興縣人現年六十二歲自幼攻舉子業雖博青衿而鄉試兩薦不售遂灰心專習醫學先與沈蘭垞嚴繼春沈雲臣三君講習古醫學說約三年漸通軒岐經旨仲景方義繼從名醫樊開周先生臨證三年始知症候之傳變療法之活潑層出不窮其間效者甚多不效者亦不尠乃决計出遊訪道集思廣益寓蘇垣僅一年居滬江者三年每遇名醫輒相討論類皆言陰陽升降五行生尅運氣流行諸空談卽侈然自足而於切實治病之方法精確不磨之學說十無一二益嘆祖國之明醫何其寥寥若晨星耶乃多購泰西醫學譯本悉心研究在郡城懸壺行道三十年來實地經驗兩相比較然後知西醫學之未必皆足取而中醫學之未必盡可棄也生平著述雖多未敢刋印行世者蓋因內斟今古外叅東西閱一年則多一年之悔悟歷一症則經一症之困難深知醫道之博大精微學愈博愈知

不足也歷任醫學會會長注意新編各科講義爲前提

曹炳章字赤霓現年四十四歲浙江鄞縣人自幼嫺藥性沉靜志研醫前清光緒戊戌從先輩方曉安君游遂肆力專攻十餘年自宣統己酉至辛亥曾受聘同義局施醫三年日診百餘人救治貧病當時著有醫書（總目載鴉片癮戒除法末）十餘種民國壬子春寓廬遭火盡付一炬癸丑春越中慈善家爲保存國粹挽回利權起見整頓中藥闡發效用特創和濟藥局公推爲總理編輯醫學衛生報（出至十期止）訂正傳訛藥品選定古今膏丸諸方博考百餘家醫籍試驗製備近已風行遐邇最近著述有規定藥品之商榷二卷（已出一卷）膏丸說明書四種（已出痰症膏丸說明書一種）辨舌指南（印刷中）瘟痧證治要略一卷喉痧證治要略一卷秋瘟證治要略（已出）集註之書如醫醫病書廣筆記臨證醫案筆記潛齋十四種三世醫驗醫界新智囊等書已刊印行世歷任醫會評議員

而色黑暗手指痲痹腹中滿實二便秘結兩足痠軟痲痺或腫或痛脚腕鬆縱兩膝無力步履不健皮緊肉實六脉浮緊大實滑不等此脚氣之初起也宜服鷄鳴散輩輕則十劑重則廿劑或活用前列藥品散隊加減以愈爲度縱不能杜漸于先至此調治尚可無虞然必剷草除根方無後患初起易治若玩視則變重變危噬臍何及愼之愼之

脚氣已成病脉證治

其見證脉象大略同上第諸病情比初起較重究有淺深之別必兼見胸中滿悶氣翳不舒甚則兩足難行日劇一日而飲食言語尚如平人此脚氣之已成也治法大略同上少則廿劑多則四十劑或五六十劑方愈若治不如法或再因循則必有衝胸之患切勿遲疑誤事至死方休

衝胸之漸病脈證治（衝胸乃脚氣之重候）

其見證脈象同上參看必胸中翳滿肚內氣壅大便艱難得瀉乍鬆食飽更滯每欲作嘔小腹痳痺兩足更不活動甚則不能行此衝胸之漸也死期將至危險之候若不急治實難逆料必以大劑降氣行滯之品疏通經絡仿上治法宜用重劑服至胸不翳氣不壅二便通調兩足輕捷爲度方免衝胸當此存亡之際須盡人力以轉旋之余常有治愈者皆每日二三服刻不容緩若再疑信相參即有盧扁當前恐亦無如之何矣

衝胸初起病脉證治

參看以上見證脈象第胸翳氣脹喘急作嘔便結足廢等較甚目額色黑少腹脹實神情恍惚心覺不安如物頂擋此衝胸之初起也本屬難治然亦不宜束手待斃必用大劑鷄鳴散杉節湯三將軍丸木萸湯蘇子降氣湯輩不外木瓜尖檳陳皮紫蘇大腹皮沉香木香等急服數劑如得氣稍下胸漸舒間可救者然已遲矣死中求生

百不救一

衝胸已成不治

面上忽然變色大異平日目額黑爪甲青四肢厥冷甚則過於肘膝口鼻氣冷氣喘上逆心胸頂硬不能仰臥煩躁不安口渴頻嘔胸中多氣辛苦異常大聲叫喊或作或輟六脉沉伏或浮亂無根有此情形斷難爲力早發午死午發夜死夜發早死不須發藥萬無生理斯時尙清醒能言語一不聞聲覺不氣喘即就死地傷哉脚氣之衝胸也隨漸而來令人不覺竟至於此雖有和緩不能生之有心人用抱無涯之戚也

脚氣分別寒熱虛實表裏乾濕八證方法

寒脚氣

面黑舌白兩足腫軟痺脉遲用炮川烏熟附子桂枝吳萸良姜木瓜实檳陳皮紫蘇

干薑等加減治之

實面熱脚氣

黃舌紅口渴溺赤便結兩足腫軟痺脈數用桑枝白茅根秦艽葛根黃芩木通知母薏苡仁牛膝等加減治之

虛脚氣

形氣羸弱及病後元虛足附微腫軟痺無力六脈虛軟仿古腎氣丸主之然此證極少今人不辨虛實因古人有腎氣丸治脚氣入心之說遂以之統治脚氣貽禍匪淺不知古人爲腎虛脚氣而設其他不合用也脚氣爲壅疾實者居多審症不眞愼毋妄用

實脚氣

形氣壯實手痺足軟皮緊肉實大便秘結得瀉乍鬆飽食更劇六脈大實少壯居多

宜借用大承氣湯加木瓜尖檳陳皮牽牛郁李仁桃仁秦艽等以瀉之至足鬆爲度

表脚氣

身中無病獨兩足軟痺或腫痛皮緊或兼見頭痛往來寒熱脉浮以疎通經絡爲主宜用羌活獨活防風荆芥枳殼桔梗青皮陳皮柴胡前胡木瓜尖檳茯苓薏苡仁大腹皮海桐皮等加减治之

裡脚氣

胸緊腹實便結兩足腫軟痺脈沈實滑宜用郁李仁秦艽牽牛尖檳枳殼川朴陳皮木瓜木通澤瀉薏苡仁等加減治之

乾脚氣

面色枯燥兩足乾瘦不腫而痛脈數滑此血枯風燥宜四物加木瓜牛膝桑枝葛根若痛甚脈遲屬寒又宜附子桂枝吳萸木瓜之類以治之

濕脚氣

面色暗晦身重口淡兩足腫軟光亮脈緩滑宜除濕爲主仿古除濕湯鷄鳴散輩可愈

以上八證聊舉大略或兼見或獨見不必拘泥然虛證甚少惟實寒濕三證合病居多茲擬一方統治之方擬木瓜尖檳陳皮紫蘇吳萸生薑桔梗枳壳川朴郁李仁秦艽牽牛羗活白芍輕證輕用重證重用因病設方有非分兩所能拘者宜變通之

附錄醫案十則（每年所診此症甚繁不能盡錄聊舉數則就正　高明）

關福年三十歲南海人一月以來見兩足微腫軟痺不便于行面色黑暗胸膈滿悶氣壅於上如棍頂心少腹脹實飽食更劇大便秘結指頭痲木六脉浮緊大實渠以爲閒病不甚介意一日求診于余診畢斷曰此脚氣衝胸之漸也若不急治恐罹不測之憂渠聞斯言驚訝不已堅意求救余擬吳萸木瓜尖檳陳皮桔梗蘇葉生薑桂

枝郁李仁秦艽牽牛火麻仁川朴枳實等藥大劑與服自午至酉始瀉得惡水一大盆胸覺微舒氣亦稍下是晚照方再服瀉如前翌早來診脈略靜神色略爽擬方如前略爲加減兩日已愈七八十日收功此寒濕壅結之甚者也若不通行大便毒從何出幸而早治一二日病雖入腹尚未衝胸一得猛劑病隨藥解渠來跪謝口稱深恩再造余曰醫者活人分中事也無勞稱謝但願患是證者勿存輕忽之心以致垂危難挽是余之厚望焉

徐勝年二十五歲大埔人自南洋埠返患兩足腫痺行動無力皮緊肉實胸腹翳滿氣常覺逆大便秘結口渴形實六脈浮數有力此脚氣之屬實熱者衝胸之象業已畢露卽用桑枝四兩白茅根三兩秦艽苡仁木通木瓜郁李仁海桐皮寬筋藤絲瓜絡茯苓澤瀉茵陳防己牽牛等藥加減與服隨服隨效至六十劑乃痊

翟水年二十歲東莞人形氣壯盛飲食如常胸微翳手微痺兩足軟痺微腫痛行步

甚難氣覺促大便結六脈緊浮大實此脚氣欲衝胸也余即着轉水土擬鷄鳴散立效散除濕湯筋痛服四物湯加木瓜牛膝每服見效然旋輕旋重加減服八十劑纔綿五閱月交冬乃愈

王盛新會人年廿一歲形氣壯實面色暗晦胸膈滿悶肚腹脹實飽食尤甚氣逆上兩手指痺大便秘結小便短澀舌尖赤唇略紅兩足微腫腨痛痲痺痠軟無力不能行立六脈浮緊實大惟口不渴飲食如常醫以爲腎虛痿證用虎潛丸數服病益進又以爲癱瘓不治又以爲熱服羚角桑枝病更劇轉診於余余曰此乃寒濕壅滯脚氣衝胸症也若不早爲之所恐滋蔓難圖擬鷄鳴散加郁李仁西秦艽川朴枳實牽牛元明粉羌活獨活赤芍桃仁等藥九劑俱瀉病減一半腫消筋舒胸亦不滿可行數步脈略靜寤時尚有微氣呻欠轉用蘇子降氣湯四劑氣即下遂借用換骨丹十劑收功

中華民國十年二月二十日出版

紹興醫藥學報第十一卷第二號

（原一百十八期）

歡迎轉載

編輯者 紹興裘慶元吉生

發行者 紹興醫藥學報社

印刷者 紹興印刷局

分售處 各省各書坊

紹興醫藥學報

報價表

新報	全年	半年	一月	
册數	十二册	六册	一册	代派或一人獨定十份者八折五十份七折郵票抵洋九扣算空函恕復
定價	一元二	六角半	一角二	
舊報	一至十三期	十四至十七期	十八至四十四期	四十五至百十六期
定價	五角	三角	八角	每期一角
郵費	中國	日本台灣	南洋各埠	
	加一成	加二成	加三成	

廣告價表

等第	地位	一期	六期	十二期
特等	底面全頁	十元	五十四元	一百元
上等	正文前全頁	八元	四十三元	八十元
普通	正文後全頁	六元	三十二元	六十元
注意	所稱全頁卽中國式之一單面外國式之一配奇如登半頁照表減半算			

本社啟事

近日屢接外埠閱報者來函謂向各地代派處滙款預定之敝報往往報有未到命敝社查催且竟有向敝社補報者敝社因閱者並非直接函定無從查補故惟有登報佈告代派處遇有前項補報情事應請照補並按期送達切勿遺失至閱者應向原定處查追庶不致誤再餘姚衛生公會係離敝社約二百里機關不同與敝社極無關係該會代派敝社書報亦與各地代派處同例如有付欵購書不到亦當直接向該會查追爲要

本社謹啓

新書出版

●國醫百家第七　大增刊第六

國醫百家第七種雪雅堂醫案　已預告於第六種書內　現在書已出版　本國連史紙洋裝兩大册　大洋七角　郵寄加費五分　大增刊第六每册改價五角亦已出版　郵費五分

●本社又出新書一種

醫案夢記　爲吾越徐守愚君遺著　徐君本政界人　所診皆膏粱重症　治法皆古方活用　足開醫學心靈　書係木刻　經本社主任裘吉生所藏　現特印行　歸社中發行　以期流傳　計二厚册　定價四角　外埠加郵力二分五釐

●醫學衷中西參錄

直隸鹽山張錫純君所著　醫學衷中參西錄　風行一時　本社社友常向社中函問購處　現在印至三版　書已寄到社中代售　洋裝兩厚册　定價大洋一元五角　外埠加郵力七分五釐　不折不扣

●中國診斷學實用

本書爲社友時逸人君所輯　以科學的系統採取中國固有之學說　提要鈎元彙成一册　原定售價　每册大洋一元四角　各地社友明知爲精要必讀之本　奈多因價貴而裹足　現在時逸人君慈善爲懷　寄到本書一百册　歸本社發行　願將所得之價　如數歸本社直接滙解西北災區　從此購者既得有用之要書　又盡賑災之義務　一舉兩善　想爲明哲君子所贊成焉

中華民國郵政局特准掛號認爲新聞紙類

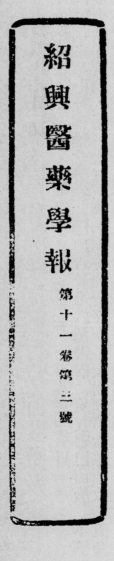

紹興醫藥學報

第十一卷第三號

紹興縣西橋南首和濟藥局發行常備要藥及書目

消暑七液丹 每方三分四
立消痱子粉 每袋二分
滲濕四苓丹 每方二分

萬應午時茶 每方一分
查麯平胃散 每方分六
痧氣開關散 每瓶五分

急救雷公散 每瓶一角
霍亂定中酒 每瓶一角
回陽救急丹 每兩二角

急痧眞寶丹 每瓶一角
瘧疾五神丹 每瓶一角
痢疾萬應散 每服四分

喉症保命藥庫 每具一元
沉香百消麯 每方分四
樟腦精酒 每瓶二角

葉氏神犀丹 每顆三角
太乙紫金丹 每顆三角四
飛龍奪命丹 每瓶一角五分六

開閉煉雄丹 每兩八角
立效止痛丸 每瓶三角
厥症返魂丹 每粒二角四

萬應保赤散 每瓶四分
金箔鎮心丹 每瓶三角
肝胃氣痛丸 每瓶二角

鴉片癮戒除法 二册三角
增訂醫醫病書 二册五角
痰症膏丸說明 一册一角

規定藥品商榷 上册三角
喉痧證治要略 一册六分
瘟痧證治要略 一册三角

臨證醫案筆記 六册一元二
先醒齋廣筆記 四册一元
愼齋醫書 二册近刊

秋瘟證治要略 一册一角
幼幼集成 六册二角
潛齋醫學叢書 二元五角

紹興醫藥學報 第十一卷第三號

紹興醫藥學報

第十一卷三號

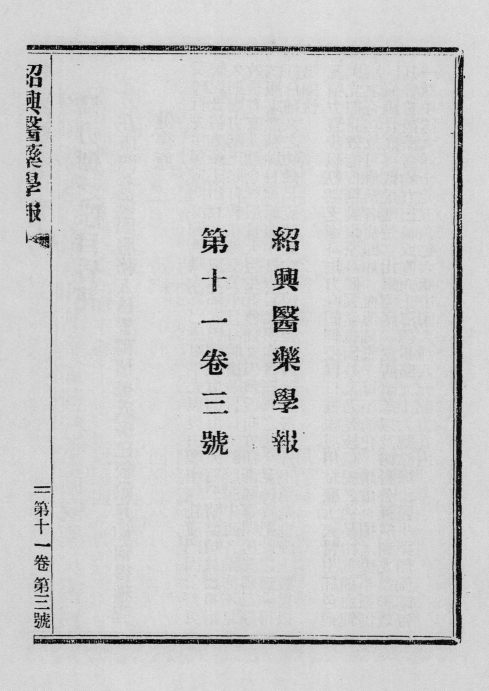

精力疲乏之眼目昏花

在廈門有海關服務人員聲稱積勞成疾已經數月如何得獲强健復原

黃臻百先生係廈門海關供職大寫已歷多年光復後由廣州調赴廈門因公務更繁以致精力疲乏體衰具來信云鄙人因供職廈門海關大寫公務繁瑣故辦事耐久則腦力虧乏眼目昏花殊礙公事且身體羸弱胃口不舒屢服中西各藥亦不見效後有友人勸余試服貴大醫生紅色補丸因就近向竹仔街福靈藥房先購二瓶試服果然精神日增續服半打眼目光明向者羸弱之狀今竟轉爲肥壯之軀非得紅色補丸之功效曷克臻此詢不愧能醫百病雖玉液金丹不過是也謹上數言以鳴謝忱

凡精力衰殘腦筋虧乏週身無力身體輕瘦胃口無味服用韋廉士大醫生紅色補丸立即見效能使精神復原身體强健也因是丸乃是極穩妥之補品由其補血健腦之奇功故可療治各症即如　血薄氣衰　胃不消化　諸虛百損　少年斲傷　瘋濕骨痛　臀尻酸楚　山嵐瘴癘　皮膚諸恙以及婦科各種病症尤爲神效

凡經售西藥者均有出售或直向上海四川路九十六號韋廉士醫生藥局函購每一瓶中國大洋一元五角每六瓶中國大洋八元郵力在內

紹興醫藥學報第十一卷第三號(原一百十九期)目次

學術

紹興醫藥學報

對難者辨人參之味（下）　前人

海螵蛸　紫菜　前人

石合虫　山東王肖舫

（二）社友醫案存要（續一百十五期）

風痙兼臟躁（西名歇私的里症）治驗案　王蘭遠

論施某伏邪臨危之治驗　張汝偉

補遺　杭縣沈仲圭

雜著

（一）證治要論（續一百十八期）

陸九芝論小兒驚風篇書後　嘉定張山雷

論葉氏治溫熱之誤　前人

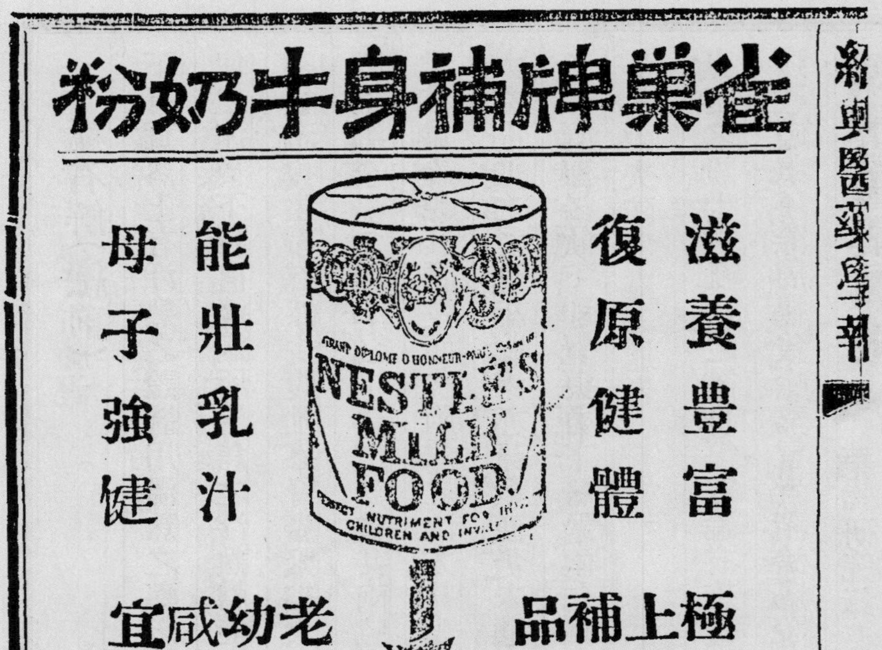
紹興醫藥學報
雀巢牌補身牛奶粉
滋養豐富
復原健體
能壯乳汁
母子強健
NESTLE'S
MILK
FOOD
極上補品
老幼咸宜
病後不可不用
雀巢牌牛奶粉
乳母不可不用
雀巢牌牛奶粉
紹興經理教育館
各埠大藥房及罐頭食物店均有出售

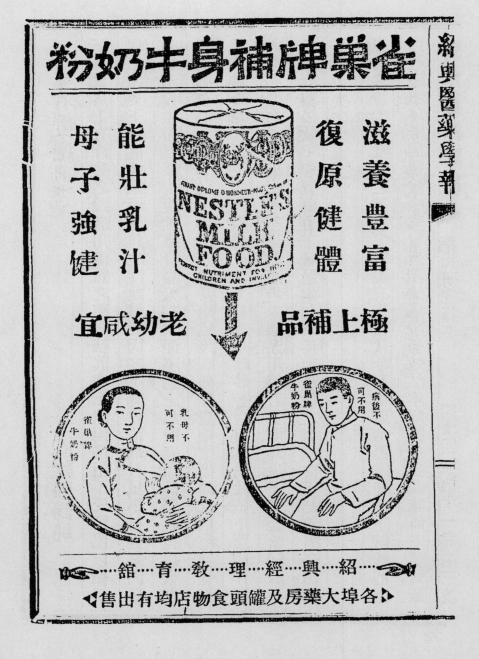

赭石解（續前） 直隸張錫純

下有實熱上有浮熱之證欲用溫熱之藥以祛其寒上焦恒格拒不受惟佐以赭石使之速於下行直達病所上焦之浮熱轉能因之下降曾治鄰村星馬村劉某因房事後恣食生冷忽然少腹抽疼腎囊緊縮大便不通上焦兼有煩熱醫者投以大黃附子細辛湯（金匱方）上焦煩熱益甚兩脇疼脹便結囊縮腹疼如故病家甚覺惶恐求爲診視其脈弦而沈兩尺之沈尤甚先用醋炒葱白熨其臍及臍下腹中作響大有開通之意囊縮腹疼亦見愈便仍未通遂用赭石二兩烏附子五錢當歸蘇子各一兩煎湯飲下卽覺藥力下行過兩句鐘俾煎渣飲之有頃降下結糞若干諸病皆愈

膈食之證千古難治之證也傷寒論有旋覆代赭石湯原治傷寒汗吐下解後心下痞鞕噫氣不除周揚俊喻嘉言皆謂治膈證甚效然本經謂旋覆花味鹹若眞好旋

覆花實鹹而兼有辛味（敝邑武帝臺汙所產旋覆花實鹹而辛）今藥坊間所鬻旋花皆甚苦實不堪用是以愚治膈證恒用其方去旋覆花將赭加重其衝氣上衝過甚兼大便甚乾結者赭石恒用至兩許再加當歸柿霜天冬諸藥以潤燥生津且更臨時制宜隨證加減治愈者不勝錄（拙著衷中參西錄載治愈之案六則並詳記其加減諸法）蓋此證因胃氣衰弱不能撑懸賁門（胃上口）下焦衝氣又挾痰涎上衝以杜塞之是以不受飲食故用人參以壯胃氣氣壯自能撑懸賁門使之寬展赭石以降衝氣（半夏亦能降衝其力遠不如赭石）衝降自挾痰涎下行不慮杜塞此方之所以效也若藥坊間偶有鹹而且辛之旋覆花亦可斟酌加入然加旋覆花又須少減赭石也

或問本經旋覆花未言苦亦未言辛藥坊之苦者既與本經之氣味不合豈味之辛者獨與本經之氣味合乎答曰古人立言尚簡多有互文以見義者本經爲有文字

後第一書其簡之又簡可知故讀本經之法其主治未全者當於氣味中求之其氣味未全者卽可於主治中求之旋覆花本經載其主結氣脇下滿驚悸除水去五臓間寒熱補中下氣三復本經主治之文則旋覆花當爲平肝降氣之要藥應藉金之辛味以鎭肝木其味宜鹹而兼辛明矣至於苦味性多令人涌吐是以旋覆花不宜兼此味也且其花開於六月而能預得七月庚金之氣故爾雅又名之曰盜庚庚者金也其味辛也顧其名而思其義則旋覆花宜鹹而兼辛又明矣

頭疼之證西人所謂腦氣筋病也然恒可重用赭石治愈近在奉天曾治安東何道尹猶女年二十餘歲每日至巳時頭疼異常左邊尤甚過午則漸愈先經東人治之投以痲醉腦筋之品不效後求爲診視其左脉浮强有力知係少陽之火挾心經之熱乘陽旺之時而上升以衝突頭部也爲疏方赭石龍骨牡蠣龜板萸肉白芍各六錢龍胆草二錢藥料皆用生者煎服一劑病愈强半又服兩劑全愈隔數日又治警

察廳書記鞠一鳴夫人頭疼亦如前狀仍投以此方兩劑全愈

癲狂之證亦西人所謂腦氣筋病也而其腦氣筋之所以病者因心與腦相通之道路(心有四支血脈管通腦)爲痰火所充塞也愚恒重用赭石二兩佐以大黃朴硝半夏鬱金其痰火甚實者問或加甘遂二錢(爲末送服)輒能隨手奏效誠以赭石重墜之力能引痰火下行俾心腦相通之路毫無滯礙則腦中元神心中識神自能相助爲理而不至有神明瞀亂之時也在奉天曾治洮昌都道尹公子鶴巢年近三旬癲狂失心屢經中西醫治療四載分毫無效來院求爲診治其脈證皆甚實遂投以右所擬方每劑加甘遂二錢五分間兩日一服(凡藥中有甘遂不可連服)其不服湯藥之二日仍用赭石朴硝細末各五錢分兩次服下如此旬餘而愈

癇瘋之證千古難治之證也西人用痲醉腦筋之品日服數次恒可强制不發然亦間有發時且服之累年不能除根而此等藥常服又有昏精神減食量之弊庚申歲

在奉天立達醫院因診治此等證研究數方合用之連治數人皆愈一方用赭五錢於朮酒麴（用神麴則無效且宜生用）半夏龍膽草生明沒藥各三錢此係湯劑一方用眞黑鉛四兩鐵鍋內鎔化再用硫黃細末二兩撒於鉛上硫黃皆着急用鐵鏟拌炒之鉛經硫黃燒煉皆成紅色因拌炒結成砂子取出晾冷碾軋成餅者（係未化透之鉛）去之餘者再用乳鉢研極細摻硃砂細末與等分再少加蒸熟麥麵（一以僅可作丸爲度）水和作丸半分重（乾透足半分）一方用西藥臭剝臭素安母紐謨各二錢抱水過魯拉爾一錢共研細摻蒸熟麥麵四錢水和爲丸桐子大右藥早晚各服西藥十四丸午時服鉛硫硃砂丸十二丸日服藥三次皆煎湯劑送下湯藥一劑可煎三次以遞送三次所服丸藥如此服藥月餘癇風可以除根內經云諸風掉眩皆屬於肝肝經風火挾痰上衝遂致腦氣筋頓失其所司周身抽掣知覺全無赭石含有鐵質既善平肝而其降逆之力又能協同黑鉛硃砂以墜痰鎮驚此其

所以效也而必兼用西藥者因臭剝臭素諸藥皆能强制腦筋以治病之標俾目前不至反覆而後得徐以健脾利痰袪風清火之藥以剗除其病根也

方書所載利產之方無投之必效者惟方中重用赭石可應手奏效族姪蔭棠媳臨產三日不下用一切催生藥胎氣轉覺上逆因其上逆忽會悟爲擬方用赭石二兩野臺參當歸各一兩煎服後須臾卽產下後用此方多次皆效卽骨盤不開者用之開骨盤亦甚效蓋赭石雖放膽用至二兩而有人參一兩以補氣當歸一兩以生血且以參歸之微溫以濟赭石之微凉溫凉調和愈覺穩妥也矧產難者非氣血虛弱卽氣血壅滯不能下行人參當歸雖能補助氣血而性皆微兼升浮得赭石之重墜則力能下行自能與赭石相助爲理以成催生之功也至於當歸之滑潤因爲利產良藥與赭石同用其滑潤之力亦愈增也此方載拙著衷中參西錄名大順湯用此方時若加衞足花子（炒爆）或丈菊花瓣更效至二藥之性及其形狀與所以奏

效之理皆詳載於衷中參西錄第八卷中茲不俱錄也人之廉於飲食者宜補以健脾之藥而純用健補脾臟之品恒多礙於胃氣之降致生脹滿是以補脾者宜以降胃之藥佐之而降胃之品又恒與氣分虛弱者不宜惟赭石性善降胃而分毫不傷氣分且補藥性多溫易生浮熱赭石性原不涼而能引熱下行（所以諸家本草多言其性涼）是以愚習用赭石不但以之降胃也凡遇有虛熱之證或其人因熱痰嗽或其人因熱怔忡但問其大便不滑瀉者方中加以赭石則奏效必速也

內中風之證忽然昏倒不省人事內經所謂血之與氣幷走於上之大厥也亦即難經所謂上有絕陽之絡下有破陰之紐之尸厥也此其風非來誠以肝火暴動與氣血相併上衝腦部（西人剖驗此證謂腦部皆有死血或兼積水）惟用藥鎮斂肝火寧熄內風將其上衝之氣血引還其證猶可挽回此金匱風引湯所以用龍骨牡蠣

也然龍骨牡蠣雖能歛火熄風而其性皆澀實欠下達之力惟佐以赭石則下達之力速上逆之氣血卽可隨之而下曾治奉天大北關開醋房者杜正卿忽然頭目眩暈口眼歪邪舌强直不能發言脈象弦長有力左右皆然覘其舌苔白厚微黃且大便數日不行知其證兼內外中風也俾先用阿斯必林兩瓦白糖水送下以發其汗再用赭石龍骨牡蠣蔞仁各一兩石膏兩半菊花連翹各二錢（皆用生者）煎湯趁其正出汗時服之一劑病愈强半大便亦通又按其方加減連服數劑全愈

又治鄰村韓姓媪年六旬於外感病愈後忽然胸膈連心下突脹腹臍塌陷頭暈項强妄言妄見狀若瘋狂其脉兩尺不見關前搖搖無根數至六至此下焦虛憊衝氣不攝挾肝胆浮熱上干腦部以亂其神明也遂用赭石龍骨牡蠣山藥地黃（皆用生者）各一兩野臺參淨萸肉各八錢煎服一劑而愈又少爲加減再服一劑以善其後

又治鄰村生員劉樹幟年三十許因有惱怒忽然暈倒不省人事牙關緊閉唇齒之間有痰涎隨呼氣外吐六脈閉塞若無急用作嚏之藥吹鼻中須臾得嚏其牙關遂開繼用香油兩餘熱溫調麝香末一分灌下半句鐘時稍醒悟能作呻吟其脉亦出至數數五至餘而兩尺弱甚不堪按知其腎陰虧損故肝胆之火易上衝也遂用赭石熟地生山藥各一兩龍骨牡蠣（皆生用）淨萸肉各六錢煎服後豁然頓愈繼投以理肝（恐其因怒有鬱氣）補腎之藥數劑以善其後　按此等證當痰火氣血上壅之時若人參地黄山藥諸藥似不宜用而確審其係上盛下虛若難經所云云者重用赭石以輔之則其補益之力直趨下焦而上盛下虛之危機旋轉甚速莫不隨手奏效也

考陽起石之產地

陳守眞

考陽起石之產地今惟山東省之舊齊州濟州二處有之齊州即今濟南道濟州在

茌平縣西南有土山名陽起山雖大雪遍境不能積白舊說此山爲陽氣之起點山中之石因陽氣所薰蒸使然故有陽起石之名也

辨人參之眞僞

前人

李時珍辨人參之眞僞曰「（上略）……僞者皆以沙參薺苨桔梗采根造作亂之沙參體虛無心而味淡薺苨體虛無心桔梗體堅有心而味苦人參體實有心而味甘微帶苦自有餘味俗名金井玉闌也其似人形者謂之孩兒參尤多贋僞宋蘇頌圖經本草所繪潞州者三椏五葉眞人參也其滁州者乃沙參之苗葉沁州兗州者皆薺苨之苗葉其所云江淮土人參者亦薺苨也並失之詳審今潞州者尚不可得則他處者尤不足信矣近又有薄夫以人參先浸取汁自啜乃晒乾復售謂之湯參全不任用不可不察」噫世風澆漓人心不古業此者多小人而少君子傳至輓近愈趨愈下而商人之鬼蜮伎倆亦更百出而難測矣

石膏

前　人

本經稱「石膏辛微寒無毒主治中風寒熱心下逆氣驚喘口乾舌焦不能息腹中堅痛除邪鬼產乳金瘡」後人誤解其性爲大寒常在窯中徐熱之則失其結晶水而成爲白色粉末故入煎劑中致堅凝罐底不適于用與原質具辛散之性者有異至于未曾煆過之天然石膏爲治寒溫之必要藥大能活人者也

赤石脂

前　人

仲景用桃花湯治下痢便膿血（桃花湯　赤石脂八錢：留一錢研末　乾薑五分　粳米四錢　水三杯：煎八分　入石脂末一錢調服　日作三服）取赤石脂之重濇入下焦血分而固脫乾薑辛溫暖下焦氣分而補虛粳米之甘溫佐石脂乾薑而潤腸胃吾屢試屢驗非泥于舊說也故凡有取西說而證赤石脂之無裨藥用者吾敢闢其說之不當矣

說陽起石之成分　前人

陽起石爲角閃石之變種含鈣質之外並有銕分考鈣質有益于骨骼銕質又能補血並參中國舊說故益知其有裨于藥用也

人中黃　前人

綱目稱人中黃曰糞清歸入人屎一類考其製法則或以甘草末納入竹筒中塞其兩端冬日浸糞缸中春日取出陰乾後破竹取甘草入藥或以棕皮綿紙上鋪黃土以糞汁淋土上濾去清汁入新甕內埋土中一年取出清若泉水年久者尤佳吾取其後法似較勝前法一着惟人糞爲糟粕所化係大腸內所排泄之廢料凡病人之病毒皆能在大便傳播故凡傳染病者之大便皆當用消毒藥水以消其病毒者也今夫吾國之毛厠遍地排列或竟無障蓋之具而任令其處於天日之下以供享蠅蚊等滋生其間大肆傳疫手段得逞其技故每在天氣酷熱之時四處患疫病者比

比皆是試問其有無便壽否近世之衞生學似較古昔進步而今世尙有昧其理者則古昔未開化時代之風㷔可知矣故人中黃之製法雖特別精妙古醫家雖有用之以治愈熱病者吾獨不敢信也世之研究醫學者其亦與吾有同意乎

對難者辨人參之味（上） 前人

嘗攷人參之味遜於甘草蓋藥物之味甘者至甘草爲極爲人參之甘味所不能及也惟其味雖不及甘草之甘而帶有甘味亦得稱爲味甘之物可以列入甘草之一類故本經曰「人參氣味甘微寒無毒」然傳之久遠後世人以其味不甚甘遂有甘微帶苦，甘中稍苦，甘溫微苦，等種種不經之說貽誤後學實深浩歎夫古聖人之嘗百草也無微不至豈不能辨其味哉特甘苦二味迥然不同甘爲苦之對苦不能稍和於甘耳譬畫家之染色也以白鉛粉和入於花青中則仍現青色和入於藤黃中則仍現黃色惟稍分濃淡之色今人參之味亦然難者曰「畫家染色人工爲之而人參之甘苦二味非藉人力之化成乃本諸天然者也今子以强有理之言而欲爲神農氏作功臣吾敢云其說之欠明理」吾對曰「子毋躁請終聆余說余在二年前讀本經見張隱庵在此節之註曾發一極短之批評（其說附後）」

張隱庵註人參條云「人參氣味甘美甘中稍苦……（下略）」「竊思人參之味甘耶苦耶終不可不依據其一蓋甘苦之味二者各殊甘爲苦之對若以少許味苦之物和入甘草之中味覺神經中決不能辨此甘味之中稍帶有苦味者也故間人性之善耶惡耶亦不得不根據其一若云人性非善非惡則理由不能成立即人性本善善中稍惡云云亦不合於理不能介立於其間也此人參之氣味甘美甘中稍苦之說合理與否不待辨而自明矣」

余曩昔手此篇時正研究論理學對於分析此「不容間位律」之腦經異常淸爽君讀此尙有說否難者又曰「說雖有理然人參之味吾屢嘗之確於甘味之外微含

苦味不知抑甘耶抑否耶請有以語我」吾又對曰「夫畫家之染色也五色各有深淡之分而物之於味也五味亦各有至微之別如甘草之味至甘者也本經稱其味爲甘人參之味稍遜甘草者也本經亦稱其味爲甘故人參之味爲甘味不能以甘溫微苦，甘中帶苦，甘中稍苦，之說名之焉且本經載牛膝之味爲苦酸巴戟天之味爲辛甘蛇床子之味爲苦辛升麻之味爲甘苦等性味言之甚詳如人參之味果係甘苦則亦詳說之更不勞後人之費解矣墨子曰「少嘗苦曰苦多嘗苦曰甘則必以此人爲不知甘苦之辨矣」誠哉斯言」難者語塞

對難者辨人參之味(下)

前人

難者曰「後世科學進步研究學術者每指明其古學之誤今子拘泥於人參爲甘味之古說何爲也」吾對曰「古代科學未明後世人精求古說而更進之則其學術昌明理當然也惟人之嘗物味也食糖則知其味甜食鹽則知其味鹹雖三尺童

子無不知之況明聖如神農乎故吾敢決斷人參之味爲甘闢甘中帶苦之說爲謬妄也」難者又曰「君言甚辯但余尚有說焉古代神農氏嘗人參之味爲甘後因世代相傳地土失其本有之性味故人參亦變其味而於甘味之外別含苦味矣」吾對之曰「巖石崩裂而成黏土爲土壤中之主要成分培栽植物之所必須者也惟南方宜稻北方宜麥土性之肥沃磽瘠各因地土而異故良農知土性擇其所宜而布其所利則地利盡而收得恒豐否則反是植物學有曰「昔英國人至北阿美里加林木之區欲改爲田盡芟叢木地變荒瘠田卒不成」觀乎此益明其不知土性之爲害矣且綱目載沙參宜乎沙地遼參產於遼東高麗參產在高麗吉林參出於吉林等皆各有土宜之關係存在此人參之產地僅山西長子縣（即舊上黨郡所產之參名黨參）一處也惟其所產之色不若人參之透明故人參又有明黨之稱然今長子縣所產之黨參其色雖與人參異而其味甘則仍遜於甘草亦不能稱

之曰甘中稍苦蓋長子縣本宜於種參若因年代久遠而土性變易能使人參失味則不宜於種參也就吾鄉晒海水爲鹽之故事證之吾鄉僻居海濱鄉人有晒海水爲業者世世相傳利莫過此（卽吾家創業之祖亦操是業故吾家之住屋名滷號）詎知民國紀元前二年其地遽失鹹味不能晒鹽其利遂告終先此一年前鄉人盛傳謂所晒之鹽不知何故易其味爲鹹苦此與種參之土宜同理由此推而論之人參甘中稍苦之味又爲訛傳也且吾人食百合時玩其餘味亦似帶苦而本經稱其味曰甘此亦因甘味不一種之故豈必如甘草之始可以稱甘味黃連之苦而始可以稱苦味也」難者默默而退

海螵蛸　前人

墨魚之骨曰海螵蛸色白質堅厚而疏鬆有屑爲製牙粉之原料者因動物之骨骼皆以鈣爲主要成分故也

紫菜　　前人

藻類中有紫菜者爲紅藻之一種其色紫葉扁平含綠素之外更含有紅色素故名曰紫菜產鹹水中附著於巖石之上以爲生活與昆布相似惟葉狀較昆布爲闊邊緣有缺刻形軸部祇有突起物爲無花之植物也

石合虫　　山東王肖舫

性凉潤確能明目具有涵養陰精之特性產於河中得水石之精而結成其形扁圓不等如拳大確係石質遇大雨時行之際即浮於水面取置水缸中蠕動自如離水六句鐘即死亦浮水面但不能自動耳用時打開石質其中涵有清水一鍾當時用此水洗點外障各眼病及瞻視昏渺乾澁雀盲各症極效此藥弟曾實驗但係希奇之藥物不能常有且出現無一定之時故世之行醫者欲蓄此藥以療病每生闕如之歎也

風痙兼臟躁（西名歇私的里症）治驗案

王蘭遠

有隣女年十九明年夏二月爲出閣吉期手製裝奩繡品未免昕夕辛勞迨夏十一月上弦心內怔忡善饑食慾倍增初以爲壯歲胃强所至夏十一月十八日晚膳納飯兩盌入夜挑鐙針黹忽而頭眩眼暈昏仆於地角弓反張四肢抽搐片時厥回繼續五六次其母及同居人見之驚駭異常着人來請鄙人前往一診斷爲食痰中阻肝陽鴟張方用

白桔梗一錢　青竹茹三錢　生白芍三錢　廣鬱金二錢　法半夏錢半
石決明一兩　炒黃芩錢半象貝母「去心」三錢　炒殭蠶一錢　青防風錢半　池菊錢半　冬桑葉錢半　炒建麯四錢　「後下」雙鈎藤三錢

比夜照方進藥一次不過臥時偶爾抽搐神識亦清二十日清晨又發怔忡善饑消穀四肢抽搐眼有赤縷脣紅脈弦數改方用

中生地四錢　全當歸三錢　青防風一錢　大麥冬三錢　生石膏四錢
粉丹皮錢半　石决明一兩　宣木瓜錢半　炒黃芩錢半　煨天麻二錢
白茯苓二錢　生白芍三錢　黃土一兩五錢　擂碎放水澄清代水
另用川貝母「去心」三分　血珀一分　廣鬱金二分　濂珠粉二分
四味共研細末分二次冲藥服下

此方照服一劑抽搐時比先見短二十夜天將曙病人頭眩眼暗似有人執扇向其胸前撲扇比時燔灼如焚又似有長人蹲伏床後口中亂語二十一日早餐七盌尚饑其母及隣佑疑鬼疑神不知觸何邪祟禱神許願議論紛紛促鄙人前去一診脉右關數實左弦因腸中積垢肝陽上竄神經昏亂侵腦卽厥犯胃爲消議用洩火軟肝鎭納通腑等法方用

細生地四錢　煨天麻二錢　青竹茹三錢　生石膏四錢　小川連五分

大麥冬（辰砂染）三錢　炒黃芩錢半　台烏藥一錢　生白芍三錢　石決明一兩　煅牡蠣八錢　粉丹皮二錢　九節菖蒲根七分　炒遠志炭八分

更衣丸一錢　淸寧丸二錢　開水先吞

另用川貝母「去心」三分　血珀一分　金箔一張　研末分二次冲藥服下

小麥二兩　先煎水一大盌去麥代水煎藥

此藥服後得大解二次痙定神淸腹亦不饑口不亂言病既轉機仍原方擴充方用生地天麻霍石斛川雅連白蒺藜阿膠牡蠣鈎鈎白芍香附煅磁石貝母（去心）遠志龜板當歸甘草懷山藥茯神等品出入服兩劑善後用淸阿膠二錢燉冲雞蛋黃服食不及一旬病人恢復如初此病之來如疾風暴雨經鄙人一手治全幸非小康不朝三暮四而我黟山僻之鄉醫生陳腐異常見此等症非牛黃即犀羚查羚角市價與黃金相埒一劑非四五元不辦貧窘之家何以堪此鄙人治此症前後計藥

六劑及阿膠等藥價不過三元之譜吾醫社前因羚角求代替者愚方中藥品不代之代治療獲效竟如願已償此案本不足錄不過以平常之藥而轉危疴亦鄙人快心之事不知同社諸君見之視爲遼東豕否按歇私的里爲官能的神經病而無解剖的變化或由女子春機發動之期生殖器變常與遺傳素因其影響及於腦之中樞故五官器障礙野視狹小啼泣悲哀心悸亢進肢幹痙攣內服阿魏臭素加里纈草莫兒比涅加爾爾斯泉鹽等品不外鎭痙興奮潤下倘有兼虛兼火兼痰西法難合併而治彼法猛而疏不及我法和而密崇拜西技者遇此等兼症恐有顧此失彼之虞矣

論施某伏邪臨危之治驗　張汝偉

施某者以負販爲業於春暮患感三日內已見唇乾齒板神昏譫語目不識人氣逆喘促種種危象畢現乃延業師診之切其脈右部沉鬱浮中不見左則浮弦勁數苔

焦灰而質不絳微有薄白此痰滯與氣相阻藜藿之體初感不見日久熱深入營見其苔質不絳又不可過於寒凉乃從痰氣入手用竹半菖蒲瀉心以開淸發合凉膈散以攻其滯佐以杏仁决明蛤壳竹茹等肅肺鎭肝化痰泄溫診畢後與謂語曰此症恐不能着手蓋熱伏已深又挾痰氣斑疹重重不透恐其即陷透出又恐元氣不支服此藥後必須苔花尖紅脉轉柔利方是佳兆越日重來敎請則脉已稍歛斑出隱隱而見咳嗽苔之焦灰轉爲灰白皆是生機乃用蘇子半夏杏貝海蛤等化痰泄熱瓜蔞枳實山梔玉金等攻滯一劑知二劑愈藥之力偉且神哉每見富貴之家日更數醫而治不愈者豈皆由於醫之誤病家之自誤也謂於施某深爲慶幸

附註此稿于在師時劄記中摘出深感夫藜藿之人病而不知求醫待九死一生之際始汲汲乎問醫求藥偶一不愼禍且不救而膏粱之人偶一頭眩便爾驚惶三四醫生互叙一堂你說三黃他說荆防小事弄大甚至喪亡明珠投暗難顯才

光漫云中法不良實在寃哉也枉

補遺

杭縣沈仲圭

本報第十卷十一號社友醫案存要門鄙人所錄王君治驗案尚有一義未曾敘明特爲補之

某孩脾藏素虛今再受苦寒之品如知芩以戕伐之則脾氣焉得不陡然虛弱不克收攝四溢於外而成爲腫脹乎內經曰治病必求於本此病之本在於脾元虛寒故以溫補之品而收捷效也

附啓

晚前寄上王君治驗一案（卽此案）後因須加潤飾（因前篇係照王君信直錄）且王君不欲發其名氏故又改就一篇寄上不料前篇於十一號報中已登出內剩下一义未敘茲特補正

陸九芝論小兒驚風篇書後

嘉定張山雷

小兒驚風實即風痙風是內動之肝風痙是頸項之強直古書上有痙病初無所謂驚風者九芝謂痙變爲驚以聲而訛最是確論實則風痙之風亦猶大人類中之風亦是西醫之所謂血冲腦經病而小兒偏多病此者則以稚齡陰分未充孤陽偏旺氣升火升挾痰上湧冲激腦經失其知覺運動是以種種見證無一不與大人之類中病一一吻合千金引徐嗣伯論風眩謂痰熱相感而動風風火相亂則悶瞀故謂之風眩大人曰癲小兒則爲癇其實則一治以紫石散萬無不愈云云（方即金匱附方之風引湯以龍牡潛陽石藥鎮墜抑降其上升之氣火而腦神經之擾亂可定其效自可操券但方中乾姜桂枝溫熱助虐不可不去）此六朝時人已發明病情證治最是正宗而如仲景傷寒金匱之治痙方法則爲外來寒風而設正與風火內動之痙兩相對峙不可誤認此急驚風病也若九芝謂驚風爲即傷寒中之溫病熱

病則指發熱病中之傳變爲痙而言亦猶大人熱病有痙厥抽搐瘈瘲昏憒諸証其實亦是熱甚風生氣血上冲激動腦神經之病與暴病之急驚猝然之眩仆無異所謂三陽證者亦卽指此而三陰症之慢驚風則脾腎兩虧土敗水竭藏氣欲絕肝失所生之母木無附麗之土以致猝然暴動震掉牽掣面色皏白肢冷唇青不旋踵而大厥隨之其證尤重非溫補脾腎不能挽回元氣於百一此雖與急驚之候一陰一陽兩兩相對而爲肝木上擾震動腦經其理則一俗傳種種驚風之名鄙俚可嗤本不値識者一哂亦猶夏月急痧昏瞀亦有三十六痧七十二瘟之俗名皆不能考其出處詳其理由醫學之陋至斯而極然血冲腦經之眞情實理本是從古醫界所未聞所以九芝論中止謂風之既動竄入筋中則攣急流入絡脈則反張尙是理想而云然不知此卽神經之作用然急驚爲熱爲實宜清宜瀉慢驚爲寒爲虛宜溫宜補兩言則如日月麗天江河行地亘萬古而必無異辭惟急慢驚風四字則溶冰炭於

一爐之中斷斷不可爲訓藥肆之丸藥主治中有之本是市招惡習談醫之士胡得形之筆墨自昭其陋而九芝竟謂急慢驚風不定其爲寒熱虚實宜用溫淸合法補瀉兼行則騎牆之見未免失言矣

論葉氏治濕熱之誤

嘉定張山雷

葉氏溫熱論一篇始刻於唐笠三之吳醫會講唐氏有小序曰先生游於洞庭山門人顧景文隨之舟中以當時所語信筆錄記一時未經修飾是以辭多佶屈語亦稍亂讀者未免眩目不揣冒昧竊以語句稍爲條達前後少爲移綴惟使晦者明之而先生立論之要旨未敢稍更一字也陸九芝謂據此則唐刻本已經唐氏加以刪潤尚且如此不堪然則顧景文之原本當更何如不意託名大醫便能行世云云頤按陸氏以此論爲顧氏僞託葉氏所作蓋以葉氏享有大名不欲以似此大謬文字爲著名人物身後之累忠厚之意溢於言表惟頤謂葉老於雜病多有心得讀指南及

葉案存眞可見一斑惟溫熱誤信傳手二字更揑造三焦遂致一誤百誤生平見解固是如此不獨指南席姓等案藥到病變一手造成壞症至死不悟誠如陸九芝之言卽葉案存眞一書刻於葉氏後人眞是香岩手筆治溫熱諸案仍是傷寒入足經溫熱入手經及逆傳心包最怕神昏譫語等說其於痰喘氣促左脇刺痛一案方用炙草生地麥冬白芍蔗漿而復方自言左脇痛難轉側咳嗽氣觸必加閃痛豈非痰阻隧絡甘膩助虐之確證明明服藥病加而案語猶自稱已獲小效仍用熟地白芍牡蠣阿膠等藥其害又當何如（見原刻第一卷十九二十頁）又吳姓第一案謂風溫上受飲邪上泛臥枕則咳甚藥用兜鈴桔梗通草象貝米仁茯苓共六味尙無大謬而第二案自言左脇引動而咳甚方用玉竹又甘膩必礙飲邪矣（見原刻二卷廿四頁）又有舌刺欲縮色仍白晦一案明明痰熱互結乃不用開泄而謂當滋液以救焚方用鮮生地玄參人參諸物不知舌之白晦彼作何症而下一案卽曰神氣

蕭索五液枯寂昏躁妄言則上條所滋之液何在所救之焚何如斯是昏妄尙是陽明經府之證白虎承氣用得其宜焦頭爛額之客猶可挽救一二而用藥則曰三才湯以滋水源參入磁硃以寧神志隔靴搔癢貌似神非致令更復一診自言躁午後至更深爲甚熱入陰中心中不舒熱爇則楚云云則所滋之水源又何如所寧之神志復何在其用藥只有一服去姜桂之復脈湯而事眞不可爲矣（見原刻一卷三十六三十七頁）又脈數舌紅頭疼乾嘔脘悶多痰一案先用犀羚玄參後加麥冬亦與脘悶多痰四字不合（見原刻二卷九頁）又溫熱後胸滿如悶咽中間或氣促一案先則麥冬南棗繼則參麥炙草南棗均犯胸滿氣促之禁（見原刻二卷十頁）可見犀角地黃玄參麥冬諸物最是葉老慣伎本與臨證指南及顧氏所述之溫熱論同符合轍所見一誤而其禍蔓延遍於全國流毒至今作俑二字斷不容爲此老諱彼吳子音之僞撰三家醫藥醫效秘傳溫熱贅言及吳鞠通之條辨則皆奉行此

催命靈符而充作鈎魂之大使者也近賢王氏孟英治案能不受葉派拘束不愧一大方家然溫熱經緯猶於葉氏作應聲之蟲糢糢糊糊汨沒眞性且有溫熱亦傳足經而手經先受之語亦隱隱爲此老魔力吸住不能自脫則此老誤人之罪那不上通於天耶　又按葉氏所以倡爲三焦之論者蓋亦明知溫病熱病必多陽明在經在府之症無如旣經一口咬定溫熱傳手不傳足則胃是足經必不能自圓其說於是無聊極思提出三焦二字冀與六經之說互爲雄長而又恐本作自造無以取信于天下乃更信口雌黄僞託河間先有此說隱隱然以自己所提之肺病心病歸於上焦而卽以世間恒有之陽明胃病歸之中焦掩耳盜鈴其計不可謂不狡然自欺欺人終不能使天下後世不一讀河間之書則河間三焦之語果何所本臆說那不立窮作僞而敢於厚誣古人直是栽贓陷害手段陸九芝謂嘉言論溫三篇可劇可殺愚謂亦當移贈葉老鞠通不學竟以譋言作爲鴻秘尤其可笑然耳食之徒竟皆

奉此兩家寶若兎園册子而所謂葉派者遍於中國此溫熱之病在陽明者所以一病一死十病十死而幾於百不一愈也哀哉

張聿青左肝右肺說

王蘭遠

刺禁論曰肝生於左肺藏於右心部於表腎治於裏脾爲之使胃爲之市鬲肓之上中有父母七節之旁中有小心是確然肝左肺右百世以來孰敢非之者迨西人入華剮心剖腹實見夫肺在左而肝在右於是共議軒歧垂訓之誤夫軒歧既誤則後之作者自仲景以下皆誤矣夫左肺右肝之說似乎創自西人然國朝張格爾謀叛伏法時並剖其腹王玉田賄劊子檢視其肺腑遂著醫林改錯極言左肝右肺之誤則是議前皇之錯者西人之先有人矣物必無據然後可以力爭今左肺右肝佐證確鑿何從置辨且西人檢視明確萬不能議其非而前皇垂訓之文又安得而議其外夫日起於東而光照於西日沉於西而光返於東光者日之用也於以知肝不必

不在右而其用終在於左肺不必不在左而其用終在於右如肝生於左之生字作生成之生讀則誤矣春生而升明明生升之生也生升在左肝之用也肺藏於右明明肺藏之氣其用在右也藏字讀作去聲則可讀作平聲爲安藏之藏則誤矣議前皇之錯者實將經文生字藏字死讀未而之深解耳或曰秦火之後上古之書或經後人補述而致謬誤亦未可知不知此篇經文呵成一氣且係衍說內景豈後人所能僞託曰肝右而生升之用在左肺左而藏氣之用在右譬諸日之體在東而日之用轉在西也然斯理渺茫仍難取信今卽以淺近之理言之幷卽西人之事言之譬如電燈機房不明也而光發於外炮位於南而命中在北此卽肝在右而其用在左肺在左而其用在右之明證矣肺氣不化於上則小便不通於下腎氣不納於下則痰氣衝逆於上他經皆然何獨肺肝如是謂西人之誤不可也謂前皇之誤更不可也

錄肝之功用及養肝法西說

前人

肝之功用甚大其最著者有四分列於左(一)製造人身之廢料使成爲有用之品肝收儲食物廢料中之鹼汁蓄之膽囊中由細管通入小腸用以助消化使食物中有用之料起同化作用融化於血中爲身體所收用(二)消除體內之毒質吾人食物大都稍含毒素以肉類爲尤多而此種毒質進人體內經胃腸之血脈入肝內卽被收取消滅不能流行於他處毒質之不能卽害人者良有以也(三)製造人身需用之色料人體中之赤血輪其壽甚短爲時不過月餘每秒鐘約計死者八百萬枚肝卽運用之取其廢質製爲胆汁取血輪之色料用以染毛髮皮膚及眼球之黑衣於是血輪雖死尙爲有用之物此藉肝之功用也(四)製造體內之釀料食物中之小粉至腸胃卽變爲糖運行於血中自腸而入肝肝則取其一部復變爲小粉貯之肝中因糖若一時盡入血中則有過多之病爲血輪之害肝中能發生一種釀料再

變小粉爲糖隨時放出以補不足增加體肉之膂力有時肝能發生一種醱料改變體內尿酸之質不爲害於體因蛋白質在體內消化之時發生尿酸尿酸有毒積於體內則必致疾藉肝之作用始得無害至若肝之保養法雖非一時所能盡述然亦可以提要言之養肝之法以二事爲要(一)節食蛋白質富足之物如牛乳雞卵肉類大豆等皆宜少食(二)戒食多有刺戟性之物如酒烟胡椒芥末等他若濃茶咖啡及辛濃之味以少食爲是因肝易受傷而變爲肝症能明乎此則養肝之法已得其要領矣

愚按肝之一部中說注重用西說注重體然泥體而遺用只能就肝一面研求而肝陽肝火肝橫肝縱肝虛肝實中法認症的確藥應如響若執用而遺體而肝汁肝位肝搆造肝變化生理不諳說精遺粗授人口實彼信中者以西說其拘實金石之西藥投於肝用之症不能效驗甚至用猛藥或刲割而傷身崇西說者以內

經爲虛造中醫部位錯誤而根荄之草木療治全屬影響黃連一味中以爲凉肝西以爲補胃相參之點所隔實多欲陶鑄而融納之恐非易事數十年來各自爲政所以無此大才也愚見以西說之長補我之短西說之實證我之虛借助他山藉資攻錯則可若盡棄其學而學焉前賢經驗治肝用之法不用而用西藥此之謂左手拾銀右手失金耳

傷寒論太陽篇中風傷寒證治淺說

嘉定張山雷

太陽病者風寒外感之第一步也足太陽之脈自頭走足所過之部位最長而廣抑且太陽稟寒水之氣與風寒之邪同氣相感最易翕合是以風寒襲人其病必於足之太陽始昔人恒謂太陽爲表病之第一層者其意盖亦如是非一層太陽二層陽明三層少陽其經絡有深淺之殊也惟風之與寒尙有陰陽之分不可混爲一例是以仲聖本論六經皆有中風傷寒二者之辨證分治風爲陽邪感人而爲患較輕故

太陽之中風其證爲頭項强痛不若傷寒體痛腰痛骨節俱痛之甚也又爲惡風則見風而始惡之不若傷寒常自惡寒之甚也寒爲陰邪感人而爲病較重故太陽之傷寒其證爲體痛腰痛骨節痛而惡寒以視中風之桂枝湯證因大有逕庭矣惟風則稱中寒則云傷中者言外邪之來侵傷者言正氣之受侮其義本無區别若互言之風亦何必不可謂之傷寒亦何必不可謂之中（後人以直中三陰之寒邪謂之中寒其證固與傷寒異然陽經受寒又安見其必不可稱爲中寒仲景當時固不如後世之傷寒中寒分作兩病也）仲師之所謂中風實即後世之所謂傷風然仲師不名爲傷而名爲中者是必建安之世尚無傷風二字之名稱（古人於昏瞀卒仆之病亦不名以中風素問有血菀於上使人薄厥血之與氣并走於上則爲大厥兩條可證今之中風病西醫號爲血冲腦經者吾國上古已早知其血氣并於頭腦矣而古人之所謂中風正是風寒外感王秉衡重慶堂隨筆亦謂傷寒論之中風即後

世之傷風傷與中字義無殊）乃後人之爲傷寒論作注者且謂仲師不名爲傷風而曰中風者正恐與鼻塞聲重之傷風相混則過於重視傷寒論而誤謂論中所述必非輕淡之病本淺近也而謬以爲艱深遂屛本論而不敢讀幷致疑於論中諸方而不敢用此仲聖書之所以束諸高閣而醫學之所以一落千丈也其亦思太陽中風止是風寒外侵之初步而桂枝方中桂芍甘姜諸味止是和調營衛極輕極淡之功用乎卽曰傷寒之麻黃湯證其病較重然亦止是寒邪襲於經絡閉塞玄府遏鬱肺氣爲害而桂甘麻杏又不過開泄腠理疏解外邪宣通肺氣而已無餘義病固世間恒有之病卽藥亦世間恒用之藥輕描淡寫中病已足何嘗有藥重病輕之弊以視後人之九味羌活柴葛解肌等方溫升爆烈利害何如況乎仲聖百十三方絕無猛悍峻厲之物用之得當寧獨傷寒溫熱皆收一鼓盪平之效卽雜病之對症而借用者亦復不可勝計蓋有是病卽用是藥針鋒相對則藥得以效其長而病魔無不

退避三舍古方中之最平易而近人情者固莫若仲聖以視六朝隋唐之世或則烏附大毒複疊重累或則金石峻烈剛爆獷悍者相去奚可以道里計故欲求醫學之共趨正軌必善學仲聖而後可欲仲聖學之與人共喻必知其方藥之平易近人而後可奈何古今注家猶有過求其深而說得迷離恍惚不可思議者幾何不使仲聖之學絕跡於天地間也大可概已

流火　馬叔循稿

古冇脚氣之名而今無其病今有流火之證而古無其名推而論之蓋今之流火卽古之脚氣也惟有氣血之分古所言者多屬於氣今所見者多屬於血所以然者南方卑濕之地食力之夫患後勞動遂致氣血同病若如王洪緒之必以紅白分陰陽則失之遠矣

論王洪緒全生集　馬叔循稿

從來癰疽無定名有以大小分有以深淺分有以氣血分有以紅白分不一而足集驗云從內而出者爲疽自外而入者爲癰外科正宗或以部位名或以大小言然稱呼雖無定而治法有條不紊蓋癰疽者大瘡之通稱也皮厚而內潰者爲疽外腐而腫者爲癰以此定名則可若以此分陰陽寒熱則不可也王洪緒全生集專以紅白分寒熱其論曰紅腫稱癰發於六腑屬陽爲熱爲實漫腫無頭皮色不變稱疽發於五臟屬陰爲虛癰則嚴冬尤喜寒涼疽則酷暑亦必用參耆桂附既不審經絡又不詳穴道置脈理舌色於度外驗方新編採載其方論於集中許辛木註徐批外科正宗又撫拾其說遂盛行於世以此似是而非之說最易惑人受其枉者不知凡幾予目擊而心傷之故痛揭其大要如此

脚氣說

吳興凌嘉六舊稿

脚氣之疾內經名爲厥病至漢名爲緩風宋齊之後始謂之脚氣名雖不同其實一

也所得之由皆因脾腎兩經虛弱坐臥行動之間而爲風寒暑溼之氣所干流注而成此疾得病之始多不令人便覺會因他病乃始發動或奄然大悶經三兩日方覺之先從脚起或緩弱疼痺行起忽倒或脛腫滿或足膝枯細或心忪悸小腹不仁大小便秘澀或舉體轉筋骨節痠疼或惡聞食氣見食吐逆或胸滿氣急壯熱憎寒傳足六經外証與傷寒類焉但卒然脚痛爲異耳其爲候也不一治法當究其所自來若寒中三陽所患必冷暑中三陰所患必熱脈浮而弦者起於風濡而弱者起於溼洪而數者起於熱遲而濇者起於寒也風者汗之溼者燥之熱者淸之寒者溫之又當隨四時表裡虛實而治之切切不可用補劑及湯淋洗此醫家之大戒也蓋補則氣實多致不救淋洗則邪毒入內亦難治矣治之不早使毒氣入腹衝心射肺攻築作痛喘滿上氣嘔吐異常此則漸致傾危其可忽耶脚氣之證治疾者誠心辨別則庶乎其不差矣

中華全國醫藥衛生協會會員錄（二）

胡震字瀛嶠年七十七歲浙江餘姚人幼讀書旋納粟入仕途在吳聽鼓嗣卽棄之就醫受業於同邑徐愼齋夫子專門眼科並問業於趙占一夫子業成在本邑懸壺二十年乙未冬爲譜友翁乂魯廣文相邀至紹昌安設立胡壽明齋眼科貧病不取資迄今二十餘年前後授徒數十人類多升堂入室光復時入中國赤十字會擔任紹興勸募員民國二年入中國紅十字會爲正會員胥能勤於其職孜孜不懈甲寅與一二同志合股在嘉興新塍鎭開設春和堂藥局研究藥品以爲改良中藥之地步戊申之春紹興組織醫學會當選爲副會長兼辦慈善各事業均有名於時紹興藥業多慈谿餘姚兩邑人前年慈餘同鄉會成立舉爲正會長紹興醫會改組神州醫藥會紹興分會君之力焉醫藥兩界又公舉爲正會長並擔任紹興醫藥報社理事職前年建壽明東齋於紹興之五雲門外精神矍鑠一如少年有事入城雖風雨

亦必步履

中央防疫處之通告

中央防疫處頃爲預防春季時疫特發通告云查去歲冬天氣候過暖加以各省旱災災民麕集衛生一端自不講究現在春天又到時疫流行到處傳染非常危險災區地方尤須注意茲將春季流行時疫種類並預防方法分述於後

（一）痘疫卽天花　初起發寒發熱周身疼痛口作惡渴精神迷矇三四日後臉發斑紅漸及全身再一二日紅斑突起如水泡形水泡化膿變成黃色此時發熱更烈奇癢難受若是痘疹內混有血液帶紅黑色最是危險現在災區地方此病發生業已不少（傳染）係由痘疹內的膿水血液膿痂等類以及病人用過衣服物件千萬不可接近小兒尤易傳染務須注意（預防）最好就是種痘不論大人小兒本年種過一次牛痘自然不易傳染萬不可因爲從前種過便可大意

(二)斑疹傷寒卽疹窒扶斯又名饑饉熱旱災之後最易發生初起怕寒發熱甚烈頭腰及全身疼痛惡心口渴喉嚨鼻孔及眼睛均發紅色譫語昏迷脈度很快三五日後胸腹各部發生紅點延及全身最爲危險（傳染）除病人使用衣服物件之外最可怕的就是虱子如頭虱衣虱陰虱等類均能傳染此病（預防）以除虱爲最要除虱之法以百部根（無論何處藥鋪均有）泡入白干酒內數小時擦患處或衣服上卽能凈盡否則勤洗晒亦可衣物身體務須潔凈便可不致傳染病人食物尤宜注意必使易於消化

(三)猩紅熱　此病最爲可怕小兒尤易傳染初起頭痛神疲不思飲食嘔痛嘔吐畏寒發熱甚高兩三日後週身發現紅疹喉管痛腫帶有白點舌苔粗紅不平衰弱益甚醫治得法五六日熱退疹消漸卽脫皮卽可痊愈醫治稍不留意卽有性命之憂（傳染）此病病毒能附於一切器物間有人接觸卽染此病空氣呼吸亦能傳染

（預防）勿接觸病人及病人動用衣服等項凡病人住所均應由醫生消毒附身衣物焚去最宜平常宜勤嗽口喉如染病後安臥爲要不宜多食病愈後亦應靜養總之以上傳染各病春季流行甚多大衆務須各自留意汗穢不潔及人多聚集之處均以遠避爲是有患類是此項疫症者速請醫生診治消毒卽與常人隔離以免傳染看護人應如何自衛之法並請醫生指示不可大意凡屬公衆場所或災區地方尤易發生所望地方官吏及查災人員隨時注意早爲防治勿使蔓延凡見此項通告者並希隨時傳播宣講俾衆周知是爲至要特此通告

（四）白喉　初起頭痛發熱身弱喉紅腫兩傍發生白斑劇痛食不下咽甚至鼻腫流膿漲塞氣管卽將不治萬一心臟痲痹更無施救之法（傳染）白喉病毒極微眼不能見凡屬病人唾吐鼻涕痰沫以及使用器物均易傳染毒菌（預防）不可接近病人病人用物住處應嚴重消毒患此病者速請醫用白喉血清針治可保生命

胡作之番禺人年二十八歲性嗜酒饜膏粱忽覺兩足不能步履痛如錐刺轉側甚難羣醫以爲偏枯廢疾屢投溫補未獲微功後延余診見其形氣强盛滿面油垢兼現火色唇赤舌黃苔亦極厚大渴引飲口鼻氣粗增寒壯熱小便短赤大便不行但欲寐寐則有蛇入夢疑是邪魅舉室驚惶按其右脈浮數洪大長實有力鼓指異常左稍遜之余斷曰此鬱濕積熱大實大秘之脚氣症也夫蛇於地支則屬巳巳於人身則屬脾脾受濕熱故有此夢不足爲怪此症通身否塞如火燎原若不急下恐難愈之務要釜底抽薪取效乃捷遂擬大黃西秦艽郁李仁尖檳木通澤瀉防己山枝子羚羊角公犀角知母黃柏桑枝白茅根鮮地骨赤芍桃仁等每味八錢至兩餘以攻之每服必瀉每瀉必鬆加減守服至二十餘劑始愈旁觀咋舌咸謂攻伐太峻卽愈其標恐傷其本目前雖濟如後患何余曰經云有病則病當之細繹經文似亦無礙倘病重藥輕則姑息養奸奚能挽此垂危之症愈後數月果無別恙

劉介圭香山人年纔十八肄業讀書甚少走動偶患兩足筋牽腫痛痲痺無力右甚於左兼見胸滿腹脹兩手指痺大便艱難面色黑暗迹日來診脈見浮緊實大有力余曰脚氣深重將有衝胸之勢當急服鷄鳴散重加瀉藥速進數服俱瀉病已減半伊父姑息恐身虛不耐傷伐遂返羊城暫離水土以冀全功後有戚串囑食禾虫每食必瀉月餘乃痊

鄧逸三水人年二十三歲客遊越南染得瘴毒患頭痛日晡寒熱往來而浮黃胸滿腹脹指痺足腫軟痺膝膕脛腕俱無力難行右甚於左初作瘧治服藥不應親屬知其重症勸其附輪返粵至中途其病減半到港延診六脈仍浮緊有力因知脚氣未消擬服鷄鳴散加減五劑病大退翌日歸里愈後來謝據云不藥而痊此轉水土之明驗也故錄之

容波年二十歲香山人職司管賬行動極少忽患兩足微腫祇覺軟痺餘無他苦忽

一日見心中翳滯求醫服藥病無增減翌早飲食如常至午膳後胸次覺滯延前醫弗效是晚病轉劇求診於余其時六脈沈伏四肢厥冷口鼻氣冷有出無入望其色浮黃而暗視其足仍有微腫氣上衝胸煩躁不寧余曰此脚氣衝胸不治症也藥恐弗濟決以即晚亥子時必斃旁觀者疑信叅半有謂病屬初起何至不治余歷指其衝胸之狀其實起有兩旬之久衆對以前十餘天已見足腫余曰足腫即是症之伏根也何不早治因循至今不可爲矣倉皇之際連更數醫咸謂新病無妨果至亥刻而歿此猶豫之誤實無如何顚末識之以資鑒戒

黎逑堂順德人素耽安逸絕少行動時見兩足痳痺腫而無力皮色光亮自以爲下部虛憊服滋水藥數劑不效轉服溫補藥十餘劑病轉劇每離水土必暫愈未幾病復如故一日覺胸中滿悶中氣上逆醫者又投以金匱腎氣之劑而面色更暗晦轉延余診斯時口鼻出冷氣氣頻衝上自言辛苦難堪一望而知其衝胸死證不敢擬

方鞠躬退避倉卒更醫用藥罔效遂越數刻而歿

任月槎四會人年二十餘歲連年課讀多坐少行二月時曾患肺熱咽痛恣服涼劑遂成脚腫自以爲寒濕下墜非溫不能緣其人粗知醫藥參耆朮草疊進妄投飲食似强四肢反倦痲痺痿軟日甚一日漸而胸翳指痺大便艱難行步無力壅滯倍常自理數月始延外醫斯時尙用補料燉鷄連烹數日胸腹更脹氣竟上逆友人薦診於余於是細察六脉浮亂無倫知其脚氣衝胸危在旦夕力謝不敏未敢擬方聞其是日戌刻果歿嗟乎誤藥之害凡病皆然而脚氣尤烈涉獵未精不宜自用尙其愼旃

諸方列左

鷄鳴散　治脚氣第一品藥

檳榔七枚　橘紅一兩　木瓜一兩　吳萸三錢　蘇葉三錢　桔梗（去蘆）

五錢 生薑（連皮）五錢 雞鳴時冷服

立效散 治脚氣攻胸消腫甚效

檳榔七枚 生薑二兩 陳皮一兩 吳萸一兩 紫蘇一兩 木瓜一兩

或減半服或分三服

除濕湯 治濕脚氣無論新久

蒼朮三錢 白朮三錢 製半夏三錢 陳皮二錢 茯苓五錢 甘草五分

白芷錢半 川木瓜五錢 尖檳四錢

羌活導滯湯 治風濕實滯脚氣

羌活二錢 獨活二錢 防己三錢 當歸三錢 枳實二錢 大黃（酒煨）

二錢

茱萸木瓜湯 治脚氣上衝

吳萸五錢　木瓜一兩　檳榔二兩

杉節湯　柳子厚患脚氣曾服此方而愈

杉木節二錢　橘葉（無葉以皮代）三錢　大腹檳榔（連子搥碎）三枚　童便一鍾

木萸丸　治脚氣入腹喘急欲死

吳萸　木瓜（各等分）　加大黃名三將軍丸（不便爲丸用水煎服亦可）

蘇子降氣湯又名紫蘇湯　治脚氣上逆

蘇子二錢　橘紅二錢　製半夏三錢　當歸三錢　前胡二錢　桂枝二錢

粉甘草五分　川朴一錢　生姜三片

大承氣湯　加木瓜尖檳陳皮等治實脚氣

川朴二錢　枳實三錢　生軍四錢　朴硝三錢

四物湯　加木瓜牛膝等治乾脚氣

川芎錢半　當歸三錢　白芍三錢　生地三錢

換骨丹　治鶴膝風極效借治脚氣耆後亦效（不便爲丸用水煎服亦可）

羌活二錢　獨活錢半　防風三錢　蒼朮一錢　萆薢三錢　秦艽三錢

茄根三錢　松節一錢　杞子二錢　熟地二錢　蠶沙二錢　龜板二錢

牛膝二錢　虎骨三錢

自擬脚氣湯方　治乾濕脚氣

郁李仁五錢　尖檳三錢　當歸三錢　陳皮三錢　西秦艽五錢　吳萸（一

泡）二錢　枳殼（蜜水炒）二錢　赤芍三錢　川木瓜八錢　木通三錢

紫蘇二錢　輕重隨證加減

以上所列之方及活用藥品必須審察詳明然後用之悉當倘不講求證候孟浪輕

投徵特方藥不靈更慮病情有礙毫釐千里用者愼之及其患至衝胸就令對証檢方究恐於事無濟不過聊備其法僅免袖手旁觀而已幸毋坐昧先機以貽後悔是超所深望也

附錄潮州相傳治濕熱脚氣消腫方

山葡萄（此味生於潮州）五錢　崩大碗（生用一兩乾用五錢）　赤小豆五錢　木瓜三錢　陳皮一錢　金釵斛三錢　川萆薢三錢　薏苡仁五錢

水煎濃去渣另將團魚一隻（即脚魚）約重十餘兩煑滾去腸臟取肉偕前藥以熟爲度忌鹽或加（生羌正菜）少許肉湯盡食二三次小便利腫全消

增訂脚氣芻言方　無錫周鎭小農增訂

加味金鈴子散　治脚氣衝心火氣上逆

金鈴子　玄胡索　小茴　酒炒黃柏

中華民國十年三月二十日出版
紹興醫藥學報第十一卷第三號
（原一百十九期）

歡迎轉載

編輯者　紹興裘慶元吉生
發行者　紹興醫藥學報社
印刷者　紹興印刷局
分售處　各省各書坊

報價表

新報	全年	半年	一月	
冊數	十二冊	六冊	一冊	
定價	一元二	六角半	一角二	代派或一人獨定十份者八折五十份七折郵票抵洋九扣算空函恕復
舊報	一至十三期	十四至十七期	十八至四十四期	四十五至百十六期
定價	五角	三角	八角	每期一角
郵費	中國 加一成	日本台灣 加二成	南洋各埠 加三成	

廣告價表

等第	地位	一期	六期	十二期
特等	底面全頁	十元	五十四元	一百元
上等	正文前全頁	八元	四十三元	八十元
普通	正文後全頁	六元	三十二元	六十元
注意	所稱全頁卽中國式之一單面外國式之一配奇如登半頁照表減半算			

二

本社啟事

近日屢接外埠閱報者來函謂向各地代派處滙款預定之敝報往往報有未到命敝社查催且竟有向敝社補報者敝社因閱者並非直接函定無從查補故惟有登報佈告代派處遇有前項補報情事應請照補並按期送達切勿遺失至閱者應向原定處查追庶不致誤再餘姚衛生公會係離敝社約二百里機關不同與敝社極無關係該會代派敝社書報亦與各地代派處同例如有付欵購書不到亦當直接向該會查追爲要

本社謹啓

本社啟事一

◎徵求八卷九卷舊報從重酬答

閱報諸君 如存有本社八卷九卷舊報 可以割愛見惠 郵寄社中 本社當以社中出版書籍 五元定價之數相酬 應用何書 任憑選擇 決不食言

本社啟事二

◎代派各報

本社代派武昌中西醫學雜誌 預定全年(十年份)十二册 計大洋一元 郵寄加一角二分 又補購北京通俗醫事月刊 全年(九年份)計大洋一元 郵力一角二分

百期紀念增刊已再版

本報爲從多數閱者之要求改中國裝訂內各門均銜接出版俾刊完各種可以一一彙訂成册去年月報未完者今年首先接排無誤惟其中多接自百期紀念增刊故閱者屢次催印該書再版現在已在發行每册定價仍五角加郵力五分

藥醫學報社啓

新印書目

本社出版書籍又有所增故特新印書目任人索閱本地面取外埠函索均即照奉不取分文

特約經理處

本社在各省發行書報藥品新訂特約經理處如下

奉天省城章福記書莊

直隸滄縣春和堂藥店

福州南台同仁藥公司

凡惠顧諸君在以上各處購買書報藥品與本社一律

（他處容續登）　紹興醫藥學報社啓